Graded Exposure

**onder redactie van:**
J.A. Verbunt
R.J.E.M. Smeets

# Graded Exposure

## Een cognitief gedragsmatige aanpak van chronische pijn

Bohn
Stafleu
van Loghum

Houten 2017

**ISBN 978-90-368-1105-7** **ISBN 978-90-368-1106-4 (eBook)**
**DOI 10.1007/978-90-368-1106-4**



NUR 894
Basisontwerp omslag: Studio Bassa, Culemborg
Automatische opmaak: Scientific Publishing Services (P) Ltd., Chennai, India

Bohn Stafleu van Loghum
Het Spoor 2
Postbus 246
3990 GA Houten

www.bsl.nl

# Voorwoord

Vrees is een emotionele reactie die optreedt wanneer het individu wordt geconfronteerd met een potentieel bedreigende gebeurtenis. Vrees is decennialang uitgebreid bestudeerd in situaties waarin een externe bedreiging optreedt, zoals na de beet van een hond, letsel ten gevolge van een verkeersongeluk enzovoort. Een typische beschermende reactie na een dergelijke gebeurtenis is het vermijden van situaties die geassocieerd zijn met het aversieve event. Vermijdingsgedrag is een vorm van adaptatie die ervoor zorgt dat de kans op toekomstige ontmoetingen met gevaarlijke situaties afneemt.

Veel minder wetenschappelijke aandacht is gegaan naar situaties waarin de dreiging van binnenuit het lichaam komt, zoals bij pijnklachten, en waaruit fysiek ontsnappen niet mogelijk is. Meestal gaat pijn na een aantal uren of dagen vanzelf weer over, maar wanneer de pijn langer blijft voortbestaan, ontstaat een ongewone situatie die ongerustheid kan uitlokken over wat de persisterende pijn mogelijk betekent. Omdat in een dergelijke situatie ontsnapping uit de toestand van pijn niet mogelijk is, vindt controle plaats door situaties te vermijden waarin men verwacht dat de pijn zal toenemen. Iemand gaat bijvoorbeeld langzaam en voorzichtig bewegen, of bepaalde bewegingen niet meer uitvoeren.

Gegeven de veronderstelling dat pijn een directe respons is op lichamelijk letsel, wordt aangenomen dat het vermijden van pijn of pijntoename op korte termijn adaptief is en mogelijk het genezingsproces vergemakkelijkt. Hoewel intuïtief zeer aannemelijk, is de empirische basis van een dergelijke opvatting vrij wankel. Immers, hoe weten we in de eerste plaats dat een te genezen event heeft plaatsgevonden, en hoe zeker zijn we dat genezing is opgetreden en dat beschermende gedragingen zoals vermijding niet meer nodig zijn? Met andere woorden, hoe accuraat is het om chronische pijn te beschouwen als dé bron van informatie om te weten of er een fysieke afwijking of letsel aanwezig is?

Bovendien interfereert langdurig vermijdingsgedrag met persoonlijke doelen in het dagelijks leven, tast het het emotionele welbevinden aan en kan het de eigen identiteit aantasten (Vlaeyen et al. 2016). Vermijding kan een blijvende gewoonte worden, ook wanneer de oorspronkelijke oorzaak van de pijn is verdwenen. Wat initieel een beschermende functie had, wordt paradoxaal genoeg een hindernis. In feite is dit de essentie van het vreesvermijdingsmodel, in 1983 geïntroduceerd door Lethem en collega's (Lethem et al. 1983) en later verfijnd door anderen (Asmundson et al. 2004; Vlaeyen en Linton 2000).

De laatste drie decennia heeft het onderzoek naar vrees en vermijding bij chronische pijn een heuse vlucht genomen. Het vreesvermijdingsmodel is verfijnd en aangevuld met een motivationele dimensie (Crombez et al. 2012). De klinische implicaties zijn niet gering, en nieuwe behandelingsmogelijkheden zijn ontwikkeld om de overmatige vrees voor pijn en het vermijdingsgedrag te reduceren. 'Exposure', ofwel blootstelling, bestaat al geruime tijd en is de techniek bij uitstek voor de behandeling van angststoornissen. Door blootstelling aan stimuli, activiteiten en bewegingen die de patiënt beschouwt als gevaarlijk of pijn uitlokkend, kunnen angstige verwachtingen worden bijgesteld.

Ook in Nederland hebben onderzoekers bijgedragen aan de toepassing van exposure bij chronische pijn. In 1998 startten we samen met Jeroen de Jong, destijds stagiair bewegingswetenschappen, en de revalidatiearts Peter Heuts een eerste onderzoek met een single-casemethodologie, waarin de aangepaste vorm van exposure werd getest bij een aantal patiënten met chronische lage rugpijn. De resultaten waren veelbelovend en de eerste publicaties verschenen in 2000 en 2001 (Jong et al. 2000; Vlaeyen et al. 2001). Later vonden replicaties plaats met grotere groepen (Jong et al. 2000) en deze toonden aan dat de gunstige resultaten generaliseerbaar waren naar patiënten met nekpijn (Jong et al. 2005), complex regionaal pijnsyndroom (Hollander et al. 2016), en ook naar jongeren met chronische pijn. Vergelijkbare resultaten werden gerapporteerd door Zweedse, Canadese en Amerikaanse collega's, en dit leidde tot een Engelstalig handboek, uitgegeven door de International Association for the Study of Pain (Vlaeyen et al. 2012). Bovendien bleek de exposurebehandeling bij patiënten met lage rugpijn ook kosteneffectief (Goossens et al. 2015).

Inmiddels is de wetenschap over de toepassing van exposure bij pijn stilaan uit de kinderschoenen gegroeid. Het voorliggende boek brengt de kennis in kaart die in de laatste dertig jaar is opgedaan. Het behandelteam van de afdeling Revalidatie van Adelante Zorggroep locatie Maastricht Universitair Medisch Centrum+ heeft met niet aflatend enthousiasme de exposurebehandelmethode verder ontwikkeld en toepasbaar gemaakt voor een brede groep mensen chronische pijn. In het boek wordt ook specifieke aandacht geschonken aan de logistiek rondom de behandeling en aan scholing van toekomstige behandelaars, zodat de behandeling zo effectief en doelmatig mogelijk kan worden toegepast.

Kortom, dit boek draagt onmiskenbaar bij aan de verbetering van de kwaliteit van leven van een (te) grote groep mensen met chronische pijn. Ik wens u veel leesplezier.

**Johan W.S. Vlaeyen**
Gezondheidspsychologie, faculteit Psychologie en Pedagogische Wetenschappen,
KU Leuven, Leuven, België;
Behavioral Medicine, Faculteit Psychologie en Neuroscience,
Universiteit Maastricht, Maastricht, The Netherlands

## Referenties

Asmundson GJG, Vlaeyen JWS, Crombez G. Understanding and treating fear of pain. Oxford: Oxford University Press; 2004.

Crombez G, Eccleston C, Van Damme S, Vlaeyen JW, Karoly P. Fear-avoidance model of chronic pain: the next generation. Clin J Pain. 2012;28(6):475-83.

Goossens ME, de Kinderen RJ, Leeuw M, de Jong JR, Ruijgrok J, Evers SM, et al. Is exposure in vivo cost-effective for chronic low back pain? A trial-based economic evaluation. BMC Health Serv Res. 2015;15:549.

Hollander M den, Goossens M, de Jong J, Ruijgrok J, Oosterhof J, Onghena P, et al. Expose or protect? A randomized controlled trial of exposure in vivo vs pain-contingent treatment as usual in patients with complex regional pain syndrome type 1. Pain. 2016;157(10):2318-29.

Jong JR de, Vlaeyen JW, Onghena P, Cuypers C, den Hollander M, Ruijgrok J. Reduction of pain-related fear in complex regional pain syndrome type I: the application of graded exposure in vivo. Pain. 2005;116(3):264-75.

Jong JR de, Vlaeyen JWS, Geilen MJ, Heuts PHTG. De angst voor bewegen: geleidelijke exposure in vivo bij chronische lage rugpijn. Directieve Therapie. 2000;20:143-161.

Lethem J, Slade PD, Troup JD, Bentley G. Outline of a Fear-Avoidance Model of exaggerated pain perception--I. Behav Res Ther. 1983;21(4):401-8.

Vlaeyen JW, de Jong J, Geilen M, Heuts PH, van Breukelen G. Graded exposure in vivo in the treatment of pain-related fear: a replicated single-case experimental design in four patients with chronic low back pain. Behav Res Ther. 2001;39(2):151-66.

Vlaeyen JW, Linton SJ. Fear-avoidance and its consequences in chronic musculoskeletal pain: a state of the art. Pain. 2000;85(3):317-32.

Vlaeyen JW, Morley S, Crombez G. The experimental analysis of the interruptive, interfering, and identity-distorting effects of chronic pain. Behav Res Ther. 2016 Aug 31. pii: S0005-7967(16)30146-2.

Vlaeyen JW, Morley S, Linton S, Boersma K, De Jong J. Pain-related fear: exposure-based treatment for chronic pain. Seattle: IASP Press; 2012.

# Inhoud

## Deel I Graded exposure bij volwassenen

## Deel II Graded exposure bij jongeren

## Deel IV Nawoord

# Redactie en auteurs


**Redactie**

**Prof. dr. R.J.E.M. Smeets**
Hoogleraar revalidatiegeneeskunde, Universiteit Maastricht en Libra Revalidatie & Audiologie, locatie Weert/Eindhoven

**Prof. dr. J.A. Verbunt**
Hoogleraar revalidatiegeneeskunde, vakgroep Revalidatiegeneeskunde, Universiteit Maastricht, Adelante afdeling revalidatiegeneeskunde, locatie Maastricht UMC+

**Auteurs**

**Dr. C.H.G. Bastiaenen**
Universitair docent, vakgroep Epidemiologie, Universiteit Maastricht

**Drs. M. van Beugen**
Revalidatiearts met specialisatie chronische pijn, medisch afdelingshoofd, Adelante afdeling revalidatiegeneeskunde, locatie Maastricht UMC+

**Dr. N. Claes**
Onderzoeker, vakgroep Gezondheidspsychologie, KU Leuven en kwaliteitsmanager, Tumi Therapeutics, locatie Heusden-Zolder

**Drs. C. Dekker**
Onderzoeker, vakgroep Revalidatiegeneeskunde, Universiteit Maastricht

**Dr. M.D.F. van Eijsden-Besseling**
Revalidatiearts met specialisatie chronische pijn, Stichting Revalide, Amsterdam/Utrecht, vakgroep Revalidatiegeneeskunde, Universiteit Maastricht

**Drs. R.M.A. van Erp**
Onderzoeker, vakgroep Revalidatiegeneeskunde, Universiteit Maastricht

**Dr. M.E.J.B. Goossens**
Universitair hoofddocent, vakgroep Revalidatiegeneeskunde en vakgroep Clinical Psychological Science, Universiteit Maastricht

**T.E.W. Hermans**
Ergotherapeut, Adelante afdeling revalidatiegeneeskunde, locatie Maastricht UMC+

**Drs. M.L. den Hollander**
Gedragstherapeut en onderzoeker, vakgroep Clinical Psychological Science, Universiteit Maastricht, Adelante afdeling revalidatiegeneeskunde, locatie Maastricht UMC+

**Dr. I.P.J. Huijnen**
Senior onderzoeker, Adelante Zorggroep, locatie Hoensbroek

**Dr. J.R. de Jong**
Gedragstherapeut, bewegingswetenschapper en senior onderzoeker, vakgroep Revalidatiegeneeskunde, Universiteit Maastricht, Adelante afdeling revalidatiegeneeskunde, locatie Maastricht UMC+

**Dr. A.J.A. Köke**
Senior onderzoeker, vakgroep Revalidatiegeneeskunde, Universiteit Maastricht, Adelante Zorggroep

**P.A.M. Kurvers**
Senior beleidsmedewerker, Adelante Zorggroep

**C.A.M.J. Loo**
Manager bedrijfsvoering, Adelante afdeling revalidatiegeneeskunde, locatie Maastricht UMC+

**Drs. M.B. van Melick**
Ergotherapeut, Adelante afdeling revalidatiegeneeskunde, locatie Maastricht UMC+

**D.A.J. van Menxel**
Ergotherapeut, Adelante afdeling revalidatiegeneeskunde, locatie Maastricht UMC+

**Drs. T. van Meulenbroek**
Fysiotherapeut en onderzoeker, vakgroep Revalidatiegeneeskunde, Universiteit Maastricht, Adelante afdeling revalidatiegeneeskunde, locatie Maastricht UMC+

**Drs. A. Nijhuis-Mares**
Gedragswetenschapper, Adelante afdeling revalidatiegeneeskunde, locatie Maastricht UMC+

**C.M. Rebel**
Fysiotherapeut, Adelante afdeling revalidatiegeneeskunde, locatie Maastricht UMC+

**Prof. dr. R.J.E.M. Smeets**
Hoogleraar revalidatiegeneeskunde, Universiteit Maastricht en Libra Revalidatie & Audiologie, locatie Weert/Eindhoven

**Drs. E.M. Spek**
Gedragstherapeut, Adelante afdeling revalidatiegeneeskunde, locatie Maastricht UMC+

**Drs. R.P. Strackke**
Revalidatiearts met specialisatie chronische pijn, Adelante afdeling revalidatiegeneeskunde, locatie Maastricht UMC+

**B.J.A.G. Ummels**
Assistent-fysiotherapeut, Adelante afdeling revalidatiegeneeskunde, locatie Maastricht UMC+

**H. Veders**
Coördinator externe planning, Adelante afdeling revalidatiegeneeskunde, locatie Maastricht UMC+

**Prof. dr. J.A. Verbunt**
Hoogleraar revalidatiegeneeskunde, Universiteit Maastricht, Adelante Zorggroep

**Prof. dr. J.W.S. Vlaeyen**
Hoogleraar Gezondheidspsychologie/Behavioral Medicine, Faculteit Psychologie en Pedagogische Wetenschappen, KU Leuven, België en Faculteit Psychologie en Neuroscience, Universiteit Maastricht

# Inleiding

Voor u ligt het boek Graded exposure: *Een cognitief-gedragsmatige aanpak van chronische pijn.*

Dit boek is bedoeld voor zorgprofessionals die werken met (chronische)pijnpatiënten, zoals fysiotherapeuten, oefentherapeuten, psychologen, verpleegkundigen, ergotherapeuten en revalidatieartsen. In dit boek nemen we u mee naar de revalidatiepraktijk, om u kennis te laten maken met deze cognitief-gedragsmatige behandelstrategie zoals die wordt toegepast bij de behandeling van patiënten met chronische pijn waarbij de angst voor bewegen/letsel op de voorgrond staat.

In 2001 werd vanuit de Universiteit Maastricht en Adelante (destijds Stichting Revalidatie Limburg) in een internationaal tijdschrift het eerste onderzoek gepubliceerd naar de toepassing van deze behandeling bij een reeks van vier patiënten met lage rugklachten. Inmiddels heeft deze behandelvorm voor patiënten met chronische pijn die door angst worden beperkt in hun functioneren, wereldwijd bekendheid gekregen. In de afgelopen jaren is de behandelstrategie verder ontwikkeld zodat zij, behalve bij patiënten met rugklachten, ook kan worden toegepast bij verschillende andere pijnproblemen, zoals het complex regionaal pijnsyndroom of klachten van arm, nek en/of schouder (KANS), en is er ook een variant ontwikkeld voor jongeren met pijn. Intussen is er ook een groepsbehandeling voor patiënten met lage rugklachten ontwikkeld. Adelante afdeling revalidatiegeneeskunde, locatie Maastricht UMC+ /Universiteit Maastricht, later in samenwerking met de Universiteit Leuven, heeft veel van de vernieuwingen op het gebied van graded exposure geïnitieerd en resultaten hiervan gepubliceerd in de wetenschappelijke literatuur.

We vinden het nu een goed moment om u nader kennis te laten maken met de dagelijkse praktijk van graded exposure. Wat betekent het toepassen van deze behandeling in de praktijk? Hoe gaat dit in zijn werk? Is de behandeling voor volwassenen en jongeren verschillend? Hoe krijgt u dit georganiseerd op uw afdeling? Wordt de behandeling individueel aangeboden, of kunnen patiënten ook in een groep worden behandeld? Op deze en andere vragen hopen wij u in dit boek een antwoord te kunnen geven.

Om de leesbaarheid te vergroten, is in dit boek overal de mannelijke persoonsvorm gebruikt. Uiteraard kan overal waar hij/hem staat, ook zij/haar worden gelezen.

Dit boek is geschreven door revalidatieprofessionals verbonden aan het Expertisecentrum Pijn en Adelante afdeling revalidatiegeneeskunde, locatie Maastricht UMC+ en onderzoekers van de Universiteit Maastricht en de Universiteit Leuven. Zij werken al jaren vol enthousiasme met graded exposure en willen de expertise die zij in de afgelopen jaren hebben opgebouwd graag met uw delen.

Veel leesplezier!

**Jeanine Verbunt**
**Rob Smeets**

# Deel I Graded exposure bij volwassenen

In dit eerste deel bespreken we de graded-exposurebehandeling voor volwassenen. Verschillende onderdelen van de behandeling komen daarbij aan bod in verschillende hoofdstukken.

De chronologische volgorde van de behandeling is als volgt:

1. *Intake revalidatiearts* (►H. 2)
2. *Screening door multidisciplinair team* (►H. 2)
   Het doel van de screening is dat het behandelteam op grond van alle van de patiënt verkregen gegevens kan beslissen welke behandeling het geschiktst is. Wanneer er sprake is van pijngerelateerde angst, wordt graded exposure als behandeling voorgesteld. De volgende stappen maken dan onderdeel uit van de behandeling:
3. *Identificeren gevreesde activiteiten (Afname PHODA)*
   De Photograph Series of Daily Activities (PHODA) is een meetinstrument waarmee de dreigwaarde van bewegingen en activiteiten in kaart wordt gebracht. Daarnaast wordt de PHODA gebruikt om een beeld te krijgen van wat de dreiging dan precies inhoudt: wat verwacht de patiënt dat er zal gebeuren als hij deze activiteit uitvoert? In ►H. 2 en 4 wordt dieper ingegaan op de PHODA en krijgt u praktische tips over de afname.
4. *Educatie*
   a) Medische educatie: deze heeft tot doel de patiënt duidelijkheid te geven over de medische diagnose. In ►H. 3 wordt de medische educatie uitgebreid beschreven.
   b) Educatie vreesvermijdingsmodel: een combinatie van inleidende uitleg en gestructureerde dialoog wordt gebruikt om de patiënt informatie te geven over het vreesvermijdingsmodel als achterliggend mechanisme voor het ontstaan van de beperkingen door pijn en als aangrijpingspunt voor de behandeling. In ►H. 3 wordt dit uitgebreid beschreven.
5. *Graded exposure met gedragsexperimenten*: wanneer de patiënt zich voldoende herkent in het vreesvermijdingsmodel en akkoord gaat met het voorgestelde behandelplan, wordt gestart met de daadwerkelijke blootstelling aan activiteiten en bewegingen (►H. 4). De graded-exposuresessies krijgen praktisch vorm door:
   – het opstellen van een gedragsexperiment;
   – de keuze van de activiteit en de opbouw over de sessies;
   – de vraag hoe om te gaan met pijntoename.

6. *Generalisatie*: doel van de behandeling is dat de patiënt gedurende het behandeltraject ook buiten de behandelsessies activiteiten gaat oppakken. Er moet dus generalisatie van het geleerde plaatsvinden naar situaties buiten de behandelcontext.
7. *Terugkomdag*: graded exposure brengt een ingrijpende gedragsverandering met zich mee. Het is goed om de patiënt na afloop van het behandeltraject niet geheel los te laten. Verwacht wordt dat de patiënt aan het eind van het reguliere traject weer alles durft en dus ook doet; tijdens de terugkomdag wordt de bestendiging van dit gedrag geëvalueerd en bekrachtigd. Bij eventuele terugval of problemen proberen de behandelaars/revalidatiearts de patiënt met adviezen het gewenste gedrag weer te laten oppakken.

# De rol van angst bij pijn: theoretische aspecten

*N. Claes, M.E.J.B. Goossens en J.W.S. Vlaeyen*




J.A. Verbunt, R.J.E.M. Smeets (Red.), *Graded Exposure*, DOI 10.1007/978-90-368-1106-4_1

In dit hoofdstuk bespreken we eerst kort de evolutie van theoretische modellen die het ontstaan, de instandhouding en de verergering van pijn in kaart brengen, waarna we ons richten op angst voor pijn. Eerst komt een definitie van pijngerelateerde angst aan bod, waarbij we ook aandacht besteden aan het onderscheid tussen angst en vrees. Vervolgens lichten we toe hoe pijngerelateerde angst kan ontstaan en hoe angst voor pijn kan worden bestudeerd. Tot slot beschrijven we de manier waarop pijngerelateerde angst kan worden gereduceerd.

## 1.1 De evolutie in het begrijpen van pijn

De traditionele theorieën over pijn zijn biomedisch van aard. Typerend voor deze traditionele theorieën was de opvatting dat lichaam en geest apart en onafhankelijk van elkaar functioneren. Daarom werd pijn beschouwd als het directe gevolg van weefselschade (Gamsa 1994). Deze mechanistische benadering bood echter geen afdoende verklaring voor het ontstaan van chronische pijn. Beter lijkt een biopsychosociale benadering van pijn, waarbij zowel biologische, psychologische als sociale factoren een rol spelen in het ontstaan van chronische pijn (Gatchel et al. 2007). Een van de eerste theorieën die psychologische en fysiologische factoren integreerde in één model – en daardoor zorgde voor een revolutie in het pijnonderzoek – is de Gate Control Theory van Melzack en Wall (1965). De centrale stelling in dit model is dat de hersenen de perceptie van pijn mee beïnvloeden. Deze theorie veronderstelt dat er een poortsysteem (Gureje et al. 1998) bestaat, gelegen in de dorsale hoorn van het ruggenmerg, dat de transmissie van zenuwimpulsen beïnvloedt (Melzack en Wall 1965). Bovendien kan deze poort worden gemoduleerd door zowel opstijgende als afdalende zenuwbanen die kunnen zorgen voor het openen of sluiten van de poort, met als gevolg het ervaren van meer of minder pijn (Melzack en Wall 1965; Moayedi en Davis 2013). Belangrijk voor dit boek is het voorstel van Melzack en Wall (1965) dat cognitieve en affectieve informatie, zoals (pijngerelateerde) angst, dit poortmechanisme kunnen beïnvloeden. Dat pijn niet noodzakelijkerwijs ontstaat uit een unieke een-op-eenrelatie met weefselschade komt ook duidelijk naar voren in de definitie van pijn van de International Association for the Study of Pain (IASP), die pijn omschrijft als een 'onplezierige, sensorische en emotionele ervaring die gepaard gaat met feitelijke of mogelijke weefselbeschadiging, of die wordt beschreven in termen van dergelijke beschadiging' (IASP 2011; Merskey en Bogduk 1994). Deze definitie benadrukt met andere woorden dat pijn een subjectieve ervaring is, waarbij niet alleen sensoriële-discriminatieve, maar ook affectieve-motivationele en cognitief-evaluatieve processen een rol spelen (Melzack en Casey 1968). Zoals in dit boek duidelijk zal worden, is aandacht voor de subjectieve beleving van de patiënt met pijn dan ook een centraal uitgangspunt. De biopsychosociale benadering van pijn kende de afgelopen decennia vele iteraties (voor een overzicht, zie Asmundson en Wright 2004). In de volgende paragraaf wordt echter ingegaan op een van de invloedrijkste modellen om chronische pijn te verklaren: het vreesvermijdingsmodel (Lethem et al. 1983; Vlaeyen en Linton 2000, 2012).

## 1.2 Het vreesvermijdingsmodel

Het vreesvermijdingsmodel werd oorspronkelijk ontwikkeld door Lethem en collega's (1983) en vervolgens aangepast door Vlaeyen en Linton (2000, 2012). Zoals ◻fig. 1.1 laat zien, beschrijft het vreesvermijdingsmodel twee mogelijke cognitief-gedragsmatige responsen wanneer iemand pijn ervaart, namelijk confrontatie en vermijding (zie respectievelijk het rechter- en het linkerdeel van ◻fig. 1.1).

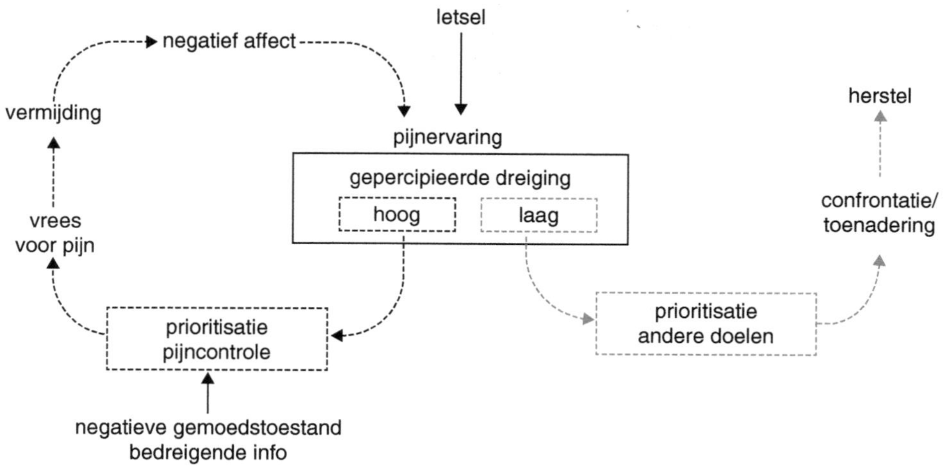


**Figuur 1.1** Het vreesvermijdingsmodel (Vlaeyen, Crombez en Linton 2016)

Confrontatie betreft een niet-catastrofale interpretatie van pijn, waarna het individu overgaat tot het opnieuw uitvoeren van de activiteiten die initieel pijn veroorzaakten. Dit leidt op de lange termijn tot 'herstel', ofwel het weer actief zijn ondanks pijn. Dit wordt doorgaans beschouwd als een adaptieve manier om met chronische pijn om te gaan. Bij vermijding daarentegen interpreteert het individu de ervaren pijn als bedreigend. Deze catastrofale interpretatie leidt vervolgens tot een vicieuze cirkel van pijngerelateerde angst en daaruit voortvloeiende defensieve gedragingen, zoals vermijdingsgedrag of hypervigilantie. Hoewel deze respons op korte termijn adaptief is, kan deze vicieuze cirkel van vrees en vermijding op lange termijn leiden tot invaliditeit, depressie en toename van de pijn (Vlaeyen en Linton 2000). Hoewel het vreesvermijdingsmodel nog steeds in ontwikkeling is, om tegemoet te komen aan enkele onopgeloste kwesties zoals het gebrek aan aandacht voor de dynamische en motivationele processen (Crombez et al. 2012; Vlaeyen et al. 2009), zijn de aannames van het model herhaaldelijk gevalideerd (zie bijv. Leeuw et al. 2007; Wertli et al. 2014; Zale et al. 2013). In de volgende paragraaf wordt gefocust op een van de kerncomponenten van het vreesvermijdingsmodel, namelijk pijngerelateerde angst.

## 1.3 Pijngerelateerde angst: wat is dat?

Volgens de *Encyclopedia of Pain* kan pijngerelateerde angst worden omschreven als een 'generieke term die verschillende vormen van vrees voor pijn omvat' (Helsen et al. 2013).

**Definitie pijngerelateerde angst**

Een – vaak overmatige – reactie die optreedt in de aanwezigheid van of in anticipatie op een pijnlijke ervaring (Kori et al. 1990).

Hierbij dienen enkele kanttekeningen te worden gezet. Ten eerste kunnen zowel individuen met een (chronisch) pijnprobleem als individuen die pijnvrij zijn, angst voor pijn ontwikkelen. Bijgevolg is pijngerelateerde angst dus niet enkel een risicofactor voor de ontwikkeling van chronische pijnproblemen, maar ook van acute pijnproblemen (bijvoorbeeld Jong et al. 2005)(Swinkels-Meewisse et al. 2006). Ten tweede kan pijngerelateerde angst volgens de voorgestelde definitie variëren van inhoud, afhankelijk van wat er wordt ervaren of geanticipeerd, zoals het verergeren van pijn of een specifieke situatie. Wanneer een individu bijvoorbeeld vreest dat een bepaalde fysieke activiteit of beweging zal resulteren in (een verergering van) pijn, spreken we van kinesiofobie, ofwel een irrationele vrees dat een pijnlijke beweging een voorbode is van ernstige lichaamsschade (Kori et al. 1990; Volders et al. 2013).

Ten slotte is er, hoewel beide termen door elkaar worden gebruikt, een verschil tussen 'vrees' en 'angst.' Vrees is doorgaans een reactie op een *reeds aanwezige* bedreiging en resulteert in defensieve responsen of ontsnappingsgedrag, terwijl angst doorgaans gericht is op een (mogelijke) *toekomstige* bedreiging en bijgevolg resulteert in preventief gedrag of vermijdingsgedrag (Helsen et al. 2013; Vlaeyen et al. 2012).

### 1.3.1 De impact van angst voor pijn

Gezien de centrale positie van de angst voor pijn in het vreesvermijdingsmodel, is er uitgebreid wetenschappelijk onderzoek gedaan dat de invloed van angst voor pijn op de ontwikkeling en instandhouding van een chronisch pijnprobleem heeft aangetoond. Pijngerelateerde angst is onder meer geassocieerd met catastroferen over pijn, veranderingen in aandachtsprocessen van pijngerelateerde informatie, doorgaans een verhoogde aandacht voor pijngerelateerde stimuli (hypervigilantie), ontsnappings- en vermijdingsgedrag, een afname in fysieke activiteit, een toename van de pijnintensiteit, en onwelbevinden (voor een overzicht, zie Asmundson et al. 2004; Burns et al. 2000; Eccleston en Crombez 1999; Leeuw et al. 2007; Hout et al. 2001; Vlaeyen et al. 1995). Het ervaren van pijn geeft door zijn competitieve en interfererende karakter niet alleen aanleiding tot de ontwikkeling van angst voor pijn zelf, maar ook van angst voor de *consequenties* van pijn. Immers, patiënten met chronische pijn hebben vaak nog andere doelen dan enkel het vermijden van pijn (Crombez et al. 2012; Vlaeyen et al. 2009). Aangezien deze doelen een beroep doen op dezelfde middelen als pijnvermijding, resulteert dit vaak in doelinterferentie en het niet (meer) nastreven van die andere waardevolle activiteiten. Patiënten kunnen dus ook een angst ontwikkelen voor het (niet) meer kunnen uitvoeren van activiteiten die ze waardevol vinden. In dit hoofdstuk gaan we verder in op de angst voor pijn, hoewel de psychologische behandeling van pijn zich vooral richt op de angst voor de consequenties van pijn.

### 1.3.2 Hoe ontstaat angst voor pijn?

#### ▪ Associatief leren

Angst in het algemeen is het gevolg van twee associatieve leerprocessen, namelijk pavloviaanse conditionering en instrumentele (operante) conditionering (Lissek et al. 2005). Er wordt verondersteld dat het aanleren van angst kan plaatsvinden op twee verschillende manieren: 1) een niet-automatische manier op een meer cognitief niveau, waarbij individuen zich doorgaans bewust zijn van de contingenties tussen stimuli, situaties en/of gedrag, en die doorgaans zorgen voor een activatie van de hippocampus, of 2) een automatische manier die vooral op emotioneel niveau plaatsvindt, en vooral gepaard gaat met activatie van de amygdala (Mineka en Öhman 2002). Ook in het geval van (chronische) pijn wordt verondersteld dat dezelfde associatieve leerprocessen verantwoordelijk zijn voor de acquisitie van angst voor pijn (Hollander et al. 2010; Lethem et al. 1983; Vlaeyen en Linton 2000). In de volgende secties gaan we in op beide leervormen.

1. *Pavloviaanse conditionering.* Pavloviaanse of klassieke conditionering betreft het leren van een associatie tussen twee stimuli. Als gevolg van deze associatie kan de betekenis van een van beide stimuli veranderen, met mogelijk een verandering in het gedrag van het individu tot gevolg (Vlaeyen 2015). Tijdens pavloviaanse conditionering gaat een initieel neutrale, geconditioneerde stimulus (CS), bijvoorbeeld een lampje, gepaard met een aversieve, ongeconditioneerde stimulus (US) zoals pijn. Deze US lokt vrijwel automatisch een defensieve reactie uit, bijvoorbeeld ontsnappingsgedrag (ongeconditioneerde respons = UR). Wanneer de CS en de US herhaaldelijk samen worden aangeboden, vormt zich een geheugenpresentatie van de CS-US-relatie. Op die manier verwerft de CS motivationele karakteristieken en kan deze, door de associatie met de US, een geconditioneerde respons (CR) uitlokken. In het geval van een pijnlijke prikkel als US, kan de initieel neutrale stimulus dus leiden tot een angstrespons en zelfs tot vermijding (Domjan 2005; Pavlov 1927). Een typisch voorbeeld in het geval van pijnproblemen is de ontwikkeling van angst voor specifieke bewegingen wanneer deze herhaaldelijk gepaard gaan met pijn (zie ook kinesiofobie). Bijvoorbeeld, bij het regelmatig optillen van de boodschappen (beweging = CS) wordt er regelmatig een steek van pijn ervaren ter hoogte van de onderrug (pijn = US). Na een tijdje gaat de patiënt het tillen van boodschappen associëren met pijn en vreest hij dat het optillen van boodschappen zal leiden tot permanente schade aan de rug, waardoor hij misschien wel in een rolstoel terechtkomt.
2. Instrumentele conditionering. Bij instrumentele of operante conditionering leert het individu een associatie leggen tussen gedrag en daaropvolgende stimuli, wat net zoals bij pavloviaanse conditionering kan leiden tot een verandering in het gedrag (Fordyce 1976; Vlaeyen 2015). Meer specifiek veronderstellen instrumentele leertheorieën dat een individu kan leren dat in aanwezigheid van een bepaalde stimulus (discriminatieve stimulus = SD) bepaald gedrag (een instrumentale respons) kan resulteren in een bepaalde uitkomst (Domjan 2005; Skinner 1948). Bijgevolg wordt aangenomen dat gedrag met aversieve gevolgen zal afnemen en gedrag met betekenisvolle positieve gevolgen zal toenemen. Wanneer bijvoorbeeld een beweging angst uitlokt omdat deze mogelijk leidt tot pijn, zal een individu doorgaans proberen deze beweging te vermijden. Hierdoor ervaart het individu minder pijn, waardoor ook de angst voor pijn enigszins kan afnemen. Deze angstreductie en het niet optreden van de verwachte negatieve uitkomst (pijn) – dus een gunstig resultaat – kunnen leiden tot een toename in het vermijden van de beweging. Dit laatste effect wordt ook wel negatieve bekrachtiging genoemd. Bijvoorbeeld, om terug te komen op het voorbeeld van het tillen van de boodschappen, zal de patiënt vermijden zelf boodschappen te doen, of de partner vragen de boodschappen op te tillen. Zodoende ervaart de patiënt geen angst meer, wat een aangename uitkomst is. Doordat de patiënt echter de tilbeweging niet meer maakt, kan hij ook niet ervaren dat die beweging niet tot permanente weefselschade leidt en er dus ook niet in zal resulteren dat hij aan een rolstoel gekluisterd raakt. Tijdens de behandeling richten we ons op het corrigeren van zulke (foutieve) ideeën over de mogelijke consequenties van pijn.

Verschillende wegen leiden naar angst voor pijn. Angst (voor pijn) kan niet alleen worden verworven door verschillende associatieve leerprocessen, maar die leerprocessen kunnen zich op verschillende manieren voltrekken en kunnen ook in combinatie optreden (Mineka en Sutton 2006): via directe ervaring, ofwel indirect via observatie of verbale informatie. Deze drie manieren zullen we nu bespreken.

1. Directe ervaring. Wetenschappelijk onderzoek heeft aangetoond dat rechtstreeks in aanraking komen met een aversieve stimulus aanleiding kan geven tot een angststoornis zoals een fobie (Lissek et al. 2005). Het bekendste verhaal uit de geschiedenis van de leerpsychologie, en meteen ook een van de eerste voorbeelden van angst ten gevolge van een directe ervaring, is 'Little Albert', een baby die na herhaalde confrontaties met een witte rat en simultaan een aversief luid geluid, angst ontwikkelde voor de witte rat. Later generaliseerde de angst naar andere kleine witte en pluizige dieren (Watson en Rayner 1920). In de context van pijn is het volgende voorbeeld illustratief: een beweging, zoals het herhaaldelijk optillen van een krat of een tas met boodschappen, die steeds een acute pijnscheut veroorzaakt, kan voor sommige individuen leiden tot de ontwikkeling van angst voor pijn. Het creëren van situaties waarin het individu rechtstreeks in aanraking komt met pijnlijke prikkels is bovendien een van de meest voorkomende manieren om pijn te bestuderen in het laboratorium (bijvoorbeeld het *voluntary joystick movement paradigm*, Meulders et al. 2011).
2. Observationeel leren. Direct in aanraking komen met een angst inducerende prikkel is echter niet noodzakelijk om zelf angst te ontwikkelen. Angst kan ook worden verworven via observationeel leren, ook wel sociaal leren of *modelling* genoemd. Observationeel leren verwijst naar het proces waarbij zich angst ontwikkelt wanneer het individu anderen observeert die in contact komen met (en angstig reageren op) de aversieve prikkel (Bandura 1965). Dat ook angst voor pijn via observatie kan worden aangeleerd, werd herhaaldelijk gedemonstreerd (Helsen et al. 2011; Olsson en Phelps 2004; Trost et al. 2014; Vandenbroucke et al. 2013). Ook kinderen blijken erg gevoelig te zijn voor observationeel leren. Dit bleek uit een onderzoek van Goodman en McGrath (2003) waarbij kinderen hun moeder observeerden terwijl deze een koudwatertest onderging. Kinderen van moeders die hun reacties overdreven, hadden meer angst voor pijn in vergelijking met kinderen van moeders die hun reacties minimaliseerden. Zo wordt onder andere in ►H. 12 nader beschreven dat de interactie tussen een kind en zijn omgeving een grote invloed kan hebben op de pijnervaring van het kind en de eventuele beperkingen die het kind ontwikkelt.
3. Verbale informatie. Naast observatie kan ook het krijgen van informatie of instructies over associaties tussen stimuli onderling of tussen stimuli en gedrag leiden tot de ontwikkeling van angst voor pijn (Muris et al. 2003). Meer specifiek wordt verondersteld dat veilige informatie angst voor pijn doet afnemen, terwijl bedreigende informatie angst voor pijn doet toenemen (Muris et al. 2003). Onderzoek van Vlaeyen en collega's (Vlaeyen et al. 2009) demonstreerde bijvoorbeeld dat deelnemers die een tintelend gevoel in de hand ervoeren tijdens koudwaterimmersie, dit als meer bedreigend ervoeren wanneer ze daarbij de boodschap kregen dat dit een teken kon zijn van een vriesverwonding, dan wanneer ze deze boodschap niet kregen. Individuen kunnen zulke informatie op verschillende manieren verkrijgen: niet alleen via hun sociale netwerk, maar ook via sociale media. Bijvoorbeeld, een patiënt met acute rugpijn verneemt via Facebook dat een verre kennis met een vergelijkbaar probleem uiteindelijk in een rolstoel is beland. Ook zorgverleners –artsen, fysiotherapeuten, verpleegkundigen, psychologen enzovoort – kunnen patiënten onbedoeld informatie verschaffen die kan leiden tot de ontwikkeling van angst en zelfs tot inactiviteit (Crombez en Kissi 2015). Bijvoorbeeld, wanneer een zorgverlener een patiënt aanraadt om 'het even rustig aan te doen' of 'geen zwaar tilwerk te verrichten', kan de patiënt dit verkeerd interpreteren als 'deze beweging is gevaarlijk' en vervolgens angst voor deze bewegingen ontwikkelen (Crombez en Kissi 2015; Ostelo en Vlaeyen 2008).

Hierbij dient bovendien te worden opgemerkt dat niet alleen de verbale informatie die zorgverstrekkers verschaffen, maar ook hun attitudes en opvattingen kunnen beïnvloeden hoe bedreigend een situatie of beweging wordt ervaren (Houben et al. 2005). In ►H. 15 van dit boek gaan we hier dieper op in.

### 1.3.3 Angst voor pijn meten

Gezien de belangrijke rol die angst voor pijn speelt in het ontstaan en de instandhouding van (chronische) pijnproblemen, is het evalueren of screenen van angst voor pijn een erg effectieve strategie. Immers, screening laat toe de behandeling af te stemmen op het individu, wat de behandeling ten goede kan komen (Peuter 2009). Bovendien heeft eerder onderzoek aangetoond dat hoe eerder pijngerelateerde angst wordt aangepakt, hoe meer fysiek actief iemand is, ondanks pijn (Swinkels-Meewisse et al. 2006).

Angst wordt in het algemeen beschouwd als een construct van drie los met elkaar verweven componenten die niet noodzakelijkerwijs met elkaar correleren: een verbaal, een gedragsmatig en een psychofysiologisch responssysteem (Crombez et al. 1993; Lang 1968). Elk van deze componenten kan op verschillende manieren worden gemeten, maar ook binnen een responssysteem hoeven metingen niet altijd te convergeren (Crombez et al. 1993). We bespreken hier kort alle drie de responssystemen. Voor een diepgaande bespreking van in de klinische praktijk gebruikte assessment tools verwijzen we naar ►H. 4 (voor volwassenen) en ►H. 9 (voor jongeren).

#### ▪ Verbale responssysteem

Het verbale responssysteem reflecteert opvattingen en cognities die in taal kunnen worden uitgedrukt. Zelfrapportages zijn een valide manier om deze cognities, en meer bepaald angst voor pijn, te meten (Vervliet en Raes 2013). Tijdens een experiment wordt participanten doorgaans gevraagd om, online dan wel in retrospectief, aan te geven hoe angstig ze zijn (voor de geconditioneerde stimulus) en in welke mate ze een pijnprikkel verwachten (zie bijvoorbeeld Meulders et al. 2011). Van deze laatste maat is recentelijk aangetoond dat ze valide is in de context van vreesconditioneringsexperimenten (Boddez et al. 2013). Daarnaast kan men ook een beroep doen op gevalideerde vragenlijsten om zowel toestandsangst (*state*) als een persoonlijkheidsaanleg voor angst (*trait*) voor pijn te meten. Toestandsangst verwijst naar angst als een toestand die tijds- en situatieafhankelijk is, en persoonlijkheidsaanleg voor angst verwijst naar angst die kan worden opgevat als een dispositie, of de 'typische' reactie van een individu, die doorgaans stabiel is ongeacht de situatie. Enkele voorbeelden van gevalideerde vragenlijsten zijn de Fear of Pain Questionnaire (FPQ; McNeil en Rainwater 1998; Roelofs et al. 2005), de Tampa Scale for Kinesiophobia (TSK; Miller et al. 1991; Vlaeyen et al. 2002) en de Pain Anxiety Symptoms Scale (PASS; McCracken et al. 1992; Roelofs et al. 2004). Hoewel vragenlijsten snelle en goede screeningstools zijn, kan het ook nuttig zijn een diepte-interview af te nemen, om meer informatie over het ontstaan en de aard van de pijngerelateerde angst te vergaren. In gesprek met patiënten dienen behandelaars er wel rekening mee te houden dat patiënten hun pijnprobleem niet altijd beschouwen als een gevolg van pijngerelateerde angst (zie ►H. 2 tot en met ►H. 4 bij volwassenen, ►H. 9 tot en met ►H. 11 bij jongeren). Om beter aan te sluiten bij de beleving van veel patiënten, wordt daarom doorgaans een beroep gedaan op een zogenoemde angsthiërarchie. Daarbij kan de patiënt aan de hand van een reeks foto's, bijvoorbeeld de Photograph Series of Daily Activities (PHODA en

PHODA-Youth; Goossens en Verbunt 2016; Kugler et al. 1999), bewegingen of situaties rangschikken op basis van de gepercipieerde of verwachte schade die hiermee kan worden aangericht. Deze hiërarchië vormt het uitgangspunt voor de graded-exposurebehandeling (zie ook ►H. 5 tot en met ►H. 8, ►H. 12).

**■ Gedragsmatige responssysteem**

Het gedragsmatige responssysteem reflecteert voornamelijk (observeerbaar) motorisch gedrag. In het geval van een aversieve stimulus zoals pijn of vrees, zal een individu typisch zo veel mogelijk afstand willen creëren tussen de gevreesde stimulus/situatie en zichzelf (Elliot en Covington 2001). Doorgaans wordt dit vermijdings- of ontsnappingsgedrag gemeten aan de hand van reactietijden. De meest voorkomende maten in de context van bewegingen zijn responslatentie, gedefinieerd als de tijd die nodig is om een beweging te initiëren, en responsduur, gedefinieerd als de tijd tussen de initiatie en het volledig uitvoeren van een beweging (bijvoorbeeld Meulders et al. 2011). Een typische taak om vermijding mee te bestuderen is de Approach Avoidance Task (AAT), waarbij niet alleen reactietijden kunnen worden gemeten, maar ook kan worden gecodeerd of deelnemers naar een stimulus toe (*approach*) of van een stimulus weg (*avoidance*) bewegen (Houwer et al. 2001; Krieglmeyer en Deutsch 2010). Het recentelijk ontwikkelde paradigma waarin deelnemers bewegingen uitvoeren met een robotarm (Meulders et al. 2016), maakt het mogelijk vermijdingsgedrag continu te meten en ook de kracht die het deelnemers kost en de moeite die ze doen om een beweging te vermijden. In de klinische praktijk is het objectief meten van vermijdingsgedrag geen sinecure. Vaak kunnen behandelaars enkel een beroep doen op hun eigen observaties of die van anderen – al dan niet de patiënt zelf. Echter, gedrag dat door een behandelaar (of een externe persoon) als 'vermijdend' of 'angstig' wordt bestempeld, kan voor de patiënt zelf (ook) een heel andere betekenis hebben. Immers, gelijksoortig gedrag kan tegemoetkomen aan verschillende doelen (Riediger en Freund 2004).

**■ Psychofysiologische responssysteem**

Het psychofysiologische responssysteem reflecteert veranderingen in het lichaam waarvan het individu zich al dan niet bewust is. Een van de meest gebruikte psychofysiologische maten om angst te meten, is de oogknipperreflex (ook wel *eyeblink startle* genoemd). Deze angstgeïnduceerde oogknipperreflex is gevoelig voor veranderingen in de omgeving. Hij neemt toe wanneer iemand wordt blootgesteld aan angst uitlokkende stimuli en neemt af wanneer iemand wordt blootgesteld aan positieve, aantrekkelijke stimuli (Grillon en Baas 2003; Lang en McTeague 2009). Alternatief kan angst ook gemeten worden via veranderingen in de pupildilatatie, de huidgeleiding of de zweetproductie (Bradley et al. 2008; Grillon 2002; Lissek et al. 2007). Deze laatste maten zijn echter niet specifiek voor angst maar lijken eerder algemene 'arousal' te meten (Grillon 2002; Lissek et al. 2007). Voor de klinische praktijk zijn er nog geen voldoende valide en betrouwbare instrumenten voorhanden.

## 1.4 Generalisatie van pijngerelateerde angst

Zoals eerder benoemd, hoeft pijngerelateerde angst zich niet te beperken tot angst voor pijn op zich, maar kan deze ook generaliseren naar situaties of bewegingen die zijn geassocieerd met pijn. Soms gebeurt het ook dat individuen geen onderscheid meer maken tussen situaties en daardoor ook angst ontwikkelen voor bewegingen of situaties die in het verleden nooit gepaard gingen met pijn (Pierce en Cheney 2013). Dit leerproces, waarbij de geconditioneerde responsen van de ene stimulus worden geëxtrapoleerd of gegeneraliseerd naar andere, perceptueel of functioneel gelijkaardige *maar niet identieke* (!) stimuli, wordt stimulusgeneralisatie genoemd (Lissek et al. 2010). Dit generalisatieproces verkleint de kans dat potentieel gevaarlijke situaties worden gemist, maar houdt ook het risico in dat 'veilige' situaties, die niet leiden tot de gevreesde toestand of pijn, eveneens worden vermeden (Vlaeyen 2015). Een van de eerste demonstraties dat angst kan generaliseren naar andere, gelijkaardige stimuli, is de eerdergenoemde casus van Little Albert (Watson en Rayner 1920). Hoewel Little Albert enkel werd getraind om bang te zijn voor een witte rat, reageerde hij ook angstig op andere witte dieren en zelfs op witte knuffels. In de context van pijn kan iemand die aanvankelijk alleen angstig was voor het optillen van een zware boodschappentas, angstig worden voor álle tilbewegingen. Zoiets kan verstrekkende gevolgen hebben, bijvoorbeeld voor een moeder met een pasgeboren baby die het kind niet durft op te tillen uit angst dat ze daardoor in een rolstoel zal terechtkomen (en ook nog eens de baby zal laten vallen). In verschillende laboratoriumonderzoeken die gebruikmaakten van bewegingen, werd aangetoond dat angst inderdaad generaliseert naar nieuwe bewegingen: hoe meer gelijkenis een andere beweging vertoont met de oorspronkelijke 'pijnlijke' beweging, hoe meer angst de nieuwe beweging uitlokt (Meulders et al. 2013; Meulders en Vlaeyen 2013; Meulders et al. 2015). Er wordt dan ook geopperd dat generalisatie, of het niet accuraat kunnen onderscheiden van potentieel gevaarlijke dan wel onschadelijke situaties, kan bijdragen aan de instandhouding en verergering van een chronischepijnprobleem (Vlaeyen 2015). Het is dan ook erg belangrijk om bij de behandeling van chronische pijn aandacht te hebben voor deze processen.

## 1.5 Hoe kunnen we angst voor pijn reduceren?

Gezien de prominente rol die pijngerelateerde angst speelt bij het ontstaan en het in stand houden van een chronischepijnsyndroom, is het niet meer dan logisch dat veel behandelvormen zich richten op het reduceren van die angst, om mensen met pijn te activeren. Eerst worden de specifieke procedures gericht op angstreductie besproken, gevolgd door enkele aandachtspunten. Daarna wordt ingegaan op enkele van de behandelvormen die in de praktijk worden gehanteerd.

### 1.5.1 Uitdoving van pijngerelateerde angst: een extinctieprocedure

De associatieve leerprocessen die bijdragen tot het ontstaan van (pijngerelateerde) angst, kunnen ook worden aangewend om angst te reduceren (Domjan 2005). Meer bepaald neemt angst (voor pijn) af wanneer iemand leert dat de stimulus (CS+) die voorheen gepaard ging met pijn (US), nu geen pijn meer voorspelt. Meestal biedt men hiertoe herhaaldelijk de CS(+) zonder een pijnlijke prikkel aan.

Deze procedure wordt ook wel een extinctieprocedure genoemd en is herhaaldelijk succesvol gebleken in het uitdoven van angst voor pijnlijke bewegingen (zie bijvoorbeeld Meulders et al. 2016; Meulders en Vlaeyen 2012). Dit uitdoven van angst betreft echter niet het 'ontleren' van de eerder geleerde relatie tussen de CS en pijn, maar het leren van een *bijkomende* relatie tussen de CS en de afwezigheid van pijn, die angstresponsen inhibeert (Bouton 1993). Ook dit nieuwe leren, eerder dan afleren, is in verscheidene procedures aangetoond. Zo werd bijvoorbeeld herhaaldelijk aangetoond dat angst na verloop van tijd spontaan terugkeert (spontaan herstel) wanneer het individu opnieuw wordt geconfronteerd met pijn (*reinstatement*) of als er veranderingen optreden in de context (*renewal;* zie Bouton 1993, 2007). Recent onderzoek heeft met betrekking tot pijngerelateerde angst ook aangetoond dat veiligheidscues – tekenen waarvan de aanwezigheid voorspelt dat een bepaalde beweging niet zal worden gevolgd door pijn – de uitdoving van angst voor de beweging kunnen inhiberen (Volders et al. 2012).

### 1.5.2 Uitdoving van pijngerelateerde angst: de praktijk

Geïnspireerd door de extinctieliteratuur zijn er veel behandelvormen ontwikkeld gericht op het verbeteren van het activiteitenniveau van patiënten. Zoals al eerder gemeld, is het afstemmen van de behandeling op de patiënt belangrijk om de slagingskans te verhogen (Peuter et al. 2009). Wanneer een patiënt niet angstig is, zal vooral een beroep worden gedaan op *graded activity.* Dit is een instrumentele behandelvorm die vooral gericht is op het verhogen van de fysieke activiteit door: 1) patiënten educatie te geven over de positieve gevolgen van gezond (fysiek actief) gedrag, 2) samen met de patiënt realistische, functionele doelen op te stellen, gericht op fysieke activiteit, en 3) de fysieke activiteit geleidelijk op te bouwen op basis van een vooraf bepaald schema en vooraf gestelde quota (Fordyce 1976). Graded activity is echter minder geschikt voor patiënten met een hoge mate van pijngerelateerde angst. In dat geval is het beter ook aandacht te besteden aan het verminderen van de angst voor pijn. De (cognitief-gedragsmatige) behandelvormen die het effectiefst zijn gebleken in het reduceren van angst zijn de Acceptance and Commitment Therapy (ACT) en *graded exposure* (Bailey et al. 2010; Leeuw et al. 2008). Meer specifiek focust ACT op het leren nastreven van belangrijke levensdoelen, ondanks de bestaande pijn en zonder deze te willen controleren (McCracken et al. 2005). Hoewel ook ACT een exposurecomponent bevat, wordt vooral exposure *in vivo* (graded exposure zoals beschreven in dit boek) beschouwd als de klinische equivalent van de extinctieprocedure. Exposure biedt patiënten de mogelijkheid hun misvattingen over bepaalde bewegingen en/of situaties te corrigeren door hen te laten ervaren dat het gevreesde *niveau* van pijn of schade niet optreedt (Vlaeyen et al. 2012). Merk op dat, anders dan bij laboratoriumprocedures, het volledig vermijden van pijn haast onmogelijk is in een therapeutische setting met chronische pijnpatiënten; daarom heeft de behandeling in deze setting vooral als doel de vicieuze cirkel van pijn, angst, vermijding en inactiviteit te verbreken en patiënten weer te activeren. Tijdens een graded-exposurebehandeling ontvangen patiënten eerst educatie over het vreesvermijdingsmodel en worden de relaties tussen de opvattingen, gevoelens en het gedrag van de patiënt en de gevolgen ervan besproken. Vervolgens wordt een angsthiërarchie opgesteld, waarbij activiteiten worden gerangschikt van minst naar meest bedreigend. Daarna worden patiënten blootgesteld aan deze activiteiten. Aanvankelijk werd meestal gestart met de minst bedreigende situatie en daarna gradueel opgebouwd, maar op basis van de jarenlange ervaring van behandelaars worden tegenwoordig om mee te starten vaak activiteiten uitgekozen die zeker angst zullen uitlokken. Deze elementen van graded exposure worden in meer detail besproken in het verdere verloop van dit boek (vooral in ►H. 4).

Voor behandelaars zijn er enkele punten waaraan voldoende aandacht moet worden besteed. Zoals eerder werd gezegd, kan pijngerelateerde angst terugkeren na verloop van tijd, of wanneer er veranderingen optreden in de omstandigheden. Daarom is het van belang de patiënt bloot te stellen aan zo veel mogelijk bewegingen, in zo veel mogelijk verschillende situaties. In het bijzonder kan er aandacht worden besteed aan veiligheidscues. Bijvoorbeeld kan de aanwezigheid van een behandelaar voor de patiënt betekenen dat de beweging niet zal leiden tot de gevreesde consequenties (pijn, schade enzovoort). Ook het betrekken van de familie kan helpen de angstreductie te generaliseren naar zo veel mogelijk situaties. Uiteindelijk moet graded exposure leiden tot een reductie van vermijdingsgedrag en pijngerelateerde angst, waardoor de patiënt weer in staat is activiteiten te ondernemen die hij voorheen misschien uit de weg ging.

## 1.6 Conclusie

Volgens de meest gangbare modellen van chronische pijn spelen pijngerelateerde angst en het daaruit volgende vermijdingsgedrag een sleutelrol in het ontstaan, het in stand houden en de verergering van chronische pijnproblemen. Deze angst kan worden verworven via twee verschillende associatieve leerprocessen, namelijk via pavloviaanse of via instrumentele conditionering, zowel na rechtstreeks contact als na indirecte ervaringen, zoals de observaties van anderen of verbale informatie. Wanneer pijn persisteert en interfereert met andere, waardevolle activiteiten, richt de behandeling van chronische pijn zich op het reduceren van pijngerelateerde angst om deze vicieuze cirkel van pijn, angst en vermijding te doorbreken en patiënten te activeren ondanks de ervaren pijn. Een veelbelovende procedure in de praktijk is graded exposure, het klinische equivalent van een extinctieprocedure; hierbij worden de catastrofale verwachtingen die patiënten hebben over de mogelijke gevolgen van pijn uitgedaagd door hen bloot te stellen aan de activiteiten die angst uitlokken.

## Literatuur

Asmundson GJG, Wright KD. Biopsychosocial approaches to pain. In: Hadjistavropoulos T, Craig KD, editors. Pain: psychological perspectives. Mahwah, New Jersey: Lawrence Erlbaum Associates; 2004, p. 35–57.

Asmundson GJG, Norton GR, Vlaeyen JWS. Fear-avoidance models of chronic pain: an overview. In: Asmundson GJG, Vlaeyen JWS, Crombez G, editors. Understanding and treating fear of pain. 1st ed. Oxford: Oxford University Press; 2004, p. 3–24.

Bailey KM, Carleton RN, Vlaeyen JWS, Asmundson GJG. Treatments addressing pain-related fear and anxiety in patients with chronic musculoskeletal pain: a preliminary review. Cogn Behav Ther. 2010;39(1):46–63.

Bandura A. Influence of models reinforcement contingencies on the acquistion of imitative responses. J Pers Soc Psychol. 1965;1(6):589–95.

Boddez Y, Baeyens F, Hermans D, Beckers T. Reappraisal of threat value: loss of blocking in human aversive conditioning. Span J Psychol. 2013;2013(16):E84.

Bouton ME. Context, time, and memory retrieval in the interference paradigms of Pavlovian learning. Psychol Bull. 1993.

Bouton ME. Learning and behavior: a contemporary synthesis. Sunderland, MA: Sinauer Associates; 2007.

Bradley MM, Miccoli L, Escrig MA, Lang PJ. The pupil as a measure of emotional arousal and autonomic activation. Psychophysiology. 2008;45(4):602–7.

Burns JW, Mullen JT, Higdon LJ, Wei JM, Lansky D. Validity of the Pain Anxiety Symptoms Scale (PASS): Prediction of physical capacity variables. Pain. 2000;84(2–3):247–52.

Crombez G, Baeyens F, Eelen P. Pijn en pijnresponsen. Gedragstherapie. 1993;26(3):153–78.

Crombez G, Eccleston C, Damme S van, Vlaeyen JWS, Karoly P. Fear-avoidance model of chronic pain: the next generation. Clin J Pain. 2012;28(6):475–83.

Crombez G, Kissi A. The future is bright: on the behavioural consequences of rule-following. In Main CJ, Keefe FJ, Jensen MP, Vlaeyen JWS, Vowles KE, editors. Fordyce's behavioral methods for chronic pain and illness: republished with invited commentaries. Washington, USA: IASP Press; 2015, p. 113–20.

Domjan M. Pavlovian conditioning: basic concepts. In: the essentials of conditioning and learning. 3rd ed. Belmont, CA USA: Thomson Wadsworth; 2005, p. 45–65.

Eccleston C, Crombez G. Pain demands attention: a cognitive-affective model of the interruptive function of pain. Psychol Bull. 1999;125(3):356–66.

Elliot AJ, Covington MV. Approach and avoidance motivation. Educ Psychol Rev. 2001;13(2):73–92.

Fordyce WE. Behavioral methods for chronic pain and illness. St. Louis: Mosby Company; 1976.

Gamsa A. The role of psychological factors in chronic pain. I. A half century of study. Pain. 1994;57:5–15.

Gatchel RJ, Peng YB, Peters ML, Fuchs PN, Turk DC. The biopsychosocial approach to chronic pain: scientific advances and future directions. Psychol Bull. 2007;133(4):581–624.

Goodman JE, McGrath PJ. Mothers' modeling influences children's pain during a cold pressor task. Pain. 2003;104(3):559–65.

Goossens MEJB, Verbunt JA. PHODA-Youth: opstellen van een angsthiërarchie. Hoensbroek: Adelante; 2016.

Grillon C. Startle reactivity and anxiety disorders: aversive conditioning, context, and neurobiology. Biol Psychiatry. 2002;52(10):958–75.

Grillon C, Baas J. A review of the modulation of the startle reflex by affective states and its application in psychiatry. Clin Neurophysiol. 2003;114(9):1557–79.

Gureje O, Korff M von, Simon GE, Gater R. Persistent pain and well-being: a World Health Organization Study in Primary Care. [Research Support, U.S. Gov't, P.H.S.]. JAMA. 1998;280(2):147–51.

Helsen K, Goubert L, Peters ML, Vlaeyen JWS. Observational learning and pain-related fear: an experimental study with colored cold pressor tasks. J Pain. 2011;12(12):1230–9.

Helsen K, Leeuw M, Vlaeyen JWS. Fear and pain. In: Encyclopedia of Pain. Berlin/Heidelberg: Springer; 2013, p. 1261–7.

Hollander ML den, Jong JR de, Volders S, Goossens MEJB, Smeets RJEM, Vlaeyen JWS. Fear reduction in patients with chronic pain: a learning theory perspective. Expert Rev Neurother. 2010;10(11):1733–45.

Houben RMA, Ostelo RWJG, Vlaeyen JWS, Wolters PMJC, Peters M, Berg SGMS. Health care providers' orientations towards common low back pain predict perceived harmfulness of physical activities and recommendations regarding return to normal activity. Eur J Pain. 2005;9(2):173–8.

Hout JH van den, Vlaeyen JW, Houben RM, Soeters AP, Peters ML. The effects of failure feedback and pain-related fear on pain report, pain tolerance, and pain avoidance in chronic low back pain patients. Pain. 2001;92(1–2):247–57. Retrieved from ►http://www.ncbi.nlm.nih.gov/pubmed/11323146.

Houwer J de, Crombez G, Baeyens F, Hermans D. On the generality of the affective Simon effect. Cogn Emot. 2013;2001(15):189–206.

International Association for the Study of Pain (IASP). (2011). Part III: Pain Terms. A current list with definitions and notes on usage. Retrieved 22, 2016, from ►http://www.iasp-pain.org/files/Content/ContentFolders/Publications2/ClassificationofChronicPain/Part_III-PainTerms.pdf.

Jong JR de, Vlaeyen JWS, Onghena P, Cuypers C, Hollander ML den, Ruijgrok J. Reduction of pain-related fear in complex regional pain syndrome type I: the application of graded exposure in vivo. Pain. 2005;116(3):264–75.

Kori SH, Miller RP, Todd DD. Kinesiophobia: a new view of chronic pain behavior. Pain Manage. 1990;3(1):35–43.

Krieglmeyer R, Deutsch R. Comparing measures of approach–avoidance behaviour: the manikin task vs. two versions of the joystick task. Cogn Emot. 2010;24(5):810–28.

Kugler K, Wijn J, Geilen M, Jong JR de, Vlaeyen JWS. The Photograph series of daily activities (PHODA). Heerlen, The Netherlands: institue for rehabilitation research and school for physiotherapy; 1999.

Lang PJ. Fear reduction and fear behavior: problems in treating a construct. In: Shlien JM, editor. Research in psychotherapy. Washington, DC: APA. 1968, p. 90–102.

Lang PJ, McTeague LM. The anxiety disorder spectrum: fear imagery, physiological reactivity, and differential diagnosis. Anxiety Stress Coping. 2009;22(1):5–25.

Leeuw M, Goossens MEJB, Linton SJ, Crombez G, Boersma K, Vlaeyen JWS. The fear-avoidance model of musculoskeletal pain: current state of scientific evidence. J Behav Med. 2007;30(1):77–94.

Leeuw M, Goossens MEJB, Breukelen GJP van, Jong JR de, Heuts PHTG, Smeets RJEM, Vlaeyen JWS. Exposure in vivo versus operant graded activity in chronic low back pain patients: results of a randomized controlled trial. Pain. 2008;138(1):192–207.

Lethem J, Slade PD, Troup JDG, Bentley G. Outline of a fear-avoidance model of exaggerated pain perception – I. Behav Res Ther. 1983;21(4):401–8.

Lissek S, Orme K, Mcdowell DJ, Johnson LL, Luckenbaugh DA, Baas JM, Grillon C. Emotion regulation and potentiated startle across affective picture and threat-of-shock paradigms. Biol Psychol. 2007;76(1–2):124–33.

Lissek S, Powers AS, McClure EB, Phelps EA, Woldehawariat G, Grillon C, Pine DS. Classical fear conditioning in the anxiety disorders: a meta-analysis. Behav Res Ther. 2005;43(11):1391–424.

Lissek S, Rabin S, Heller RE, Lukenbaugh D, Geraci M, Pine DS, Grillon C. Overgeneralization of conditioned fear as a pathogenic marker of panic disorder. Am J Psychiatry. 2010;167(1):47–55.
McCracken LM, Vowles KE, Eccleston C. Acceptance-based treatment for persons with complex, long standing chronic pain: a preliminary analysis of treatment outcome in comparison to a waiting phase. Behav Res Ther. 2005;43(10):1335–46.
McCracken LM, Zayfert C, Gross RT. The pain anxiety symptoms scale: development and validation of a scale to measure fear of pain. Pain. 1992;50(1):67–73.
McNeil DW, Rainwater AJ. Development of the fear of pain questionnaire-III. J Behav Med. 1998;21(4):389–410.
Melzack R, Casey KL. Sensory, motivational, and central control determinants of pain: a new conceptual model. In: Kenshalo DR, editor. The skin senses. Springfield, Illinois: Charles C Thomas; 1968, p. 423–39.
Melzack R, Wall PD. Pain mechanisms: a new theory. Science. 1965;150:971–9.
Merskey H, Bogduk N. IASP task force on taxonomy, part III: pain terms, a current list with definitions and notes on usage. IASP Task Force on Taxonomy. 1994;209–214.
Meulders A, Franssen M, Fonteyne R, Vlaeyen JWS. Acquisition and extinction of operant pain-related avoidance behavior using a 3 degrees-of-freedom robotic arm. Pain, (Advance online publication) 2016.
Meulders A, Vandebroek N, Vervliet B, Vlaeyen JWS. Generalization gradients in cued and contextual pain-related fear: an experimental study in healthy participants. Front Hum Neurosci. 2013;7:345.
Meulders A, Vansteenwegen D, Vlaeyen JWS. The acquisition of fear of movement-related pain and associative learning: a novel pain-relevant human fear conditioning paradigm. Pain. 2011;152(11):2460–9.
Meulders A, Vlaeyen JWS. Reduction of fear of movement-related pain and pain-related anxiety: an associative learning approach using a voluntary movement paradigm. Pain. 2012;153(7):1504–13.
Meulders A, Vlaeyen JWS. The acquisition and generalization of cued and contextual pain-related fear: an experimental study using a voluntary movement paradigm. Pain. 2013;154(2):272–82.
Miller RP, Kori SH, Todd DD. The Tampa Scale. Tampa, Fla: Unpublished Report; 1991.
Mineka S, Öhman A. Phobias and preparedness: the selective, automatic, and encapsulated nature of fear. Biol Psychiatry. 2002;52(10):927–37.
Mineka S, Sutton J. Contemporary learning theory perspectives on the etiology of fears and phobias. In: Craske MG, Hermans D, Vansteenwegen D, editors. Fear and learning: from basic processes to clinical implications. Washington: APA; 2006, p. 75–97.
Moayedi M, Davis KD. Theories of pain: from specificity to gate control. J Neurophysiol. 2013;109(1):5–12.
Muris P, Bodden D, Merckelbach H, Ollendick TH, King N. Fear of the beast: a prospective study on the effects of negative information on childhood fear. Behav Res Ther. 2003;41(2):195–208.
Olsson A, Phelps EA. Learned fear of 'unseen' faces after pavlovian, observational, and instructed fear. Psychol Sci. 2004;15(12):822–8.
Ostelo RWJG, Vlaeyen JW. Attitudes and beliefs of health care providers: extending the fear-avoidance model. Pain. 2008;135(1–2):3–4.
Pavlov IP. Conditioned reflexes: an investigation of the physiological activity of the cerebral cortex. London: Dover; 1927.
de Peuter S, Jong J de, Crombez G, Vlaeyen JWS. The nature and treatment of pain-related fear in chronic musculoskeletal pain. J Cogn Psychother. 2009;23(1):85–103.
Pierce WD, Cheney CD. Behavior analysis and learning. 5th ed. Oxon: Psychology Press; 2013.
Riediger M, Freund AM. Interference and facilitation among personal goals: differential associations with subjective well-being and persistent goal pursuit. Pers Soc Psychol Bull. 2004;30(12):1511–23.
Roelofs J, McCracken LM, Peters ML, Crombez G, Breukelen G van, Vlaeyen JWS. Psychometric evaluation of the pain anxiety symptoms scale (PASS) in chronic pain patients. J Behav Med. 2004;27(2):167–83.
Roelofs J, Peters ML, Deutz J, Spijker C, Vlaeyen JWS. The Fear of Pain Questionnaire (FPQ): further psychometric examination in a non-clinical sample. Pain. 2005;116(3):339–46.
Skinner BF. 'Superstition' in the pigeon. J Exp Psychol. 1948;38(2):168–72.
Swinkels-Meewisse IEJ, Roelofs J, Oostendorp RAB, Verbeek ALM, Vlaeyen JWS. Acute low back pain: pain-related fear and pain catastrophizing influence physical performance and perceived disability. Pain. 2006;120(1–2):36–43.
Trost Z, France CR, Vervoort T, Lange J, Goubert L. Learning about pain through observation: the role of pain related fear. J Behav Med. 2014;37(2):257–65.
Vandenbroucke S, Crombez G, Ryckeghem DML van, Brass M, Damme S van, Goubert L. Vicarious pain while observing another in pain: an experimental approach. Front Hum Neurosci. 2013, p. 265.
Vervliet B, Raes F. Criteria of validity in experimental psychopathology: application to models of anxiety and depression. Psychol Med. 2013;43(11):2241–4.

Vlaeyen J, Linton SJ. Fear-avoidance model of chronic musculoskeletal pain: 12 years on. Pain. 2012;153(6):1144–7.
Vlaeyen JW, Crombez G, Linton SJ. The fear-avoidance model of pain. Pain. 2016;157(8):1588–9. ►doi:10.1097/j.pain.0000000000000574.
Vlaeyen JW, Kole-Snijders AM, Boeren RG, Eek H van. Fear of movement/(re)injury in chronic low back pain and its relation to behavioral performance. Pain. 1995;62(3):363–72.
Vlaeyen JW, Linton SJ. Fear-avoidance and its consequences in chronic musculoskeletal pain: a state of the art. Pain. 2000;85(3):317–32.
Vlaeyen JWS. Learning to predict and control harmful events. Pain. 2015;156:S86–93.
Vlaeyen JWS, Crombez G, Linton SJ. The fear-avoidance model of pain: We are not there yet. Comment on wideman et al. 'A prospective sequential analysis of the fear-avoidance model of pain' [Pain, 2009] and Nicholas 'First things first: reduction in catastrophizing before fear of movement'. Pain. 2009;146(1–2):222; author reply 222–3.
Vlaeyen JWS, Jong J de, Geilen M, Heuts PHTG, Breukelen G van. The treatment of fear of movement/(re) injury in chronic low back pain: further evidence on the effectiveness of exposure in vivo. Clin J Pain. 2002;18(4):251–61.
Vlaeyen JWS, Hanssen M, Goubert L, Vervoort T, Peters M, Breukelen G van, Morley S. Threat of pain influences social context effects on verbal pain report and facial expression. Behav Res Ther. 2009;47(9):774–82.
Vlaeyen JWS, Morley S, Linton SJ, Boersma K, Jong JR de. Pain-related fear: exposure-based treatment for chronic pain. Seattle: IASP Press; 2012.
Volders S, Leeuw M, Vlaeyen JWS, Crombez G. Disability, fear of movement. In: Encyclopedia of pain. Berlin/Heidelberg: Springer; 2013, p. 1015–21.
Volders S, Meulders A, Peuter S de, Vervliet B, Vlaeyen JWS. Safety behavior can hamper the extinction of fear of movement-related pain: an experimental investigation in healthy participants. Behav Res Ther. 2012;50(11):735–46.
Watson JB, Rayner R. Conditioned emotional reactions. J Exp Psychol. 1920;3(1):1–14.
Wertli MM, Rasmussen-Barr E, Weiser S, Bachmann LM, Brunner F. The role of fear avoidance beliefs as a prognostic factor for outcome in patients with nonspecific low back pain: a systematic review. Spine J. 2014;14(5):816–36.e4.
Zale EL, Lange KL, Fields SA, Ditre JW. The relation between pain-related fear and disability: a meta-analysis. J Pain. 2013;14(10):1019–30.

# Intake revalidatiearts en screening

*R.J.E.M. Smeets, A.J.A. Köke en J.A. Verbunt*




J.A. Verbunt, R.J.E.M. Smeets (Red.), *Graded Exposure*, DOI 10.1007/978-90-368-1106-4_2

## 2.1 Inleiding

De insteek van intake/screening bij pijn is een biopsychosociale benadering. Dat betekent dat de impact van alle (zowel biomedische, psychologische als sociale) factoren die bijdragend zijn aan het beperken van activiteiten en participatie van de individuele patiënt met pijn, in kaart wordt gebracht. Afhankelijk van de complexiteit van het pijnprobleem (de gezamenlijke impact van biomedische, psychologische en sociale factoren) wordt een passende behandeling gekozen en ook de daarvoor benodigde setting (eerste lijn, poliklinische of klinische revalidatie). Een gedegen inventarisatie of screening, waarin alle bijdragende factoren in kaart worden gebracht, is daarom van groot belang om tot de juiste behandelkeuze te kunnen komen.

## 2.2 Ernst van de beperkingen: de WPN-criteria

De Werkgroep Pijnrevalidatie Nederland (WPN; de expertgroep op het gebied van pijn in houdings- en bewegingsapparaat binnen de Nederlandse Vereniging van Revalidatieartsen VRA) heeft een classificatiesysteem met vier niveaus geïntroduceerd om de complexiteit van het pijnprobleem van een individuele patiënt in kaart te kunnen brengen. Bij WPN-niveau 1 is er sprake van langer dan zes weken bestaande pijnklachten in het houdings- en bewegingsapparaat die hebben geleid tot lichte beperkingen in het dagelijks functioneren. De patiënt toont een actieve attitude om een oplossing voor zijn probleem te vinden. Bij WPN-niveau 2 ligt de nadruk veel meer op het omgaan met (over- of onder)belasting en ergonomie; psychosociale factoren spelen geen rol van betekenis. Bij WPN-niveau 3 en 4 is er wel sprake van onderhoudende psychosociale factoren. Deze worden steeds zwaarwegender en complexer en bij niveau 4 hebben psychosociale factoren zelfs de belangrijkste klachtenonderhoudende rol.

De verschillende WPN-niveaus vormen, met hun weergave van de complexiteit van het pijnprobleem, een basis voor een verdere differentiatie van de invulling van behandeling en behandelsetting. In de situatie van WPN 1 volstaan adequate voorlichting en instructie door de primaire hulpverlener (bijvoorbeeld de huisarts), zodat de patiënt zijn normale functioneren weer zo snel mogelijk kan oppakken. Er is geen aanvullende revalidatiebegeleiding nodig. Bij WPN 2 kan de patiënt door een algemeen revalidatieteam poliklinisch worden behandeld, maar de laatste jaren is er een duidelijke tendens om deze patiënten te behandelen in de eerste lijn. Bij voorkeur wordt de behandeling uitgevoerd door paramedici, zoals fysio- of ergotherapeut, die extra zijn geschoold in het begeleiden van patiënten met chronische pijn. Het doel van de behandeling is adequate educatie gericht op hervatting van activiteiten. Daarbij horen heldere instructies over houdingen, bewegingen en activiteiten die, ondanks de pijn die ze veroorzaken, mogelijk en veilig zijn. Vervolgens kan worden gestart met het stapsgewijs daadwerkelijk uitbreiden van de activiteiten, waarbij gedragstherapeutische technieken worden ingezet. Liefst zijn hierbij, in samenspraak met de revalidatiegeneeskunde, ook heldere criteria afgesproken voor verwijzing voor aanvullende revalidatiegeneeskundige diagnostiek of een meer specialistische revalidatiebehandeling, mocht de WPN 2-behandeling niet het gewenste resultaat hebben, of mocht onvoldoende helder worden welke bijdragende psychosociale factoren aanwezig zijn.

Een classificatie WPN 3 of WPN 4 vereist specialistische revalidatiezorg en dus altijd verwijzing naar de revalidatiearts. Verwijzing naar een revalidatiearts voor diagnostiek is nodig wanneer de pijn intens is (richtlijn bijvoorbeeld pijnscore > 4), de reguliere pijnbehandeling na twaalf weken geen oplossing heeft geboden, er aanzienlijke (dreigende) beperkingen in het dagelijks of psychosociaal functioneren zijn en/of als psychosociale factoren een bijdrage lijken te leveren aan het in stand houden van de pijnklachten. Of men uiteindelijk kiest voor een behandeling in de eerste lijn (relatief lichte vormen van niveau 2), door een algemeen revalidatieteam (lichte tot matige vorm van niveau 3) of door een gespecialiseerd (poli)klinisch pijnrevalidatieteam (vooral zware vorm van niveau 3 en alle niveaus 4), is sterk afhankelijk van de lokale mogelijkheden en van de complexiteit dan wel verwevenheid van de beïnvloedende factoren. Op dit moment wordt wetenschappelijk onderzocht of het mogelijk is onderscheid te maken in een lichte en een zware vorm van WPN 3, en of de lichte vorm via een speciaal ontwikkeld behandelprogramma voor lagerugpijnpatiënten succesvol kan worden aangeboden door hiervoor specifiek opgeleide eerstelijnsfysiotherapeuten (zie ►H. 15).

Voor WPN 3 vindt deze behandeling plaats door een gespecialiseerd pijnrevalidatieteam in een ziekenhuis of revalidatiecentrum. Deze teams werken vaak al vele jaren op intensieve wijze samen en hebben specifieke scholing genoten in diagnostiek en pijnrevalidatie. Klinische revalidatie wordt aangeboden als er sprake is van omgevingsfactoren (b.v. een partner die de pijn sterk bekrachtigd) die de mogelijkheid om het revalidatieproces aedequaat te doorlopen ondermijnen, bij een geringe fysieke en/of mentale-emotionele belastbaarheid, of bij een zeer grote reisafstand tussen woonomgeving en behandellocatie.

## 2.3 Het stellen van de behandelindicatie

### 2.3.1 Intake revalidatiearts

Screening voor behandeling gebeurt allereerst door de revalidatiearts tijdens het poliklinisch spreekuur (intake). In deze fase wordt de medische problematiek volledig in kaart gebracht. Dat betekent in deze fase het verrichten van een anamnese en lichamelijk onderzoek, zo nodig aangevuld met het aanvragen van beeld- en laboratoriumdiagnostiek. Als al eerder beeldvormend onderzoek is gedaan, is het van belang over deze gegevens te beschikken en deze te beoordelen (dus deze bijvoorbeeld zo nodig op te vragen in een ander ziekenhuis). Op basis van de verkregen informatie wordt vervolgens bepaald of een mogelijk onderliggend medisch probleem kan worden verholpen. Zo nodig wordt samenwerking gezocht met andere medisch specialismen (orthopedie, neurologie, pijnbestrijding, reumatologie), zoals binnen het interspecialistisch pijnteam in het ziekenhuis, waar bijvoorbeeld complexe casuïstiek wordt besproken, of tijdens een interdisciplinair spreekuur (bijvoorbeeld CRPS-spreekuur).

Wanneer pijnvermindering niet mogelijk is en er geen onderliggend medisch lijden wordt gediagnosticeerd, of een onderliggend lijden dat niet oplosbaar is, dan evalueert de revalidatiearts samen met de patiënt de impact van het pijnprobleem op het leven van de patiënt. Is de impact zodanig dat de patiënt door de pijn beperkingen ervaart, en heeft de patiënt zelf de wens weer beter te gaan functioneren, dan kan een revalidatiebehandeling worden overwogen, gericht op het leren omgaan met pijn.

2

**Aandacht voor angst en catastroferen in de intakefase**

In deze fase is het, zeker in het kader van de indicatiestelling voor een graded-exposurebehandeling, al van belang de rol van angst en catastroferen in het ervaren beperkingenniveau in te schatten. Dat kan op basis van gespreksvoering, waarbij specifiek wordt doorgevraagd op het wel/niet durven uitvoeren van bewegingen, gedachten over het oplopen van letsel tijdens bewegen, of de betekenis van de ervaren pijn(toename) tijdens het bewegen/uitvoeren van activiteiten. Een eerste indruk over de mate van angst voor bewegen kan ook worden verkregen op basis van observatie tijdens het lichamelijk onderzoek. Een ander aspect is het uitvragen of de patiënt en/of diens partner of gezinsleden zelf aan een bepaalde oorzaak van of verklaring voor de klachten denkt, of men vindt dat er specifiek onderzoek zou moeten worden verricht, en wat de patiënt tot op heden van de arts(en) en behandelaar(s) aan informatie heeft gekregen en hoe hij die interpreteert. Patiënten kunnen voorafgaand aan de intake ook vragenlijsten invullen die inzicht geven in de aanwezigheid en de ernst van catastroferen en bewegingsangst. Hiervoor zijn verschillende vragenlijsten inzetbaar. Zie voor een overzicht ◘ tab. 2.1. De scores op deze vragenlijsten kunnen tijdens de intake worden gebruikt in de communicatie met de patiënt (bespreekbaar maken van dit onderwerp) en ter ondersteuning van de inschatting of deze factor bijdraagt aan het pijnprobleem van de patiënt.

Voor het verdere verloop van het revalidatieproces is het van belang dat de patiënt voor zichzelf duidelijk heeft wat hij precies wil veranderen aan de huidige situatie (ofwel dat hij een duidelijke hulpvraag heeft) en dat hij voldoende gemotiveerd en bereid is zijn gedrag ten aanzien van het omgaan met pijn te veranderen.

Contra-indicaties voor behandeling zijn onder andere:

- forse taal- of begripsstoornissen;
- belemmerende cultuurverschillen;
- instabiele medische, emotioneel-persoonlijke en/of sociale situatie;
- gerechtelijke procedures die tegen revalidatie werken (vooral als afname van beperkingen in het functioneren wordt nagestreefd en dit juist een (onbewust) negatief effect heeft op de motivatie van de patiënt);
- forse verslavingsproblematiek (alcohol, drugs en soms ook medicatie);
- ernstige psychopathologie die interfereert met een zinvolle pijnrevalidatie.

Wanneer de revalidatiearts inschat dat de patiënt baat kan hebben bij een behandeling, wordt meestal nog een aanvullende screening door een of meer leden van het interdisciplinair revalidatieteam uitgevoerd.

### 2.3.2 Multidisciplinaire screening

Aan de hand van een multidisciplinaire screening wordt het complexe pijnprobleem vanuit verschillende invalshoeken verder geïnventariseerd om te komen tot een definitieve indicatiestelling. Ook kunnen hulpvragen/behandeldoelen verder geconcretiseerd worden. De screening wordt meestal, afhankelijk van teamgrootte of samenstelling, uitgevoerd door een combinatie van teamleden, zoals fysiotherapeut, ergotherapeut, maatschappelijk werker en psycholoog/gedragstherapeut. Tijdens deze screening voor behandeling vormt het

**Tabel 2.1** Meetinstrumenten per ICF-domein

| ICF-domeinen | meetinstrumenten |
|---|---|
| *functiestoornissen* | |
| ernst van de pijn | numerieke 11-puntsschaal (0 = geen pijn en 10 = maximale pijn) |
| type pijn | Douleur Neuropathique 4 (DN4), Central Sensitization Inventory (CSI) |
| *activiteiten en participatie* | |
| generiek | Pain Disability Index (PDI)[8] |
| ziektespecifiek (rug, nek, schouder) | Quebec Back Pain Disability Scale (QBPDS)[a], Neck Disability Index (NDI)[a], Disability of the Arm, Shoulder and Hand (DASH)[a] |
| *externe factoren* | |
| rol partner | Multidimensional Pain Inventory (MPI)[a] |
| *persoonlijke factoren* | |
| persoonlijkheidsproblematiek | Vragenlijst Kenmerken Persoonlijkheid (VKP)[b] |
| angst en depressie | Hospital Anxiety Depression Scale (HADS)[a], VierDimensionale KlachtenLijst (4DKL)[a], Symptom Checklist-90 (SCL-90) |
| catastroferen (GE) | Pain Catastrophizing Scale (PCS)[a], Coping met Pijn Vragenlijst (CPV)[c], Pijn Cognitie Lijst (PCL)[a] |
| bewegingsangst (GE) | Photograph Series of Daily Activities (PHODA)[a], Tampa Schaal voor Kinesiofobie (TSK)[a], Fear-Avoidance Beliefs Questionnaire (FABQ)[a] |
| vrees voor pijn (GE) | Pain Anxiety Symptoms Scale (PASS)[a] |
| self-efficacy (vertrouwen in eigen kunnen) | Pain Self-Efficacy Questionnaire (PSEQ)[d] |
| acceptatie | Acceptance and Action Questionnaire II, variant pijn (AAQ-II-P)[e] |

[a] Voor informatie over psychometrische kwaliteit, zie ▶www.meetinstrumenetenindezorg.nl.
[b] Eurelings-Bontekoe EHM, et al. Handboek persoonlijkheidspathologie. 2e herziene druk. Houten: BSL; 2009.
[c] Peters M, et al. Meetinstrumenten Chronische pijn. Deel 5: Pijngerelateerde vrees en catastroferen. Maastricht: Pijnkenniscentrum; 2004.
[d] Maas L van der, et al. Psychometric properties of the Pain Self-Efficacy Questionnaire (PSEQ). Validation, prediction, and discrimination quality of the Dutch version. Eur J Psychol Assess. 2012;28(1):68–75.
[e] Reneman MF, et al. Measuring avoidance of pain: validation of the Acceptance and Action Questionnaire II-pain version. Int J Rehabil Res. 2014;37(2);125–9.

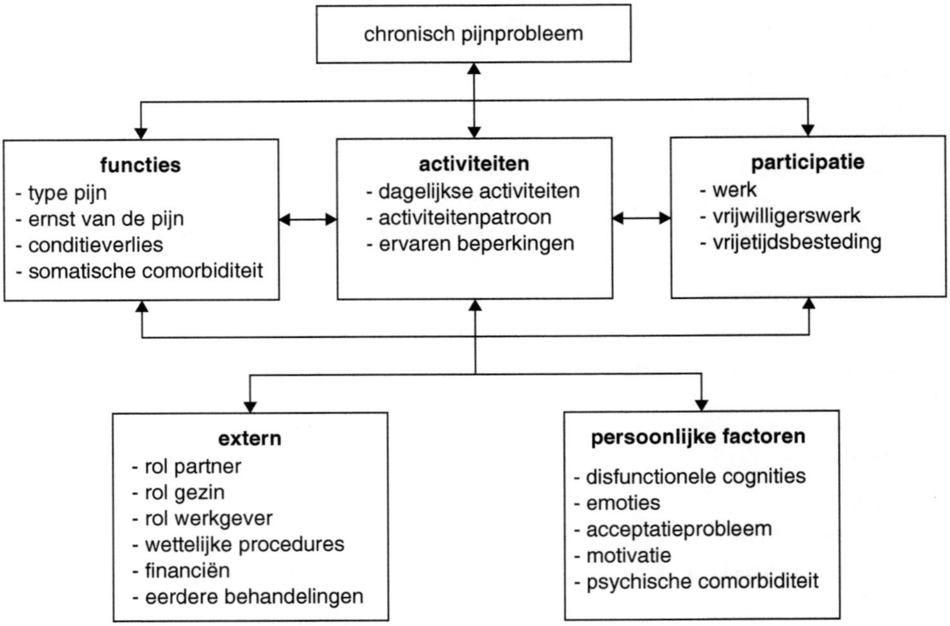


**Figuur 2.1** Het ICF-model gepresenteerd voor een chronisch pijnprobleem

biopsychosociaal model het uitgangspunt en fungeert het ICF-model (International Classification of Functioning, Disability and Health) als het belangrijkste referentiekader om de factoren vast te stellen die bij de individuele patiënt beperkingen op activiteiten- en participatieniveau veroorzaken en/of in stand houden (Reneman et al. 2013). Naast mogelijk beïnvloedbare biomedische factoren (lichaamsfuncties en structuren zoals de pijn zelf, spierlengte en -kracht, aerobe conditie) wordt aandacht geschonken aan de psychosociale factoren die de pijnklachten mede in stand houden en uiteindelijk leiden tot beperkingen in het uitvoeren van dagelijkse activiteiten en in de mate van maatschappelijke participatie. Bij diverse aandoeningen van het bewegingsapparaat, zoals chronische rugklachten, is in het merendeel van de gevallen geen specifieke oorzaak aantoonbaar. De aanwezigheid van een somatische oorzaak of factor betekent echter niet dat er psychosociale factoren geen rol spelen. Bij alle chronische pijnklachten is een brede biopsychosociale analyse noodzakelijk.

Het ICF-model vormt een kapstok om alle factoren die invloed kunnen hebben op het uiteindelijk functioneren van een patiënt, te verhelderen. Factoren gerelateerd aan het pijnprobleem zelf, maar ook externe en persoonsfactoren, worden op deze wijze in kaart gebracht (fig. 2.1).

Het is van belang om al bij intake en screening het vertrouwen van de patiënt te winnen en de pijn serieus te nemen, omdat in de behandeling uiteindelijk niet de pijnvermindering centraal staat maar juist het leren omgaan met de pijn. Daarom is het in kaart brengen van het type pijn (nociceptief, neuropathisch, of centrale sensitisatie) en de ernst van pijn (bijvoorbeeld met behulp van een numerieke elfpuntsschaal) belangrijk. Ook moeten alle mogelijke lichamelijke factoren worden beoordeeld die een rol kunnen spelen bij de pijnklachten, om op basis van de uitkomsten de patiënt duidelijk te kunnen aangeven dat actief zijn met pijn mag, kan en verantwoord is (en ook wat eventueel niet mag).

Een essentieel onderdeel van de screening is de inventarisatie van pijngerelateerde cognities. Opvattingen over pijn, over wat wel en niet mag, verwachtingen over de toekomst en vertrouwen in eigen kunnen zijn voorspellers voor het (pijn)gedrag van de patiënt. Wanneer er catastroferende cognities ten aanzien van schade of letsel aanwezig zijn, spreekt de patiënt zelf zelden direct over angst. Bij het uitvragen van pijngerelateerde cognities, emoties en gedragingen is het van belang vooral dóór te vragen, tot duidelijk is welke gedachten er spelen rondom pijn, in hoeverre angst een rol speelt bij het uitvoeren van activiteiten en in welke mate de patiënt zijn gedrag heeft aangepast.

Box 2.2

**Aandacht voor bewegingsangst in de screeningsfase**

Wanneer er aanwijzingen zijn voor bewegingsangst, wordt de screening aangevuld met een analyse van bewegingen en activiteiten die bij de patiënt angst oproepen. Hierbij wordt gebruikgemaakt van de Photograph Series of Daily Activities (PHODA; zie ►H. 4). De PHODA is een set van 98 foto's van activiteiten en bewegingen uit het dagelijks leven. De patiënt wordt gevraagd bij iedere foto aan te geven in welke mate hij bang is om tijdens het uitvoeren van de activiteit/beweging op de foto letsel op te lopen. Per foto wordt een score gegeven tussen 0 en 100, waarbij 0 staat voor helemaal geen angst en 100 voor extreme angst. Uiteraard is het van belang na te gaan of de activiteit op de foto relevant is voor het dagelijks leven van de patiënt; de PHODA is een standaard set foto's, waarbij ook activiteiten kunnen zitten die voor de desbetreffende patiënt niet relevant zijn. Hoewel bijvoorbeeld patiënten met rugklachten vaak bang zijn voor het uitvoeren van specifieke bewegingen (zoals tillen, bukken, vooroverbuigen), zijn er grote individuele verschillen. Het doorwerken van de PHODA levert de individuele patiënt een persoonlijke hiërarchie op van meest gevreesde activiteiten. Door de wijze waarop de mate van bewegingsangst wordt geobjectiveerd in een getal per foto, is de PHODA, bij een gestandaardiseerde afname, een meetinstrument dat kan worden gebruikt bij wetenschappelijk onderzoek. In de klinische praktijk wordt de PHODA door de therapeut ook gebruikt als kapstok om bij activiteiten dieper te kunnen doorvragen naar achterliggende (mogelijk irreële) gedachten (zie voor verdere informatie ►H. 4). De angsthiërarchie die de combinatie van scores op de verschillende foto's oplevert, is tevens een leidraad voor het vormgeven van de experimenten met *in vivo* graded exposure tijdens de behandeling. Er bestaan momenteel specifieke sets van foto's voor patiënten met rugklachten, nek- en schouderklachten, klachten van de bovenste en klachten van de onderste extremiteiten. Ook bestaat er voor patiënten met rugklachten een digitale versie van de PHODA (Kugler et al. 1999; Dubbers et al. 2003; Jelinek et al. 2003; Leeuw et al. 2007; Turk et al. 2008).

Een andere belangrijke factor in de screening is de omgeving van de patiënt. De partner of andere gezinsleden kunnen het pijngedrag van de patiënt (onbewust) versterken. Het uit handen nemen van allerlei fysieke activiteiten en/of het zich overmatig zorgen maken dat er iets ernstigs aan de hand is, dragen bij aan beperkingen in het dagelijks functioneren. Daarom dient de manier waarop partner en gezin met de pijn omgaan in kaart te worden gebracht. Ook andere factoren hebben invloed op de pijnklachten en het functioneren, zoals het verwikkeld zijn in een gerechtelijke procedure rondom bijvoorbeeld een uitkering, of financiële problemen.

2

Box 2.3

**Inhoud en werkwijze van de screening voor graded exposure bij het Adelante afdeling revalidatiegeneeskunde, locatie Maastricht UMC+: wie doet wat?**
De screening duurt een ochtend of middag en wordt uitgevoerd door revalidatiearts, gedragstherapeut/psycholoog, ergotherapeut en fysiotherapeut (zie voor een procesbeschrijving ►H. 13).

*Fysiotherapeut (45 minuten)*
- Controleert eventueel aanwezige 'red flags' (tekenen van een specifieke aandoening).
- Brengt het huidige pijngedrag in kaart (wat kan de patiënt, hoe doet de patiënt dit, enzovoort) aan de hand van een functionele bewegingstaak (bijvoorbeeld het tillen van een krat).

*Ergotherapeut (45 minuten)*
- Brengt hulpvraag en eventueel doelen in kaart met behulp van de Canadian Occupational Performance Measure (COPM).
- Maakt motieven/drijfveren voor een verandering in gedrag (anders omgaan met pijn) inzichtelijk.

*Gedragstherapeut/psycholoog (45 minuten)*
- Checkt of er sprake is van psychiatrische comorbiditeit.
- Brengt (irrationele) cognities in kaart over pijn, de samenhang tussen pijn en bewegen en de negatieve gevolgen.

*Gedragstherapeut samen met paramedicus*
- Neemt de verkorte PHODA af om vreesmijdende cognities ten aanzien van dagelijkse activiteiten in kaart te brengen.

Nadat alle professionals de cliënt hebben gescreend, vindt een multidisciplinair overleg plaats over de bevindingen van de screening, waarbij de revalidatiearts ook de bevindingen van de intake inbrengt. In dit overleg wordt een voorstel voor behandeling geformuleerd. Voor een graded-exposurebehandeling wordt gekozen als er sprake is van disfunctionele maar wel toetsbare cognities over pijn, pijn en bewegen, pijn en schade en bewegen en negatieve gevolgen op de korte en/of lange termijn. De patiënt moet daarbij gemotiveerd zijn om beter te willen functioneren ondanks de aanwezigheid van pijn. De aanwezigheid van psychiatrische comorbiditeit of van specifieke oorzaken voor de pijn is een contra-indicatie voor graded exposure.
Aan het eind van screeningssessie bespreken de revalidatiearts, de gedragstherapeut en de paramedicus het behandelvoorstel met de patiënt (zie ►H. 13).

#### ▪ Motivatie tot gedragsverandering

Naast het in kaart brengen van diverse factoren die het huidige gedrag mee in stand houden, is het voor het slagen van een revalidatiebehandeling bij chronische pijn noodzakelijk om de motivatie van de patiënt te beoordelen om anders te leren omgaan met pijn. Tijdens de revalidatiebehandeling, waarbij gedragsverandering een belangrijk onderdeel is, is de motivatie van de patiënt om zijn gedrag daadwerkelijk te gaan veranderen sterk bepalend voor succes. Tijdens de screening dient dan ook een goede inschatting te worden gemaakt van de veranderbereidheid van de patiënt.

Indeling van een individu op basis van het *stages of change*-model kan hierbij behulpzaam zijn. Dit model beschrijft vijf verschillende stadia van gedragsverandering. In stadium 1, de precontemplatiefase, wordt verandering van gedrag niet overwogen. In stadium 2, de contemplatiefase, wordt de balans opgemaakt tussen voor- en nadelen van zowel het huidige gedrag als het nieuwe gedrag. Stadium 3, de voorbereidingsfase, begint als er al concrete plannen zijn om het gedrag op korte termijn te veranderen. In stadium 4, de actiefase, heeft iemand zijn gedrag daadwerkelijk veranderd. In stadium 5, de fase van gedragsbehoud, wordt het nieuwe gedrag zes maanden na de verandering nog altijd toegepast. Hoewel deze indeling in stadia van gedragsbehandeling zeer gebruiksvriendelijk lijkt in de zorg voor patiënten met chronische pijn, is de bruikbaarheid van dit model voor de insteek van revalidatiebehandeling bij chronische pijn nog niet bevestigd (Maurischat et al. 2006). Een van de oorzaken hiervan is dat de doelen van behandeling betrekking hebben op verschillende domeinen, bijvoorbeeld verder kunnen lopen of beter kunnen accepteren dat activiteiten minder snel kunnen worden uitgevoerd; voor elk van deze domeinen kan de patiënt dus in een ander stadium van gedragsverandering verkeren. Daarom wordt voor patiënten die pijnrevalidatie krijgen aangeboden, ook een nadere uitwerking van de veranderbereidheid geadviseerd. Het model kan echter heel goed dienen als handvat bij het inventariseren van de fase van gedragsverandering waarin de patiënt zich bevindt, in samenhang met de mogelijke doelen van de pijnrevalidatie.

Naast analyse van beïnvloedende factoren is het zinvol om, samen met de patiënt, ook de hulpvraag en eventuele behandeldoelen al verder te verhelderen. Diverse methoden kunnen hiervoor worden ingezet, van een open interview tot gestandaardiseerde meetinstrumenten. Instrumenten die het proces van het formuleren van concrete behandeldoelstellingen kunnen faciliteren en het behalen van doelen kunnen monitoren, zijn onder andere de Canadian Occupational Performance Measure (COPM; Nieuwenhuizen 2014) of de Patiënt Specifieke Klachtenlijst (PSK; Beurskens 1999). Voor een compleet overzicht van patiëntspecifieke meetinstrumenten op dit vlak verwijzen we naar Stevens et al. (2013).

Aan de hand van de analyse beschrijft het behandelteam het potentiële verklaringsmechanisme voor de ervaren beperkingen van de individuele patiënt. Vervolgens bespreken arts en patiënt dit veronderstelde mechanisme, dat meteen als basis dient voor het behandelplan. Eventueel worden bij deze uitleg ook andere leden van het behandelteam betrokken, zodat er meteen een combinatie kan worden gemaakt met educatie (zie ▶H. 3). Het gebruik van een *shared decision making*-concept, waarbij revalidatiearts en patiënt daadwerkelijk samen komen tot de uiteindelijke behandeldoelstellingen, kan het beloop in de daaropvolgende behandeling faciliteren. Het is van groot belang dat de behandeldoelstellingen specifiek, meetbaar, aansprekend, realistisch en tijdsgebonden zijn. Onrealistische doelen kunnen leiden tot motivatievermindering en het gevoel van falen. Een voorbeeld van een onrealistische doelstelling bij pijnrevalidatie is pijnvrij worden. Het terugkeren naar werk, inclusief concrete doelstellingen om dit te bewerkstelligen, is daarentegen vaak juist wel een belangrijk aandachtsgebied binnen het behandelplan. Patiënten met een hoge mate van zelfeffectiviteit zullen uitdagender doelstellingen kiezen en zichzelf uitdagen deze doelstellingen ook te behalen. Wanneer er sprake is van bewegingsangst, zal de persoonlijke angsthiërarchie, opgesteld op basis van de relevante PHODA-foto's, ook een leidraad bieden voor de insteek van de behandeling.

Is de hulpvraag concreet geformuleerd, de patiënt voldoende gemotiveerd voor behandeling en zijn de beïnvloedbare belemmerende factoren goed in kaart gebracht, dan kan na het verkrijgen van instemming van de patiënt met de revalidatiebehandeling worden begonnen.

## 2.4 Ten slotte

2

In Nederland maken de meeste pijnrevalidatieteams ook gebruik van een nationale set vragenlijsten. de Nederlandse Dataset Pijnrevalidatie (Köke et al. 2016). Hiermee kunnen de eerdergenoemde factoren deels in kaart worden gebracht en kunnen behandelresultaten worden geëvalueerd. De dataset sluit aan bij internationale richtlijnen voor *outcome assessment* (volgens de IMMPACT-criteria (Dworkin 2005) en meet onder andere de vier hierin aangegeven hoofddomeinen: pijnintensiteit, fysiek functioneren, emotioneel functioneren en zelf ervaren vooruitgang. Zie voor een overzicht van mogelijke meetinstrumenten per ICF-domein ◘ tab. 2.1.

De Pain Disability Index (PDI ; Tait et al. 1990) wordt landelijk gebruikt als verplichte prestatie-indicator om effecten van pijnrevalidatie te meten. In ◘ tab. 2.1 is per domein een aantal meetinstrumenten genoemd die kunnen worden ingezet voor de screening en/of evaluatie van behandeleffect. Daarbij is aangegeven welke meetinstrumenten specifiek kunnen/moeten worden ingezet voor graded exposure.

## Literatuur

Beurskens AJ1, de Vet HC, Köke AJ, Lindeman E, van der Heijden GJ, Regtop W, Knipschild PG. A patient-specific approach for measuring functional status in low back pain. J Manipulative Physiol Ther. 1999 Mar-Apr;22(3):144-8.

Dubbers AT, Vikström MH. The Photograph Series of Daily Activities (PHODA): Cervical Spine and Shoulder. CD-rom Version 1.2. The Netherlands: Hogeschool Zuyd, University Maastricht and Institute for Rehabilitation Research (iRv); 2003.

Dworkin RH1, Turk DC, Farrar JT, Haythornthwaite JA, Jensen MP, Katz NP, Kerns RD et al. IMMPACT. Core outcome measures for chronic pain clinical trials: IMMPACT recommendations. Pain. 2005 Jan;113(1–2):9–19.

Jelinek S, Germes D, Leyckes N. The Photograph Series of Daily Activities (PHODA): Low Extremities. CD-rom Version 1.2. The Netherlands: Hogeschool Zuyd, University Maastricht and Institute for Rehabilitation Research (iRv); 2003.

Köke AJA, Smeets RJEM, Schreurs KM, van Baalen B, de Haan P, Remerie SC et al. Dutch Dataset Pain Rehabilitation in daily practice. Content, patient characteristics and reference data. European Journal of Pain 2016; ►doi:10.1002/ejp.937

Kugler K, Wijn J, Geilen M, Jong J de, Vlaeyen JWS: The Photograph series of Daily Activities (PHODA). CD-rom version 1.0. Institute for Rehabilitation Research and School for Physiotherapy Heerlen, The Netherlands, 1999

Leeuw M, Goossens MEJB, Breukelen GJPv, Boersma K, Vlaeyen JWS. Measuring perceived harmfulness of physical activities in patients with chronic low back pain: The photograph series of daily activities—short electronic version. J Pain. 2007;8(11):840–849.

Maurischat C, Harter M, Kerns RD, Bengel J. Further support for the pain stages of change model: suggestions for improved measurement. (Research Support, Non-U.S. Gov't Validation Studies). Eur J Pain. 2006;10(1):41–9.

Nieuwenhuizen MG1, Groot S de, Janssen TW, Maas LC van der, Beckerman H. Canadian Occupational Performance Measure performance scale: validity and responsiveness in chronic pain. J Rehabil Res Dev. 2014;51(5):727-46. ►doi:10.1682/JRRD.2012.12.0221 .

Reneman MF, Beemster TT, Edelaar MJ, Velzen JM van, Bennekom C van, Escorpizo R. Towards an ICF- and IMMPACT-based pain vocational rehabilitation core set in the Netherlands. J Occup Rehab. 2013;23(4):576–84.

Stevens A, Beurskens A, Köke A, Weijden T van der. The use of patient-specific measurement instruments in the process of goal-setting: a systematic review of available instruments and their feasibility. (Research Support, Non-U.S. Gov'tReview). Clin Rehab. 2013;27(11):1005–19.

Tait RC, Chibnall JT, Krause S. The pain disability index: psychometric properties. Pain. 1990;40(2):171–82.

Turk DC, Robinson JP, Sherman JJ, Burwinkle T, Swanson K. Assessing fear in patients with cervical pain: Development and validation of the Pictorial Fear of Activity Scale-Cervical (PFActS-C). Pain. 2008;139:55–62.

# De educatie voor volwassenen

*M.L. den Hollander, T.E.W. Hermans en R.P. Strackke*




J.A. Verbunt, R.J.E.M. Smeets (Red.), *Graded Exposure*, DOI 10.1007/978-90-368-1106-4_3

3

## 3.1 Inleiding

Graded exposure is een behandeling waarbij de patiënt wordt blootgesteld aan bewegen, meer specifiek aan die bewegingen die pijngerelateerde angst uitlokken en uiteindelijk te verminderen. Wanneer een patiënt negatieve verwachtingen heeft over de gevolgen van bewegen, is het logisch dat hij deze bewegingen liever niet wil uitvoeren. Vandaar dat het, voorafgaand aan de daadwerkelijke graded exposure, belangrijk is de patiënt uit te leggen welke mate van belasting van zijn lichaam op medische gronden verantwoord is en waarom blootstelling aan een activiteit of beweging noodzakelijk is. De uitleg bestaat uit twee delen (zie ◘ tab. 3.1): ten eerste medische educatie en ten tweede uitleg over de instandhouding van de pijnklachten aan de hand van het vreesvermijdingsmodel (Leeuw et al. 2007; Vlaeyen en Linton 2000).

Het doel van de medische educatie is het bieden van informatie aan de patiënt, zodat deze weet wat er in zijn lichaam gebeurt, begrijpt wat pijn is en hoe het pijnsysteem werkt, en bovenal dat hij weet welke bewegingen hij ondanks de pijn mag maken en bij welke activiteiten hij niet voorzichtig hoeft te doen om verdere schade en verergering van klachten te voorkomen. Ook is het voor behandelaars zaak aan de patiënt duidelijk te maken dat ze zich er zeker bewust van zijn dat hij pijn ervaart en weten dat dit voor hem een serieus probleem is. De patiënt moet zich begrepen voelen en vertrouwen hebben in de behandelaars. Om dit te bereiken, geeft de revalidatiearts uitleg over pijn, de neurofysiologie achter pijn en pijngewaarwording. Als dat gezien de klachten van de patiënt relevant is, kan ook centrale sensitisatie worden besproken.

Wanneer het voor de patiënt duidelijk is dat de pijn niet (alleen) wordt veroorzaakt door onderliggende medische pathologie, of dat de eventueel aanwezige pathologie niet wordt verergerd door het uitvoeren van activiteiten, wordt in de educatie door de psycholoog/paramedicus samen met de patiënt het op hem toegesneden vreesvermijdingsmodel geconstrueerd, als een verklaring voor het voortbestaan van de chronische pijnklachten en de daarmee samenhangende beperkingen. Het gaat erom dat de patiënt na de educatie in staat is te gaan onderzoeken en ervaren of het reduceren van pijngerelateerde angst uiteindelijk een betere manier van omgaan met pijn en beperkingen kan opleveren. Uit onderzoek is gebleken dat educatie al een vermindering in pijngerelateerde angst kan bewerkstelligen, maar dat vervolgens daadwerkelijke blootstelling noodzakelijk is om verbetering te geven in relevante functionele activiteiten (Jong et al. 2005).

**Tabel 3.1** De verschillende onderdelen van de educatie

| onderdeel | onderdelen/mogelijkheden | verplicht/optioneel |
|---|---|---|
| medische educatie (revalidatiearts) | vaststellen van het haalbare niveau van functioneren ('rode zones duiden') | verplicht |
| | uitleg verschil tussen acute en chronische pijn | optioneel |
| | indien van toepassing: uitleg centrale sensitisatie | optioneel |
| educatie over de behandelrationale (psycholoog/paramedicus) | keuze uit:<br>– oorzaak/oplossing/wat mag en kan anders<br>– pijlers<br>– (herhalen) acuut, chronisch | optioneel |
| | vreesvermijdingsmodel | verplicht |
| | behandeling: werking en bijwerking | optioneel |
| | keuzemoment of de patiënt verder wil gaan met de voorgestelde behandeling | verplicht |

## 3.2 Medische educatie

Het is belangrijk om de *medische educatie* goed voor te bereiden, voordat de patiënt in de spreekkamer zit. Zo moet de patiënt vooraf worden gevraagd iemand mee te nemen, bijvoorbeeld zijn partner of een andere voor hem belangrijke persoon. Het is van belang dat zowel de patiënt als zijn omgeving begrijpt wat er aan de hand is en welke consequenties dat heeft voor het functioneren en voor de uiteindelijke graded-exposurebehandeling.

Is er beeldvormende diagnostiek beschikbaar, zorg dan dat die getoond kan worden tijdens de medische educatie. Vraag ook beeldmateriaal op dat in andere ziekenhuizen is gemaakt. Zorg dat er anatomische modellen of tekeningen beschikbaar zijn om een goede illustratie te kunnen geven van de anatomie van een lichaamsdeel (zie fig. 3.1). Ook kunnen apps voor de tablet of smartphone worden gebruikt om anatomie in 3D te laten zien (voorbeeld: Visible Body Human Anatomy Atlas).

Haal uit het eerste consult terug welke ideeën de patiënt zelf heeft over wat er in zijn lichaam aan de hand is, en wat er gebeurt bij bewegen en bij het voelen van de pijn. Vraag de patiënt of hij vindt dat hij voldoende is onderzocht. Heeft de patiënt het idee dat dit niet het geval is, bespreek dan welk onderzoek hij nog wenst en of dit onderzoek zinvol of juist zinloos is, en waarom.

Vaak heeft de patiënt van andere hulpverleners adviezen en uitleg gekregen over het functioneren van het lichaam en hoe hij moet handelen bij pijn. Deze adviezen kunnen strijdig zijn met de aanpak die bij graded exposure wordt toegepast. Het is belangrijk om te beoordelen of deze eerder gegeven adviezen echt zo strikt moeten worden opgevolgd, of moeten worden genuanceerd, omdat ze bijvoorbeeld alleen een bepaalde periode geldig zijn, zoals postoperatief, terwijl dit voor de patiënt blijkbaar niet geheel duidelijk was. Een enkele keer is het verstandig

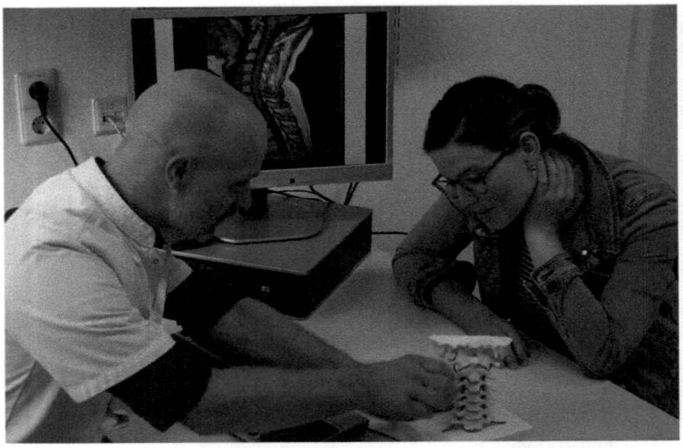

Figuur 3.1 Medische educatie aan de hand van beeldvormend onderzoek en een anatomisch model

de behandelaar die het advies gaf, zelf te vragen hoe strikt de advisering is en wat de achterliggende reden is voor het advies. Ook kan het zijn dat een patiënt eerdere uitleg niet goed heeft begrepen en daardoor irreële gedachten heeft over wat er met zijn lichaam aan de hand is.

### 3.2.1 Uitvoering

Zorg dat de educatie geen eenrichtingsverkeer wordt, maar vraag al bij het begin aan de patiënt waarover hij nog vragen of twijfels heeft, zodat daar specifiek op kan worden ingegaan. Check ook of de patiënt en zijn partner of belangrijke ander alles begrijpen en mogelijk nog vragen of opmerkingen hebben.

Op basis van beeldmateriaal en diagnostiek zijn drie situaties te onderscheiden.

1. *Beeldvormende diagnostiek laat geen afwijkingen zien en er is geen specifieke diagnose gesteld.* In dit geval kan de revalidatiearts duidelijk stellen dat het pijnlijke lichaamsdeel er normaal uitziet en wat structuur en stevigheid betreft niet afwijkend is. Er wordt benadrukt dat het logisch is dat de patiënt op basis van zijn pijnklachten beperkt is geraakt, maar dat er geen enkele reden is om aan te nemen dat pijnlijke bewegingen of activiteiten gevaarlijk of schadelijk zullen zijn voor de patiënt. Hierdoor ontstaat in de behandeling ruimte voor meer beweging en activiteiten en daardoor verbetering van het functioneren.
2. *Beeldvormende diagnostiek laat afwijkingen zien, maar deze kunnen de pijnklachten niet volledig verklaren.* In de meeste gevallen betreft het afwijkingen (in geval van rugklachten bijvoorbeeld een discopathie, facetartrose) die het niet nodig maken dat bepaalde bewegingen of activiteiten moeten worden afgeraden. In deze situatie is het van belang aan te geven dat de afwijkingen er wel zijn, maar dat deze geen directe relatie hebben met de ernst van de pijnklachten. Bij gezonde mensen zonder pijn worden in veel gevallen vergelijkbare afwijkingen gevonden (Jarvik et al. 2001; Jensen et al. 1994).
3. *Er is wel een specifieke diagnose en bij beeldvormende diagnostiek zijn afwijkingen te zien die wel (gedeeltelijk) de klachten kunnen verklaren,* maar daarvoor bestaat geen oorzakelijke behandeling (HNP, kanaalstenose). Dan moet worden bepaald of dit consequenties heeft voor iemands mogelijkheden en of het reden is om bepaalde bewegingen en activiteiten af te raden. De activiteiten of bewegingen die niet mogen worden uitgevoerd (bijvoorbeeld springen, extremere extensie of rotatiebewegingen), worden de 'rode zones' genoemd. Zo nodig worden deze af te raden activiteiten of bewegingen vóór de

therapiestart bepaald, eventueel in overleg met andere behandelende medisch specialisten. Het is belangrijk deze rode zones duidelijk te formuleren: welke bewegingen/activiteiten mogen *om medische redenen* niet worden uitgevoerd? Het gaat erom duidelijk vast te stellen welke bewegingen potentieel schadelijk zijn in de zin dat zij de fysieke afwijkingen kunnen verergeren. Alleen het feit dat een beweging of activiteit pijnlijk is voor de patiënt, is voor de revalidatiearts geen reden deze beweging of activiteit af te raden.

Hierna wordt uitleg gegeven over het onderscheid tussen acute en chronische pijn, zodat de patiënt beter begrijpt waarom chronische pijn een andere benadering vergt dan acute pijn (zie ►box 3.1).

### 3.2.2 Centrale sensitisatie

Is er sprake van *centrale sensitisatie,* dan wordt aan de patiënt uitgelegd wat dit is. Bij langer bestaande pijnklachten kan de pijn zich hebben uitgebreid over een groter gebied dan alleen waar de klachten zijn begonnen. Doordat de hersenen de pijn beschouwen als een potentiële bedreiging, worden uit het betrokken lichaamsdeel veel signalen aan de hersenen doorgegeven en bereiken daar dan ook het bewustzijn. Naast de pijnklachten kunnen dan ook andere verschijnselen optreden zoals maag-darmproblemen, duizeligheid, spierzwakte, veranderde sensibiliteit, visusstoornissen, concentratieproblemen, geheugenproblemen enzovoort (Nijs et al. 2014). Algemene uitleg over het sensitisatiemodel voor patiënten met (subacute/chronische) pijn en centrale sensitisatie is te vinden in het boek *Pijneducatie* (Nijs en Wilgen 2014).

### 3.2.3 Pijntoename

Verder is het nodig met de patiënt te bespreken dat, vooral in het begin van de behandeling, de pijn waarschijnlijk zal gaan toenemen. Dit is onvermijdelijk en komt doordat de patiënt weer actiever gaat worden en daar nog niet aan gewend is. Hierdoor kan spierpijn optreden, maar kan ook het pijnsysteem alarm slaan. Het is niet de bedoeling dat de revalidatiearts preventief (meer) pijnmedicatie voorschrijft; hierin schuilt namelijk het risico dat de patiënt positieve effecten van de behandeling toeschrijft aan de medicatie en niet aan zijn eigen inzet tijdens de behandeling. Ook leert de ervaring dat sommige patiënten door de graded exposure merken dat de verwachte pijn uitblijft; wanneer ze pijnmedicatie hadden gebruikt, was deze positieve ervaring uitgebleven. Wanneer de patiënt er niet voor openstaat voorafgaand aan de behandeling te stoppen met zijn pijnmedicatie, moet geprobeerd worden ten minste over te gaan op tijdcontingent medicatiegebruik. Dit geldt vooral voor medicatie voorgeschreven in het kader van nociceptieve pijn. Het is dan wenselijk om tijdens de behandeling de pijnmedicatie af te bouwen, zodat de patiënt het succes van de behandeling zal toeschrijven aan de blootstelling aan activiteiten en niet aan het gebruik van pijnmedicatie. Wanneer de pijnmedicatie na de behandeling moet worden afgebouwd, breekt voor de patiënt vaak een moeilijke periode aan omdat hij er dan alleen voor staat. Dit kan voor een terugval zorgen.

Vraag de patiënt aan het eind van de medische educatie altijd of hij nu begrijpt dat hij zijn lichaam normaal mag belasten zoals uitgelegd.

3

Box 3.1

**Acute en chronische pijn**
Voordat de patiënt uitleg krijgt over de rol van angst, is het van belang dat hij weet dat er twee soorten pijn bestaan, namelijk acute en chronische, en dat hij inzicht heeft in de verschillen. De uitleg over acute en chronische pijn wordt schematisch weergegeven. Hierbij stelt de behandelaar vragen, waardoor de patiënt zelf de antwoorden kan geven. Dit draagt bij aan een goed inzicht bij de patiënt.

*Acute pijn*
Dit is pijn die plotseling ontstaat en waarvoor een aanleiding is, bijvoorbeeld een val van de trap, met als gevolg bijvoorbeeld een enkelfractuur of een gescheurde spier (heeft de patiënt een trauma doorgemaakt als begin van de klachten, benoem dan het trauma).
**Signaal**: de pijn heeft een signaalfunctie en waarschuwt dat er iets beschadigd is.
**Oorzaak:** vaak gaan patiënten op zoek naar een oorzaak (bezoek van de huisarts of spoedeisende hulp). Een arts onderzoekt de patiënt om meer duidelijk te krijgen over wat er aan de hand is en er kan bijvoorbeeld beeldvormend onderzoek worden gedaan.
**Advies:** afhankelijk van het letsel wordt vaak rust geadviseerd, waardoor het letsel geneest. Rust kan op verschillende manieren worden bewerkstelligd (gips, intapen, krukken, bedrust en dergelijke). Ook pijnmedicatie kan de klachten verminderen. De pijn neemt af of verdwijnt zelfs helemaal.
Acute pijn kan uiteindelijk chronische pijn worden. Als er bijvoorbeeld bij een enkelfractuur na de voorgeschreven termijn met gips nog pijn is, wordt vaak opnieuw een foto aangevraagd om te kijken of de breuk is geconsolideerd. Hierbij zien we vaak dat de breuk genezen is, maar dat de patiënt desondanks dat nog altijd pijn rapporteert. Voor de patiënt is het vaak moeilijk te begrijpen dat de pijn nog aanwezig is terwijl er toch herstel van het weefsel is opgetreden. Wanneer de pijn langer duurt dan op basis van de genezing van het letsel te verklaren is, wordt er over chronische pijn gesproken (Turk en Okifuji 2001).

*Chronische pijn*
Deze vorm van pijn is vaak continu aanwezig en varieert in intensiteit, vaak met een golvend verloop.
**Signaal**: de pijn is er, maar wordt in deze fase gezien als een 'stoorzender'.
**Oorzaak:** op diagnostisch materiaal (röntgenfoto, MRI) is vaak geen verklarende oorzaak (meer) te vinden voor de intensiteit van de pijn.
**Advies**: waar rust bij acute pijn voor genezing kan zorgen, zien we dat dit bij chronische pijn voor 'roest' zorgt.

## 3.3 Educatie over de behandelrationale

Net als bij de medische educatie wordt ook bij de uitleg over de behandelrationale (◘ fig. 3.2) de patiënt expliciet gevraagd de partner (of belangrijke ander, kinderen, familie) mee te nemen. Door hen op de hoogte te brengen van de visie waarop de behandeling is gebaseerd, is de verwachting dat zij de patiënt tijdens de behandeling kunnen ondersteunen. Dit is vooral belangrijk bij een eventuele toename van de pijn, want partners of familieleden reageren daar vaak bezorgd op. Wanneer zij hierop voorbereid zijn en worden betrokken bij de behandeling, is de ervaring dat zij de patiënt kunnen motiveren om ondanks de pijntoename door te gaan met het toewerken naar functionele doelen. Daarnaast kunnen partners of

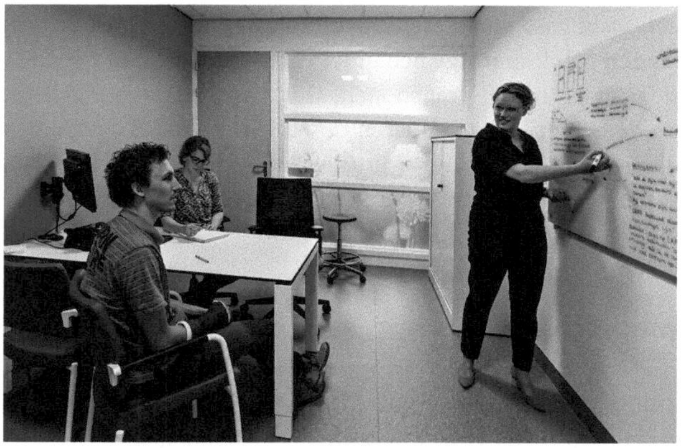

**Figuur 3.2** Educatie over de behandelrationale

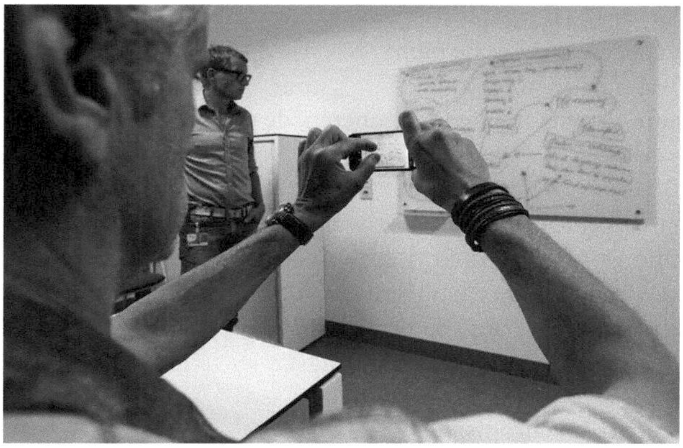

**Figuur 3.3** Een foto maken om de informatie te kunnen meenemen

belangrijke anderen met een goed inzicht in de behandeling de patiënt in de toekomst ondersteunen bij een eventuele terugval.

Gedegen voorbereiding van het behandelteam op de educatiesessie komt de kwaliteit van de uitleg ten goede. Door de gegevens uit screening/intake en PHODA nog eens door te nemen (zie ook ►H. 2 en 4), kan de educatie individueel worden ingekleurd, bijvoorbeeld met de specifieke verwachtingen, angsten en doelen van de patiënt.

Voorbereiding helpt ook om duidelijk te krijgen op welke delen van de uitleg de patiënt (of zijn partner) ontkennend of afwijzend zou kunnen reageren. De behandelaar kan hier dan alvast op anticiperen, bijvoorbeeld door verschillende voorbeelden paraat te hebben op de punten waarvan de patiënt het mogelijk lastig vindt zichzelf in de visie te herkennen.

Ervan uitgaande dat de educatie door het behandelteam ongeveer een uur in beslag neemt, is het voor te stellen dat de patiënt de geboden hoeveelheid informatie niet volledig kan opnemen, laat staan onthouden. Maak daarom gebruik van een whiteboard of flipover om de uitleg visueel te ondersteunen. De informatie uit de educatie loopt als een rode draad door de behandeling, daarom is het belangrijk dat de patiënt deze nog eens kan teruglezen. Het is aan te raden de educatie mee te geven op papier of, beter nog, de patiënt een foto te laten maken van whiteboard/flipover op zijn telefoon of tablet (zie fig. 3.3).

Om te zorgen dat de patiënt een visie gaat accepteren die behoorlijk afwijkt van wat hij tot op dat moment heeft gehoord, is een gelijkwaardige behandelrelatie gewenst. Dit betekent dat de behandelaar niet alleen uitlegt maar vooral vragen stelt, waardoor de patiënt zelf tot inzichten komt. Al in deze fase van de behandeling proberen de patiënt ervan te overtuigen dat zijn cognities irrationeel zijn, is niet zinvol. Door te overtuigen stelt de behandelaar zich boven de patiënt; de ervaring leert dat de patiënt dan niet meer openstaat voor een visie die afwijkt van zijn eigen overtuiging.

### 3.3.1 De link leggen naar medische educatie

Het vreesvermijdingsmodel, dat altijd samen met de patiënt wordt doorgenomen, is de basis voor de behandeling en staat dus centraal in de educatie door het behandelteam. Voordat het vreesvermijdingsmodel aan bod komt, is het van belang een link te leggen naar de informatie die de patiënt tijdens de medische educatie heeft gekregen. Dit kan op verschillende manieren:
1. (herhaling van de) uitleg over acute en chronische pijn;
2. uitleg over oorzaak/oplossing/wat mag en kan;
3. uitleg over de drie pijlers: de status van het huidig functioneren, de pijn en de kwaliteit van leven.

Deze drie insteken worden hierna toegelicht. Er kan voor worden gekozen één insteek te gebruiken, of er kan een combinatie worden gemaakt. Bedenk vooraf welke insteek er het best voor kan zorgen dat de patiënt de boodschap gaat begrijpen. Onze ervaring leert dat het kiezen van de juiste benadering de patiënt helpt om zijn persoonlijke vreesvermijdingsmodel in te vullen en open te staan voor het bespreken van de rol van angst.

#### ▪ (Herhaling van de) uitleg over acute en chronische pijn

De uitleg over acute en chronische pijn kan worden herhaald wanneer het erop lijkt dat de patiënt hier nog vragen over heeft, of wanneer de partner/belangrijke ander deze uitleg bij de revalidatiearts heeft gemist. Zodra de verschillen tussen acute en chronische pijn zijn besproken, wordt de patiënt gevraagd of hij weet met welke pijn hijzelf te maken heeft. Door het antwoord op deze vraag krijgt de behandelaar een goed inzicht in wat de patiënt van de eerdere uitleg heeft begrepen en hoe hij tegen zijn pijnklacht aankijkt. Dit geeft aanknopingspunten voor de verdere uitleg.

#### ▪ Uitleg over oorzaak/oplossing/wat mag en kan?

Voor sommige patiënten kan het handig zijn de informatie uit de medische educatie samen te vatten aan de hand van drie vragen. Deze manier is bij uitstek geschikt als de patiënt de medische uitleg negatief heeft geïnterpreteerd. Denk bijvoorbeeld aan de patiënt die in het verleden een HNP heeft gehad en van mening is dat dit een acute klacht is met een duidelijke oorzaak, waardoor hij nog steeds voorzichtig moet zijn. Deze patiënt kan gefrustreerd zijn dat de revalidatiearts heeft gezegd dat de hernia de huidige pijn niet verklaart en dat hij gewoon alles mag doen.

De drie vragen zijn:

- *Is er een oorzaak voor mijn pijn?* Iedereen die persisterende pijn heeft, zal zich afvragen waar de pijn vandaan komt. Ergens neem je de stap om naar een arts te gaan, die dan bijvoorbeeld een lichamelijk onderzoek doet of foto's laat maken. Grofweg kan er wel (JA) of geen (NEE) oorzaak zijn gevonden (zie ◘ fig. 3.4). Omcirkel wat de patiënt vindt dat bij

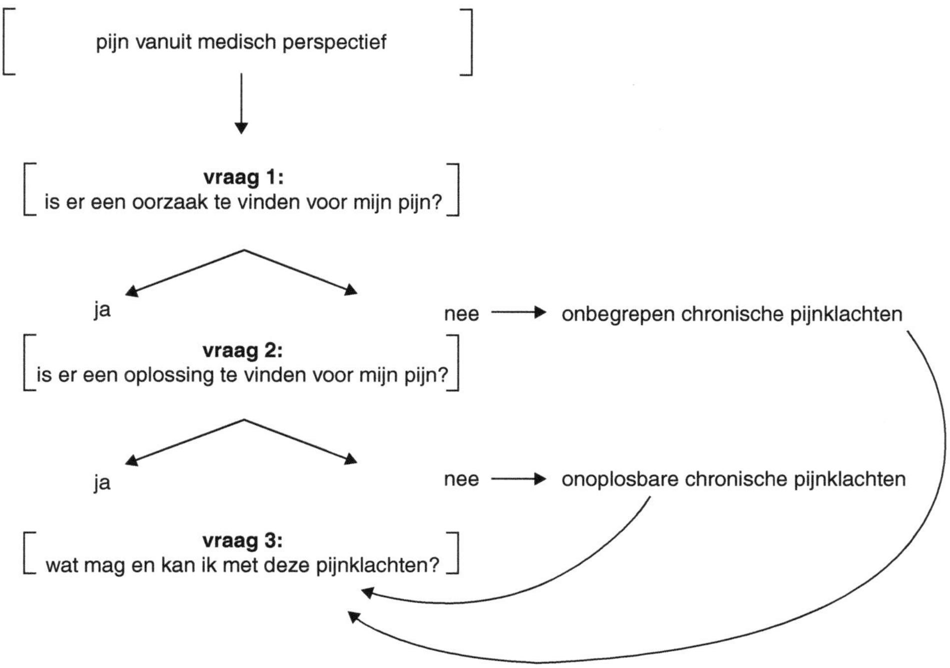


**Figuur 3.4** De medische educatie samengevat in drie vragen

hem het geval is; een 'verschoven' wervel die op de scan is gezien en die medisch gezien niet de pijn verklaart, wordt toch als JA genoteerd als de patiënt dit zo beleeft. Het gaat er namelijk niet om of er JA of NEE staat, maar om de vraag waarom het zo belangrijk is een oorzaak te weten. Laat de patiënt dit zelf bedenken. Het belang van het weten van de oorzaak is dat dit mogelijk ook gaat leiden tot een *oplossing* voor de pijn!

- *Is er een oplossing die de pijn wegneemt?* Ook bij deze vraag zijn er weer twee mogelijkheden: JA en NEE. Het gaat hier puur om de oplossing die een eventueel onderliggend probleem (in het geval van een JA bij de oorzaak) volledig zou kunnen wegnemen. Artrose in de wervelkolom is een goed voorbeeld; een operatie, een injectie of medicatie is hierbij meestal niet de oplossing.
- Wanneer de patiënt zelf vindt dat er helemaal geen oorzaak is gevonden voor zijn pijn, dan is het nog moeilijker de pijn op een simpele manier op te lossen. Een operatie of andere interventie is dan onmogelijk, want we zouden niet eens weten waar in het lichaam te beginnen. In principe wordt bij deze vraag NEE omcirkeld (want als de patiënt denkt dat er nog een oplossing is, waarom zou hij dan nu een behandeling gaan volgen die die oplossing niet gaat brengen?). Als de patiënt concludeert dat er geen simpele oplossing is voor zijn pijn, komen we bij een heel belangrijke vraag die patiënten vaak niet stellen en die artsen vaak niet uit zichzelf bespreken. Een revalidatiearts stelt de vraag: 'wat mag?' Verwijs hierbij naar de medische educatie.
- *Wat MAG ik met deze klachten?* Als er geen oorzaak te vinden is voor de pijn, of er is geen oplossing voor de oorzaak, dan is de volgende vraag 'Wat mag ik met deze klachten?' In onze ervaring wordt dit vaak als reden aangegeven dat iemand is verwezen naar de revalidatiearts, want in het beantwoorden van deze vraag is het revalidatieteam gespecialiseerd. De revalidatiearts heeft de patiënt tijdens de medische educatie het antwoord op deze vraag gegeven en heeft ook het behandelteam hiervan op de hoogte gesteld.

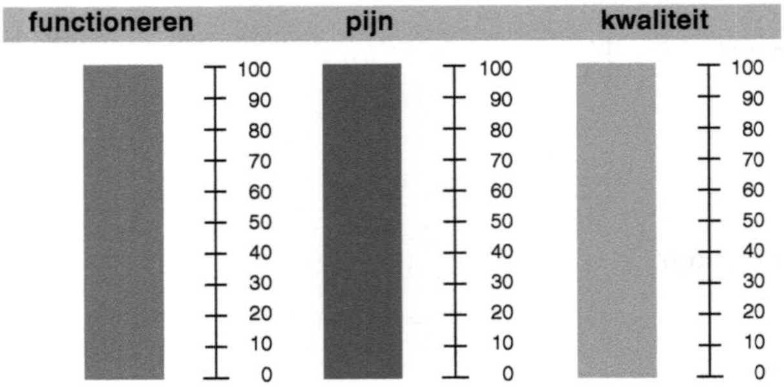


**Figuur 3.5** De drie pijlers

Vraag de patiënt, om te controleren of deze het goed heeft begrepen, wat de revalidatiearts heeft gezegd: waren er bewegingen of activiteiten waarvan de revalidatiearts (op basis van de medische gegevens) heeft gezegd dat deze NIET MOGEN worden uitgevoerd? Wanneer er inderdaad 'rode zones' zijn aangegeven, kan hier de koppeling worden gemaakt naar de drie pijlers (functioneren, pijn, kwaliteit van leven). Zijn er geen rode zones aangegeven, dan moet de behandelaar onder deze vraag schrijven: ALLES mag! Soms geeft een patiënt aan dat hij bepaalde dingen niet KAN, terwijl dit medisch niet verklaarbaar is. Dit kan de behandelaar valideren door te vertellen dat veel patiënten dit bij aanvang van de behandeling zo ervaren, maar dat de positieve boodschap is dat er geen reden is gevonden waarom het ook echt fysiek onmogelijk is (vergelijk bijvoorbeeld met een dwarslaesie, waarbij allerlei handelingen wel onmogelijk zijn) en dat dit dus de mogelijkheid biedt om het nu wel te gaan proberen.

Omdat iedereen die met pijn wordt geconfronteerd, zich deze vragen zou kunnen stellen, kan de beleving van de patiënt dat er iets aan de hand is gevalideerd worden zonder afbreuk te doen aan de positieve boodschap dat alles mag en kan (met uitzondering van de eventuele rode zones). Om vervolgens een bruggetje te maken naar het bespreken van de drie pijlers, kan worden aangegeven dat 'alles mag' misschien wel een beetje gemakkelijk klinkt voor de patiënt, want waarom lukt 'alles' dan niet? Wanneer het antwoord 'door de pijn' is, is de link naar een van de drie pijlers gelegd.

#### ▪ Uitleg over de drie pijlers

De drie pijlers staan voor de dimensies waarop de patiënt mogelijk iets verwacht en/of mag verwachten van de revalidatiebehandeling: *functioneren, pijn* en *kwaliteit van leven.* Het inventariseren van de actuele stand van zaken ten aanzien van deze drie dimensies helpt de uitleg van het vreesvermijdingsmodel te kaderen. Vraag de patiënt wat zijn belangrijkste reden was om naar de afdeling revalidatiegeneeskunde te komen. Meestal komt op deze vraag een antwoord dat kan worden ondergebracht bij '(problemen in het) functioneren', 'pijn' of 'verminderde kwaliteit van leven' (bijvoorbeeld stemmingsproblemen). Elke pijler wordt door de patiënt gescoord van 0 en 100; daarbij is 0 een zeer beperkt functioneren (helemaal niets meer doen), geen pijn en een slechte kwaliteit van leven, en is 100 normaal functioneren (alles doen, op een normale manier en op elk gewenst moment), de ergst denkbare pijn en een hoge kwaliteit van leven. De schalen kunnen in willekeurige volgorde worden benoemd (zie fig. 3.5).

Bij het scoren van het *functioneren* stelt de patiënt zich voor welke activiteiten en bezigheden hij allemaal had vóór het ontstaan van de pijnklachten. Als dit 100 op een schaal van 0 tot 100 was, luidt de volgende vraag hoeveel daar nu nog van over is. Er wordt weer een link gelegd naar de medische educatie; heeft de revalidatiearts aangegeven dat er bepaalde bewegingen of activiteiten zijn die niet mogen worden uitgevoerd? Bij 'onbegrepen' chronische pijn is dit niet het geval en mogen behandelaar en patiënt ervan uitgaan dat alles mag en dat er ook geen onderliggend medische probleem is gevonden waardoor het niet zou kunnen. Ook hierbij gaat het om denken in mogelijkheden en niet om het aangaan van de discussie of de patiënt iets wel of niet kan. Wanneer de patiënt aangeeft bepaalde bewegingen of activiteiten niet te kunnen uitvoeren, is deze educatie niet de plek om dit te ontkrachten. Kom op deze veronderstelling van de patiënt terug bij het bespreken van de gedachten tijdens de behandelfase (zie ►H. 4).

Hoewel graded exposure primair niet als doel heeft de pijn te verminderen, hoopt de patiënt vaak wel op pijnreductie. Omdat de pijn mogelijk juist toeneemt bij aanvang van de behandeling, is dit een dimensie waarover het behandelteam de patiënt reële informatie dient te geven. Bij het scoren van *pijn* wordt de patiënt gevraagd op een schaal van 0 tot 100 een gemiddelde score te geven voor de pijn van de afgelopen week. Patiënten geven vaak aan dat hun pijn varieert, daarom mag pijn als variabel worden gescoord (bijvoorbeeld tussen 50 en 80), waarbij 0 geen pijn betekent en 100 de ergst denkbare pijn.

Bij het scoren van *kwaliteit van leven* heeft zowel de pijn als het verminderde functioneren hier invloed op. De vraag is dan of de patiënt dit herkent. Welke score van 0 tot 100 geeft de patiënt hieraan? Bij kwaliteit van leven spelen natuurlijk veel meer factoren een rol en daarom heeft de behandelaar bij het bespreken van deze pijler de mogelijkheid overige problematiek (bijvoorbeeld bijkomende psychische klachten, psychosociale problemen en dergelijke) mee te nemen in de uitleg. Bedoeling is de rol van overige klachten te benoemen en te valideren, maar door deze onder kwaliteit van leven te scharen en niet onder functioneren, wordt ook geïllustreerd dat het accent van de behandeling in eerste instantie niet ligt op het oplossen van andere problematiek dan de pijngerelateerde angst. Bijvoorbeeld wanneer er veel andere psychosociale problemen spelen, heeft dit ook invloed op de kwaliteit van leven. Graded exposure heeft echter niet tot doel deze problematiek op te lossen. Op dit moment kan daar eventueel bij worden stilgestaan, zeker als de behandelaar inschat dat het van belang is dat de patiënt zich hierin gehoord voelt. Met het hele behandelteam wordt bepaald of deze problematiek na de graded-exposurebehandeling nog dient te worden aangepakt.

Wanneer er sprake is van pijnklachten die door een specifieke diagnose kunnen worden verklaard (zie situatie 3 bij de medische educatie), kan het zijn dat de revalidatiearts heeft vastgesteld dat bepaalde bewegingen of activiteiten potentieel schadelijk zijn. Voorbeelden zijn springen of meer dan 25 kg tillen; de eerdergenoemde 'rode zones'. Bij de pijler functioneren worden die rode zones besproken en kan de patiënt bijvoorbeeld worden gevraagd hoeveel procent van de tijd hij activiteiten uitvoerde die in de rode zone vallen (zie ◘fig. 3.6) (zoals springen en zwaar tillen) voordat hij pijnklachten kreeg (zie ◘fig. 3.6). Stel dat de patiënt zegt dat dit 10 % was, dan wordt boven in de pijler tussen 90 en 100 een rode zone ingetekend voor de specifieke activiteiten springen en tillen, aangezien de patiënt deze dingen niet meer mag doen. Echter, alle andere activiteiten en bewegingen zijn nog wel mogelijk, dus is er tot 90 % winst te behalen.

Het is gebruikelijk aan het begin van de behandeling behandeldoelen te stellen. Klinische ervaring leert echter dat een patiënt die alleen de uitleg van het vreesvermijdingsmodel kreeg en met wie niet de drie pijlers werden doorgesproken, zijn doelen altijd binnen de door hem als veilig geachte kaders stelt. De drie pijlers helpen het behandelteam een kader te schetsen waaruit duidelijk wordt dat er ondanks de chronische pijn in principe geen beperkingen gelden bij het stellen van doelen. Het uitgangspunt is dat de patiënt zijn dagelijkse activiteiten zonder risico's kan uitvoeren en dat de chronische pijn niet hoeft te betekenen dat de patiënt zijn functioneren lager inzet dan iemand van dezelfde leeftijd zonder pijn. Op deze manier krijgt de patiënt het inzicht dat hij hierin zelf een keuze heeft. Daarnaast geldt dat de patiënt

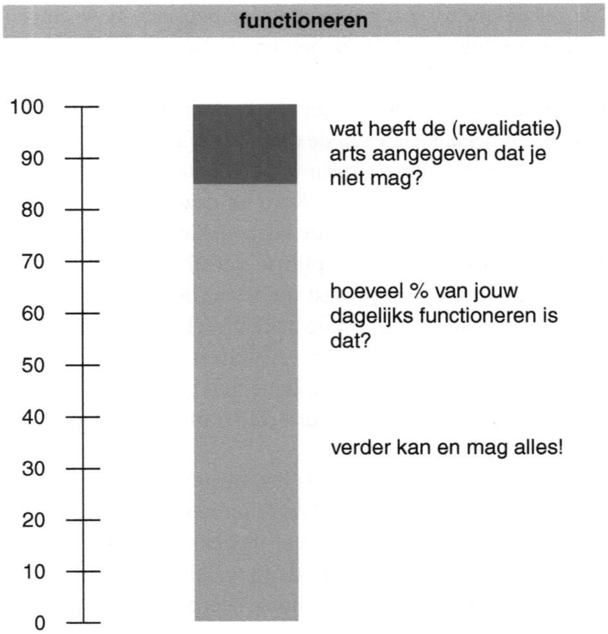


**Figuur 3.6** De rode zones

die als doel een activiteit kiest waarbij een gezonde persoon ook moet wennen/opbouwen/ trainen (bijvoorbeeld sport, werk), dit dan ook voor hem opgaat. Fysieke opbouw/training is echter niet nodig bij activiteiten waarvoor een gezonde persoon deze ook niet nodig heeft.

### 3.3.2 Construeren van het persoonlijke vreesvermijdingsmodel

Nu duidelijk is uitgesproken dat de patiënt door de behandeling tot een verbeterd functioneren kan komen, moet worden nagegaan waarom het behandelteam dit zo duidelijk durft te stellen. Blijkbaar spelen er nog andere dan alleen lichamelijke factoren een rol bij het in stand houden van pijn en beperkingen. De volgende stap is dus om samen met de patiënt te gaan kijken welke andere factoren dit zijn en hoe deze onderling samenhangen. Hierna bespreken we vragen en voorbeelden die behulpzaam kunnen zijn bij het samen met de patiënt construeren van de vicieuze cirkel van chronische pijn; zijn persoonlijke vreesvermijdingsmodel (fig. 3.7). Hierbij is het belangrijk elke stap te beginnen met een open vraag. Mocht de patiënt hierop niet kunnen antwoorden, maak dan de vraag steeds specifieker.

#### Bespreking stappen binnen het vreesvermijdingsmodel

*Stap 1 Van oorzaak naar huidige pijnklachten*

Vragen bij deze stap:

- 'Wat heb je gedaan om de pijn te verminderen (rust, medicatie, operatie, injectie, manipulatie, acupunctuur, massage, oefentherapie)?'
- 'Hadden deze behandelingen een positief of negatief effect op de pijn?'
- 'Wat was het effect op de korte en de lange termijn?'
- 'Wat was het effect op beperkingen in het dagelijks leven?'

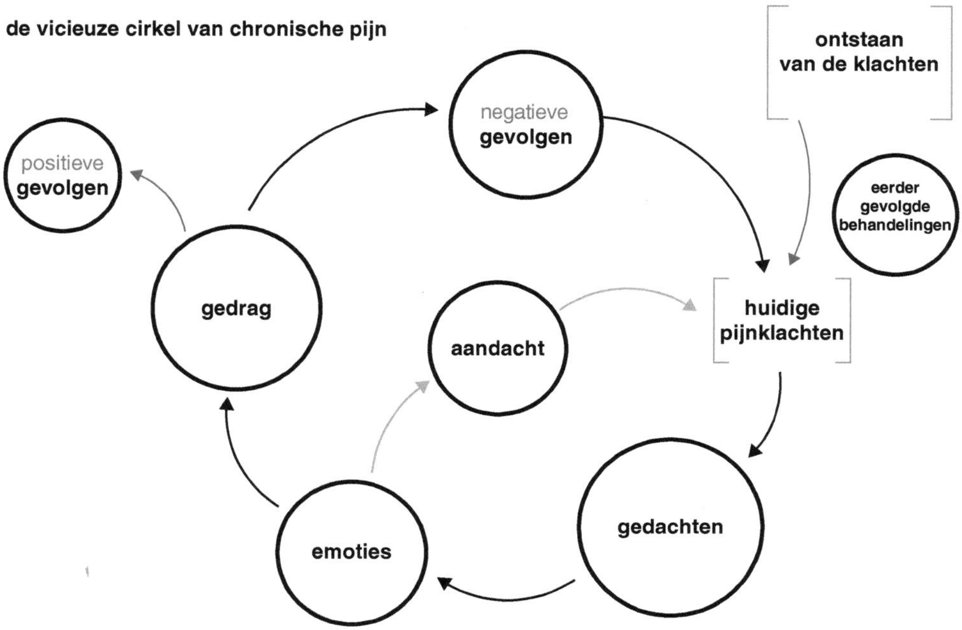


**Figuur 3.7** De vicieuze cirkel van chronische pijn

Het beantwoorden van deze vragen doet de patiënt inzien dat behandelingen zoals massage op de korte termijn wellicht een positief effect hadden op de pijn, maar dat dat effect niet blijvend was. Waarschijnlijk was er ook geen blijvend positief effect op de ervaren beperkingen. De patiënt zal uiteindelijk concluderen dat er ondanks alle inspanningen in eerdere behandelingen nog altijd sprake is van pijn. Proberen de pijn weg te nemen is dus niet de oplossing gebleken. Vraag vervolgens of de patiënt zich kan voorstellen dat de huidige behandeling zich daar dus ook niet op richt? Ziet de patiënt in dat een andere benadering wellicht zinvoller is?

*Stap 2 Van pijnervaring naar gedachten*

Om uit te komen bij het bespreken van de kerngedachte van de patiënt die aanleiding geeft voor angst: een schadecognitie, of de verwachting niet meer te kunnen functioneren, is het belangrijk dat de behandelaar het denken over pijn als een normaal proces omschrijft; elk mens denkt na over wat hem overkomt. Zeker wanneer dit ingewikkelde, onvoorspelbare pijnklachten zijn, dwingt dat om zelf goed op te letten; elke patiënt probeert erachter te komen wat hij wel en niet moet doen om controle te krijgen over de pijn. Vraag de patiënt naar wat hij heeft geleerd over zijn pijn, wat hierbij zijn ideeën zijn en welke adviezen (omgeving, internet, artsen/therapeuten) hij heeft gekregen. Denk hiervoor aan adviezen als: 'Tillen met een rechte rug en door de knieën, anders verschuiven de wervels.' Wanneer de patiënt voorafgaand aan de medische educatie bijvoorbeeld duidelijke schadecognities had, kan gevraagd worden wat de patiënt dacht over zijn pijn en wat hij beschouwde als de oorzaak ervan. Dit kan dan als voorbeeld worden gebruikt. Ook wanneer de patiënt tijdens het bespreken van de PHODA-foto's heel concrete 'als …, dan …'-verwachtingen heeft uitgesproken, kan de behandelaar hierop teruggrijpen ('als ik een zware boodschappentas moet dragen, dan raken mijn zenuwen bekneld en zak ik door mijn benen' of 'als ik in de tuin werk, kan ik de volgende dag niks meer en moet ik op bed blijven liggen').

*Stap 3 Van gedachten naar emoties*

Vragen bij deze stap:

- 'Welk gevoel/welke emotie roepen deze gedachten bij je op? Wat voor gevoel geeft deze gedachte je?'
- 'Geven deze gedachten je een positief of een negatief gevoel?'
- 'Hoe zijn deze gedachten gekleurd?'
- 'Gaan deze gedachten je helpen om die 100 % functioneren terug te krijgen, of juist niet? Hoe komt dat?'
- 'Als je kijkt naar deze gedachten en naar wat de revalidatiearts heeft gezegd ('alles mag'), gaan deze gedachten je dan helpen of belemmeren? Als ze je belemmeren, wat doen ze dan met je?'

Gebruik bij voorkeur het synoniem voor angst dat de patiënt zelf al heeft genoemd. Concrete voorbeelden hiervan zijn 'onzekerheid', 'gebrek aan vertrouwen', 'niet durven' en 'bang zijn'. De ervaring leert dat de patiënt hier vaak ook boosheid en verdriet noemt, die volgens het model aan bod komen bij de negatieve gevolgen van gedrag. Belangrijk is om deze wel alvast te noteren en de patiënt verderop in de educatie te laten zien dat de boosheid en het verdriet vooral voortkomen uit de ervaren beperkingen. Hierbij helpt het vaak om als voorbeeld de negatieve gedachte te nemen waaruit de angst het duidelijkst blijkt. Vaak zijn dit de 'als ..., dan ...'-gedachten, bijvoorbeeld uit de PHODA.

*Stap 4 Van gevoel naar gedrag*

Globaal kan een patiënt op basis van de angst zijn gedrag op drie manieren aanpassen: een activiteit volledig vermijden, er wel aan beginnen maar stoppen ('ontsnappen') bij een bepaalde sensatie, en de activiteit uitvoeren met veiligheidsgedrag.

Vragen bij deze stap:

- 'Welke activiteiten doe je op grond van je angst (onzekerheid enzovoort) niet meer? Welke activiteiten ben je gaan vermijden?'
- 'Welke activiteiten doe je op een andere manier/heb je aangepast/gemakkelijker gemaakt voor jezelf?'
- 'Zijn er activiteiten waar je wel aan begint, maar dan weer mee stopt? Wat maakt dat je stopt?' (Noteer eventueel aanvullende gedachten.)

Het woord vermijding vinden sommige patiënten vervelend; gebruik dat woord daarom alleen samenvattend als de patiënt een aantal activiteiten heeft genoemd die hij helemaal niet meer doet. 'Anders doen' kan bijvoorbeeld het gebruikmaken van een hulpmiddel zijn, de activiteit langzamer of in een andere houding uitvoeren, pauzes nemen, of functioneren op geleide van goede en slechte dagen. Hier wordt aandacht aan geschonken omdat het kan wijzen op veiligheidsgedrag. Dit is subtiel vermijdingsgedrag dat een patiënt kan inzetten binnen een activiteit om te voorkomen dat de activiteit de negatieve gevolgen heeft die hij verwacht en vreest. Bijvoorbeeld de spieren fors op spanning zetten en de adem inhouden alvorens te bukken. Een patiënt ziet veiligheidsgedrag vaak als positief gedrag, omdat het hem helpt de activiteit uit te voeren. Het negatieve effect van veiligheidsgedrag is echter dat de patiënt het feit dat de activiteit lukt, toeschrijft aan het ingezette veiligheidsgedrag, en niet aan het feit dat de activiteit op zichzelf veilig is en de gevreesde consequenties niet optreden (los van het veiligheidsgedrag). Ook stoppen met een activiteit bij bepaalde sensaties (het optreden of toenemen van pijn, tintelingen, steken) kan onder het kopje gedrag worden opgeschreven, eventueel samen te vatten als 'ontsnappen'.

*Stap 5 Van gedrag naar positieve gevolgen*

Nadat het gedrag (vermijding/ontsnapping/veiligheidsgedrag) is benoemd, kan de behandelaar aangeven dat dit het gedrag is waarmee de patiënt heeft geprobeerd zijn pijnklachten te beïnvloeden. Het is dus de strategie die de patiënt tot nu toe heeft gevolgd om met de klachten om te gaan. Het is dan van belang om samen met de patiënt door te nemen of deze strategie werkt. Verder probeer de behandelaar de patiënt te laten inzien dat dit gedrag erop was gericht geen pijn te hebben; dat was namelijk de gewenste uitkomst van deze strategie. Is dat het geval? Nee, de pijn is er nog altijd, ondanks het vermijdende/compenserende gedrag van de patiënt. Wel zal de patiënt vaak aangeven er een zekere mate van controle over de pijnintensiteit door te krijgen. Belangrijk bij deze stap in het vreesvermijdingmodel is dan ook dat de patiënt gaat inzien dat de gekozen strategie op de *lange* termijn niet werkt.

*Stap 6 Van gedrag naar negatieve gevolgen*

Hier kan de behandelaar de patiënt laten benoemen wat de negatieve gevolgen zijn van het vermijden of anders uitvoeren van activiteiten. Vragen die in deze stap kunnen worden gesteld, zijn:

- 'Heeft je huidige gedrag ook negatieve gevolgen?' (Met deze vraag kan worden begonnen als vanuit de positieve gevolgen is gestart, zoals onder het vorige kopje beschreven.)
- 'Wat betekent het voor je dat je niet meer ... (het huishouden doet, op bezoek gaat bij vrienden, aan het werk bent)?'
- 'Wat denk je dat vermijden met je doet/voor je betekent op fysiek en emotioneel vlak?'
- 'Wat doet het met je stemming dat je niet ... (sport, minder op stap gaat met vrienden enzovoort)?'

Een patiënt benoemt hier vaak ook sociale en financiële gevolgen. Het is dan belangrijk om door te vragen naar wat dit op het emotionele vlak voor hem betekent.

*Stap 7 Van negatieve gevolgen naar huidige pijnklachten*

Vragen die de behandelaar kan stellen om in het vreesvermijdingsmodel van negatieve gevolgen bij huidige pijnklachten uit te komen:

- 'Wat doen deze negatieve gevolgen met je pijnklachten?'
- 'Wat denk je dat de invloed op de pijn kan zijn van minder lekker in je vel zitten, zowel fysiek als emotioneel?' De meeste patiënten herkennen wel dat negatieve effecten inderdaad van invloed zijn op hun pijnbeleving. Vervolgens kan dan de vraag worden gesteld of dit een positieve of een negatieve invloed is. Wanneer de patiënt dit niet uit zichzelf herkent, kan een vergelijking met de partner of met de behandelaar worden gebruikt:
- 'Wat zou er gebeuren als jullie/wij samen gaan sporten? Wie krijgt het eerst pijn? Hoe zou dat komen?' Probeer de patiënt hierbij verder te laten komen dan alleen te kijken naar de fysieke kant (lang niet gedaan, verminderde conditie); het zou ook kunnen dat de patiënt bang is dat het niet goed voor hem is, er minder vertrouwen in heeft dat het gaat lukken, of het gewoon spannender vindt.

*Stap 8 Van gevoel naar huidige klachten (de rol van aandacht)*

Omdat dit een van de moeilijkste onderdelen is, wordt hier bij voorkeur op ingegaan op het moment dat de patiënt daar zelf een opening voor geeft. Te denken valt aan piekergedrag, ervaren problemen met concentratie en geheugen, en het monitoren/scannen van lichamelijke sensaties. Wanneer de patiënt geen aanleiding geeft de rol van aandacht te bespreken, kan deze aan het eind worden besproken, nadat de link van de negatieve gevolgen naar de pijnervaring is gelegd. Hierbij kan de behandelaar aangeven dat de angst nog een tweede mechanisme in gang zet, en de patiënt vragen of die enig idee heeft hoe dit zou kunnen werken. De rol van aandacht kan worden uitgelegd aan de hand van een andere angst, bijvoorbeeld voor spinnen: 'Wanneer je ergens bang voor bent, is het nuttig dat je datgene zo snel mogelijk opmerkt; het brein is erop gebrand het mogelijke gevaar (de spin) zo snel mogelijk te detecteren (zoals een computer waarbij op de achtergrond steeds een virusscanner draait) om eraan te kunnen ontsnappen.' De patiënt kan vaak benoemen dat degene die bang is voor spinnen een eventuele spin ook als eerste zal opmerken. Voor deze persoon is het belangrijk de spin waar te nemen. Iemand die niet bang is, ziet de spin misschien niet eens; voor hem is de spin onbelangrijk. Hoe zou dat werken bij pijngerelateerde angst? Verschil daarbij is nog dat ontsnappen aan een spin mogelijk is (het is een *externe* trigger voor angst), terwijl ontsnappen aan pijn niet mogelijk is (een *interne* trigger voor de angst) waardoor die constante onbewuste aandacht nog meer energie kost. Eventueel kan hier een link worden gelegd met de concentratie- en geheugenproblemen die veel patiënten ervaren. Wees erop bedacht niet te suggereren dat de patiënt zijn aandacht *bewust* op de pijnklachten richt; het is een automatisch proces dat wordt ingegeven door de angst.

## 3.4 Koppeling naar de graded-exposurebehandeling

Wanneer de cirkel rond is, checkt de behandelaar of de patiënt zich herkent in zijn persoonlijke vreesvermijdingsmodel. Dit kan het best gebeuren door hem te laten samenvatten wat er op het whiteboard of de flipover staat. Elk antwoord is goed, zolang de patiënt inziet dat hij is terechtgekomen in een vicieuze cirkel waarop hij zelf invloed kan uitoefenen. Vraag de patiënt wat hij denkt dat belangrijk is om in de therapie te gaan aanpakken; alles behalve 'de negatieve gevolgen' en 'pijn' zijn hierbij goede antwoorden (patiënten noemen soms het verbeteren van conditie of stemming, maar dat is niet waar de behandeling zich primair op richt; evenmin is pijnvermindering het eerste aangrijpingspunt). Bij voorkeur ziet de patiënt ook dat angst en gedachten belangrijk zijn, zodat er een vertaalslag kan worden gemaakt naar de werkwijze tijdens de behandeling: het blootstellen aan bedreigende bewegingen en activiteiten waarbij getoetst wordt of de negatieve verwachting/gedachte ook werkelijkheid wordt.

De patiënt wordt gestimuleerd na te denken hoe deze visie positief kan bijdragen aan het behalen van de gestelde doelen op het gebied van beter functioneren: minder angst is meer controle over je gedrag en dus beter functioneren.

### 3.4.1 De bijwerking van de behandeling

Naast de winst in het functioneren die graded exposure kan opleveren, benoemt het behandelteam ook eerlijk dat hiervoor wel een prijs moet worden betaald, de zogenoemde 'bijwerking'.

De ervaring heeft geleerd dat wanneer het behandelteam de patiënt voorbereidt op de *pijntoename* die waarschijnlijk zal optreden aan het begin van graded exposure, hij dit als normaal gaat zien (zie ◻fig. 3.8). Toen deze uitleg nog niet werd gegeven, was pijntoename vaak een punt van discussie tijdens de eerste sessies en soms zelfs reden voor een patiënt om met de behandeling te stoppen. Een onverwachte pijntoename maakte het voor de patiënt moeilijk zich te richten op het functioneren in plaats van op de pijn. Door deze 'bijwerking' vooraf te bespreken en de patiënt dit te laten meewegen in het besluit om voor deze behandeling te kiezen, is de behandelaar dit als het ware voor en geeft hij de patiënt de regie

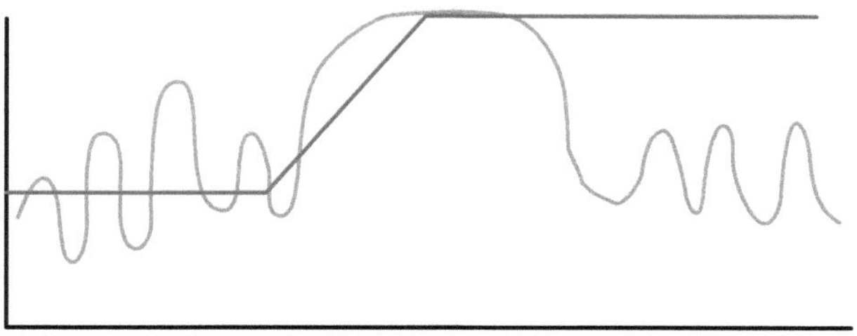

**Figuur 3.8** Mogelijke pijntoename bij start behandeling

over de keuze. De patiënt krijgt hierdoor goed inzicht in wat de therapie gaat opleveren: een hoger niveau van functioneren met op termijn dezelfde mate van pijn. De ervaring is dat patiënten bijna nooit op grond van de geschetste bijwerking afhaken tijdens de educatie, en dat het drop-out op een later tijdstip kan voorkomen doordat de pijntoename was voorspeld.

Aan het eind van de educatie, wanneer de werking en de bijwerking van de therapie aan bod zijn gekomen, wordt de patiënt in staat geacht een bewuste keuze te maken. Mocht de patiënt op basis van de geschetste pijntoename niet met de therapie willen starten, dan is het belangrijk te bespreken of angst hieraan ten grondslag ligt. Is dit het geval, dan probeert de behandelaar de keuze van de patiënt ter discussie te stellen. Ook moet de patiënt inzien dat het volgen van een behandeling soms tegenstrijdigheden bevat. Uit ervaring blijkt dat de patiënt er soms belang bij heeft om bestaande beperkingen in stand te houden, bijvoorbeeld vanwege een juridische procedure (zoals bij letselschade of keuringstraject UWV). Tijdens de educatie wordt uitgesproken dat wanneer er geen rode zones zijn, alles haalbaar is, dus ook bijvoorbeeld terugkeer naar werk. Het behandelteam dient dit duidelijk te bespreken, zodat er tijdens de graded-exposurebehandeling geen onzekerheid meer bestaan over het wel of niet mogen werken. Een open communicatie met de patiënt is zeer belangrijk, omdat het regelmatig voorkomt dat tijdens een keuringstraject of letselschadeprocedure contact wordt opgenomen met de revalidatiearts. De revalidatiearts zal mede in naam van het behandelteam een resultaat van het traject formuleren waarbij het niveau van functioneren centraal zal staan. Er wordt dus gefocust op wat iemand kan en niet op de ervaren pijn.

### 3.4.2 Rolverdeling tijdens de educatie

In de multidisciplinaire revalidatiesetting wordt de educatie in principe door de gedragstherapeut/psycholoog gegeven, met aanvullingen van de paramedicus. De paramedicus kan bijvoorbeeld ondersteunen op momenten dat de patiënt zich niet lijkt te herkennen in het model, door er een praktisch voorbeeld bij te pakken (PHODA). Zo wordt ook duidelijk dat beide behandelaars de gezamenlijke visie delen. De paramedicus legt tevens de educatie op papier/whiteboard vast zodat de patiënt deze op een later tijdstip nog eens kan bekijken en de informatie kan delen met anderen (familie, partner, hulpverleners, werkgever enzovoort).

Het komt wel eens voor dat de patiënt tijdens of na de educatie het idee krijgt dat 'pijn tussen de oren zit', in de betekenis van 'ik beeld me de pijnklachten in' of 'ik stel me aan.' Belangrijk is dat de patiënt de ruimte voelt om dit te bespreken. De behandelaars leggen dan uit dat pijn, en uiteindelijk alles wat je als mens waarneemt, inderdaad tussen de oren zit, namelijk in het brein. Dat wil niet zeggen dat het dan ingebeeld is of dat de patiënt zich aanstelt. De behandelaars benadrukken dat ieder mens in de vicieuze cirkel van chronische pijn terecht kan komen. Pijn is een serieus probleem en deze uitleg is juist bedoeld om daar meer inzicht in te geven. Ook wil het behandelteam de patiënt een *kans* presenteren om de geconstateerde beperkingen te verminderen.

### 3.4.3 Omgaan met patiënten die nog niet klaar zijn voor een gedragsverandering

Het kan voorkomen dat een patiënt naar aanleiding van de educatie nog niet lijkt open te staan voor een andere manier om naar chronische pijn te kijken en voor de gedragsverandering die graded exposure gaat vergen. Het is voor deze patiënt moeilijk om zijn beperkingen te zien als zijn belangrijkste probleem en niet de pijn. Dit is de patiënt die nog altijd zoekende is naar een oorzaak en een oplossing voor zijn pijnklachten. Erkenning krijgen voor pijn lijkt voor deze patiënt niet te kunnen worden vervangen door ondanks pijn te gaan werken aan het verminderen van ervaren beperkingen. In dat geval benadrukt de behandelaar en revalidatiearts dat het zoeken naar een oorzaak tot nu toe geen of onvoldoende pijnvermindering heeft opgeleverd en probeert hij de focus te leggen op de ervaren lijdensdruk in de vorm van beperkingen, waardoor hij een ingang creëert voor graded exposure. Ook de patiënt die al wel weet dat zijn pijn niet kan worden opgelost maar die andere verwachtingen heeft van de behandeling, staat onvoldoende open voor een gedragsverandering. Denk hierbij aan een patiënt die verwacht spierkracht- en conditietraining, ergonomische adviezen en hulpmiddelen te krijgen.

## 3.5 Conclusie

De educatie is een belangrijke voorwaarde om te kunnen beginnen aan de sessies waarin het uitvoeren van bedreigende bewegingen en activiteiten centraal staat. Een goede educatie zorgt ervoor dat de patiënt *begrijpt* waarom het uitvoeren van die bewegingen en activiteiten tijdens de behandeling nodig is en een *weloverwogen keuze maakt* om de behandeling aan te gaan, zelfs als dat gepaard gaat met een tijdelijke toename van de pijn. De educatie kan al een afname in pijngerelateerde angst bewerkstelligen, maar de daadwerkelijke blootstelling aan bewegingen is noodzakelijk om verbetering te geven in relevante functionele activiteiten (Jong et al. 2005).

## Literatuur

Jong JR de, Vlaeyen JWS, Onghena P, Goossens MEJB, Geilen M, Mulder H. Fear of movement/(re)injury in chronic low back pain: education or exposure in vivo as mediator to fear reduction? Clin J Pain. 2005;21(1):9–17.

Jarvik J, Hollingworth W, Heagerty P, Haynor D, Deyo R. The longitudinal assessment of imaging and disability of the back (laidback) study: Baseline data. Spine. 2001;26(10):1158–66.

Jensen MC, Brant-Zawadzki MN, Obuchowski N, Modic MT, Malkasian D, Ross JS. Magnetic resonance imaging of the lumbar spine in people without back pain. New England J Med. 1994;331(2):69–73.

Leeuw M, Goossens MEJB, Linton SJ, Crombez G, Boersma K, Vlaeyen JW. The fear-avoidance model of musculoskeletal pain: Current state of scientific evidence. J Behav Med. 2007;30(1):77–94.

Nijs J, Torres-Cueco R, Wilgen CP van, Girbes EL, Struyf F, Roussel N, et al. Applying modern pain neuroscience in clinical practice: criteria for the classification of central sensitization pain. Pain Phys. 2014;17(5):447–57.

Nijs J, Wilgen CP van. Pijneducatie-een praktische handleiding voor (para)medici Houten: Bohn Stafleu van Loghum; 2014.

Turk DC, Okifuji A. Pain terms and taxonomies. In: Loeser JD, Butler SH, Chapman CR, Turk DC, editors. Bonica's management of pain. 3rd ed. New York: Lippincott Williams & Wilkins; 2001. p. 18–25.

Vlaeyen JWS, Linton SJ. Fear-avoidance and its consequences in chronic musculoskeletal pain: A state of the art. Pain. 2000;85(3):317–32.

# Graded exposure in de praktijk: de behandeling bij volwassenen

*M.L. den Hollander, I.P.J. Huijnen en R.J.E.M. Smeets*




J.A. Verbunt, R.J.E.M. Smeets (Red.), *Graded Exposure*, DOI 10.1007/978-90-368-1106-4_4

## 4.1 Inleiding

De doelstelling van een graded-exposurebehandeling voor pijngerelateerde angst is dat de patiënt, ondanks de chronische pijnklachten, weer op een normale manier bewegingen en dagelijkse activiteiten gaat uitvoeren. Door de patiënt bloot te stellen (*exposure*) aan activiteiten waarover hij negatieve verwachtingen heeft en die daardoor angst opwekken, wordt geprobeerd dit doel te bereiken. Graded exposure kan worden beschouwd als de klinische toepassing van wat binnen de klassieke leertheorie wordt aangeduid als het 'uitdoven' van de aangeleerde relatie tussen stimuli. Wanneer de patiënt op basis van informatie van anderen, eigen ervaring of observatie (Mineka en Sutton 2006) (zie ►H. 1) verwacht dat bepaalde bewegingen of activiteiten ernstige negatieve gevolgen zullen hebben (bijvoorbeeld schade, functieverlies, extreme pijntoename), dan kan angst ontstaan om deze activiteiten uit te voeren. Op basis van deze angst zal de patiënt vervolgens activiteiten gaan vermijden of op een andere manier gaan uitvoeren (bijvoorbeeld bukken met een in stand gefixeerde rug). Dit wordt veiligheidsgedrag genoemd. Tijdens een graded-exposurebehandeling wordt de patiënt specifiek blootgesteld aan het object van zijn angst. Bij een patiënt met chronische pijn en pijngerelateerde angst gaat het daarbij dus om bewegingen en activiteiten. De patiënt voert daadwerkelijk bewegingen en activiteiten uit, om te ervaren dat deze geen ernstige negatieve gevolgen hebben. Vooraf wordt de patiënt gevraagd wat hij verwacht dat er zal gebeuren en hoe geloofwaardig hij deze gedachte/voorspelling vindt. Samen met de behandelaar wordt een gedragsexperiment bedacht waarmee de verwachting van de patiënt kan worden bewezen of ontkracht. Verondersteld wordt dat als de verwachting wordt ontkracht, de catastroferende gedachten minder worden en de dreigwaarde van de activiteit afneemt, waardoor ook het vermijdingsgedrag afneemt. Onderzoek laat zien dat patiënten een sterke leerervaring opdoen wanneer het contrast (de 'mismatch') tussen wat ze *verwachten* en wat er daadwerkelijk *gebeurt*, groot is (Craske et al. 2014). Het formuleren van een alternatieve gedachte wordt daarom tegenwoordig vaak achterwege gelaten. Ook is een strikt hiërarchische opbouw, waarbij wordt gestart met de activiteit of beweging die het minst beangstigend is, op basis van de nieuwste inzichten over de werkingsmechanismen van graded exposure niet noodzakelijk. Oorspronkelijk werd gedacht dat een patiënt de relatie tussen het object van zijn angst (in het geval van pijngerelateerde angst dus bewegingen en activiteiten) en de veronderstelde negatieve gevolgen (schade, functieverlies) *af*leerde door blootstelling. Uit onderzoek is echter gebleken dat een nieuwe relatie wordt *bij*geleerd, namelijk die tussen het object van de angst (bewegingen, activiteiten) en het NIET optreden van negatieve gevolgen (geen schade, geen functieverlies). Dit nieuw aangeleerde verband onderdrukt de oorspronkelijke relatie en daarmee de defensieve responsen zoals vermijdingsgedrag (Bouton en Mark 1993). Door het bestaan van een 'oud' en een 'nieuw' verband wordt wel de context waarin de blootstelling plaatsvindt belangrijk: deze context bepaalt welke associatie op een specifiek moment geldt. Een patiënt die zowel tijdens de graded-exposuresessies als in zijn thuissituatie heeft ervaren dat tillen mogelijk is, kan weer gaan twijfelen zodra hem op zijn werk wordt gevraagd iets zwaars te tillen. Dit maakt de patiënt die een succesvolle exposurebehandeling heeft doorlopen toch kwetsbaar voor terugval, omdat de 'oude' associatie op bepaalde momenten (dus in bepaalde contexten) kan worden geactiveerd. Het is dus belangrijk om tijdens de behandeling te streven naar een brede generalisatie (oefenen van verschillende activiteiten in verschillende contexten) en aandacht te besteden aan terugvalpreventie.

In dit hoofdstuk gaan we kijken naar de uitvoering van de praktische exposure-experimenten. Voordat we daarmee starten, gaan we nogmaals in op de afname van de PHODA. In ►H. 2 werd dit instrument al eens besproken. Daar de uitkomst van deze meting zo essentieel is voor de uiteindelijke uitvoering van de exposure-experimenten, besteden we er in dit hoofdstuk nog een keer aandacht aan. Nu leggen we het accent op het gebruik van de PHODA tijdens de behandeling.

## 4.2 Afname van de PHODA

De Photograph Series of Daily Activities (PHODA) is ontwikkeld voor het opstellen van een individuele hiërarchie van gevreesde activiteiten en is een onmisbaar instrument binnen de graded-exposurebehandeling. Er zijn verschillende versies beschikbaar: voor de rug (Leeuw et al. 2007), de bovenste extremiteit (Dubbers et al. 2003) en de onderste extremiteit (Jelinek et al. 2003). De PHODA meet de verwachte schadelijkheid van activiteiten en bewegingen. De patiënt zit aan tafel met een op een thermometer lijkende schaalverdeling voor zich en krijgt telkens een foto aangereikt. De patiënt wordt gevraagd zich voor te stellen dat hij de persoon op de foto is, die de activiteit precies zo uitvoert als degene die op de foto is afgebeeld dat doet. Vervolgens wordt de patiënt de vraag gesteld: 'Hoe schadelijk zou deze activiteit of beweging zijn (voor de rug/het been/de arm, afhankelijk van de locatie van de pijnklachten van de patiënt)?' Daarna moet de patiënt door het plaatsen van de foto op de schaalverdeling aangeven hoe schadelijk hij deze activiteit vindt. Daarbij betekent 0 'helemaal niet schadelijk' en 100 'zeer schadelijk'. De PHODA wordt daarnaast gebruikt om inzicht te krijgen in de irreële cognities bij de patiënt ten aanzien van specifieke activiteiten; waarom scoort de patiënt een bepaalde activiteit laag of hoog, wat denkt de patiënt dat er zal gebeuren als hij deze activiteit uitvoert? Waar is hij bang voor? Wat zou er in het ergste geval gebeuren? Ook voor een patiënt die niet denkt dat activiteiten schadelijk zijn, kan graded exposure dus een zinvolle behandeling zijn, bijvoorbeeld wanneer de patiënt denkt dat er functieverlies zal optreden tijdens of na het doen van een activiteit. Ook kan de patiënt bijvoorbeeld de verwachting hebben dat hij na het uitvoeren van een bepaalde activiteit de rest van de dag niets meer kan. Het is daarom belangrijk tijdens de intake/screening goed duidelijk te krijgen wat de patiënt denkt dat de gevolgen van activiteiten zijn en of dit verwachtingen zijn waarover de patiënt door blootstelling, dus door het te doen, meer te weten kan komen (zie ◘ fig. 4.1).

Wanneer de patiënt bijvoorbeeld verwacht dat zijn wervels slijten door zwaar tillen, maar dat de gevolgen hiervan pas over vele jaren tot uiting zullen komen, dan is het twijfelachtig wat de patiënt ervan gaat leren wanneer hij tijdens exposure wordt blootgesteld aan herhaaldelijk zwaar tillen. Een graded-exposuretraject lijkt dan niet de aangewezen behandeling, omdat de patiënt zijn verwachting niet kan ontkrachten. Een medische educatie over artrose is dan geschikter om de patiënt inzicht te geven in de invloed van activiteiten op het verergeren van artrose. Voor een patiënt die verwacht dat hij door zwaar tillen door zijn benen zal zakken of de rest van de dag niet in staat zal zijn iets fysieks te ondernemen, kan blootstelling wel zinvol zijn. Hierdoor kan hij ervaren dat zijn verwachting niet klopt, omdat hij zal merken dat hij gewoon de controle houdt. De PHODA wordt dus ook gebruikt om de door de patiënt verwachtte negatieve consequenties uit te vragen. Wanneer de patiënt toetsbare verwachtingen heeft, kunnen de gedragsexperimenten worden gebruikt om deze verwachtingen te toetsen en uiteindelijk bij te stellen.

De oorspronkelijke versies van de PHODA bestaan elk uit 98 foto's. Van de PHODA-rug bestaat een verkorte versie met 40 foto's (PHODA-SeV; Leeuw et al. 2007b). Deze versie kan elektronisch worden afgenomen en laat een gestandaardiseerde afname toe. Ook worden gegevens automatisch bewaard. Een nadeel van deze wijze van afnemen is dat geen aanvullende

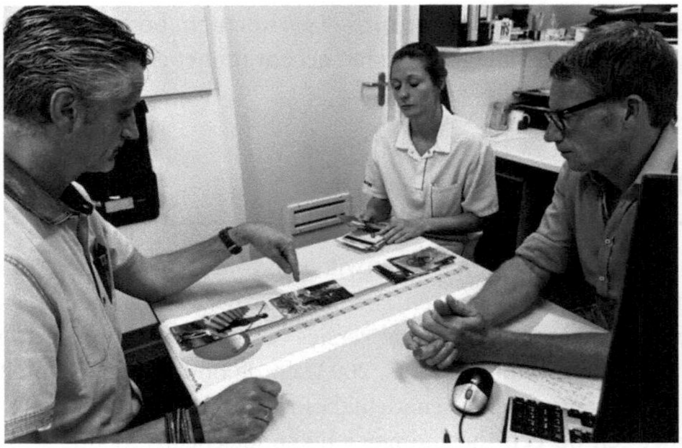

**Figuur 4.1** De PHODA gebruiken om inzicht te krijgen in de cognities van de patiënt

informatie wordt verzameld over de specifieke negatieve verwachtingen bij de patiënt over de getoonde activiteiten.

Een link naar de PHODA-SeV is beschikbaar via de website van het Expertisecentrum Pijn en Revalidatie (►www.adelante-zorggroep.nl/nl/expertisecentrum-pijn-en-revalidatie/kennis-overdracht/). De PHODA-SeV wordt ter beschikking gesteld door de Universiteit Maastricht.

## 4.3 Graded exposure met gedragsexperimenten

In de volgende paragrafen beschrijven we hoe een graded-exposuresessie met gedragsexperimenten wordt vormgegeven. Vervolgens geven we een aantal tips die in specifieke sessies aan de orde kunnen komen.

### 4.3.1 Het kiezen van de activiteit

Voordat een gedragsexperiment kan worden uitgevoerd, selecteren patiënt en behandelaars samen een activiteit. De uitkomst van de PHODA en de persoonlijke behandeldoelen van de patiënt (die ergotherapeut en patiënt samen hebben bepaald tijdens screening door afname van de COPM) worden gebruikt bij het maken van de keuze. Bij voorkeur wordt een activiteit gekozen waarvan het waarschijnlijk is dat de uitkomst de patiënt gaat 'verrassen'. Als het contrast tussen de verwachting vooraf bij de patiënt en wat er daadwerkelijk gebeurt maximaal is, geeft dit namelijk het beste leereffect. Dergelijke activiteiten kunnen echter te bedreigend zijn om uit te voeren in de eerste sessies. De behandelaars dienen dan in overleg met de patiënt een activiteit te kiezen die voldoende verassend is, maar ook acceptabel wat de dreigwaarde betreft (zie fig. 4.2).

De pijntoename is na de eerste sessies vaak groot. Het kan dan voordelig zijn om een activiteit te kiezen die naast spannend ook leuk of belangrijk is voor de patiënt. De patiënt blijft dan extra gemotiveerd om de behandeling ondanks de pijntoename vol te houden. Zorg er zeker in het begin van de behandeling voor naar de verwachtingen te vragen, want dan is het verrassingseffect van het niet uitkomen van negatieve verwachting meestal het grootst.

Het is belangrijk de patiënt zelf te laten meedenken welke activiteiten hij belangrijk vindt en in welke sessie hij een bepaalde activiteit wil uitvoeren. De behandelaars vragen aan het begin van elke sessie welke activiteit de patiënt centraal wil stellen. Het is wel goed om te

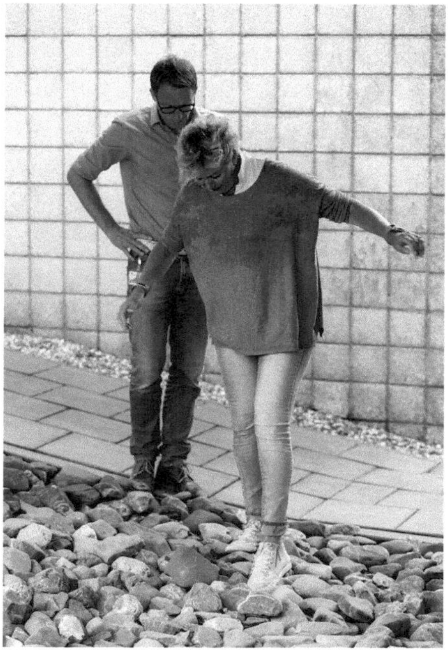

**Figuur 4.2** Een activiteit uitvoeren die verrassend is en een acceptabele dreigwaarde heeft

blijven streven naar het maximale verassingseffect; voer dus niet automatisch de activiteiten uit zoals benoemd door de patiënt. In de eerste sessies is het voor de patiënt vaak moeilijk een activiteit te kiezen. Als een patiënt al kiest, gaat het vaak om een veilige activiteit, waardoor een verassingseffect uitblijft en geen of onvoldoende succes wordt ervaren. Blijf als behandelaars de patiënt meenemen in de rationale van de behandeling, namelijk dat juist de irrationele gedachten moeten worden getoetst.

### 4.3.2 Het toetsen van verwachtingen

Catastroferende cognities kunnen als volgt worden getoetst. Kies samen met de patiënt een activiteit. Help de patiënt dan de catastroferende cognitie(s) of overtuiging(en) te identificeren door te vragen naar de verwachtingen van de patiënt. Laat de patiënt nadenken over hoe hij meer te weten kan komen over deze verwachting: wat is nodig om te weten wat er gebeurt, hoe kan de patiënt op zoek naar bewijs? Benoem de patiënt als detective of wetenschapper die op zoek gaat naar bewijzen die voor of tegen zijn verwachting pleiten. Vraag naar de geloofwaardigheid van de cognitie of naar de mate waarin de patiënt er zeker van is dat zijn verwachting gaat uitkomen, bijvoorbeeld op een schaal van 0 (verwachting gaat zeker niet uitkomen) tot 10 (verwachting gaat absoluut zeker uitkomen). Het was voorheen gebruikelijk om ook een alternatieve gedachte te formuleren, maar uit wetenschappelijk onderzoek blijkt dat dit het verrassingseffect juist vermindert. Het verkleint namelijk de 'mismatch' tussen wat de patiënt verwacht en wat er daadwerkelijk gebeurt, en geeft daarom een minder sterk leereffect (Craske et al. 2014).

Als de patiënt aangeeft pijnverergering te verwachten als uitkomst van de activiteit, vraag dan wat dit voor hem betekent. Heeft de patiënt het idee dat deze pijntoename betekent dat er schade optreedt, of dat deze pijntoename betekent dat er schade is? Of verwacht de patiënt

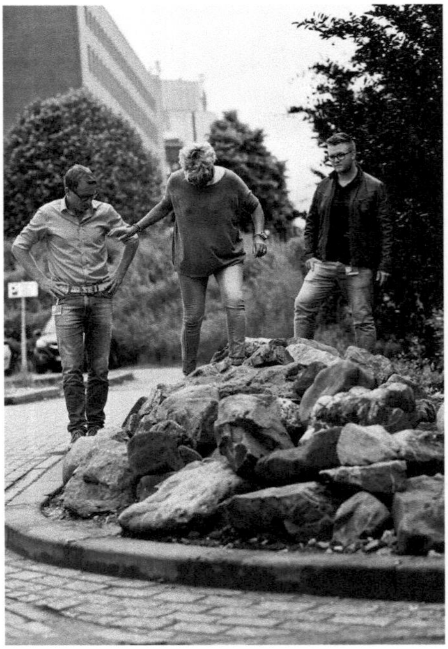

**Figuur 4.3** Een extra uitdagende activiteit kiezen

na de activiteit door de pijn niets meer te kunnen? Zo wordt een toetsbare gedachte geformuleerd. Ga niet evalueren op pijntoename; we hebben immers eerder vastgesteld dat pijnverergering erbij hoort. Pijnverergering wordt veroorzaakt door de spanning die de activiteit oproept en door het feit dat de patiënt dergelijke activiteiten waarschijnlijk lang heeft vermeden of op een aangepaste manier heeft uitgevoerd. Het is belangrijk om consequent op de zojuist beschreven wijze te blijven reageren op een toename van pijn.

Bepaalde verwachtingen kunnen niet binnen de behandelsessies worden uitgedaagd, bijvoorbeeld omdat de activiteit of omgeving die de patiënt nodig heeft om 'bewijs te zoeken' niet kan worden gesimuleerd in de behandelsessies. Ook kan het zijn dat de negatieve verwachting pas op een later moment dan het einde van de sessie kan worden geëvalueerd. Er kan dan in de sessie een gedragsexperiment worden opgesteld dat vervolgens als huiswerk wordt meegegeven om buiten de therapiesetting uit te voeren. Voor de gedachte 'de rest van de dag kan ik niks meer' kan bijvoorbeeld worden besproken welke activiteiten de patiënt denkt dat hij de rest van de dag niet meer zal kunnen uitvoeren. Hierover worden afspraken gemaakt in de vorm van een gedragsexperiment voor de rest van de dag na de behandelsessie. Het uitvoeren en vooral de gevolgen van het gedagsexperiment worden dan geëvalueerd tijdens de eerstvolgende therapiesessie.

De patiënt wordt in principe blootgesteld aan alle mogelijke bewegingen en activiteiten die angst oproepen of waarover hij irreële verwachtingen heeft en die gezonde mensen gewoon kunnen uitvoeren. In de laatste sessies kan ervoor worden gekozen de patiënt uit te dagen een aantal activiteiten uit te voeren die verder gaan dan wat de patiënt zich ten doel stelt in het dagelijks leven (zie fig. 4.3).

Dit wordt gedaan om de patiënt de kans te geven zich maximaal te overtuigen van zijn eigen kunnen. Het kan een positieve ervaring opleveren en extra vertrouwen geven (bijvoorbeeld: 'Ik kon me zelfs tien keer opdrukken' of 'Als ik met de kleinkinderen op de trampoline wil springen, dan kan ik dat!' of 'Ik kan zelfs hardlopen of hinkelen').

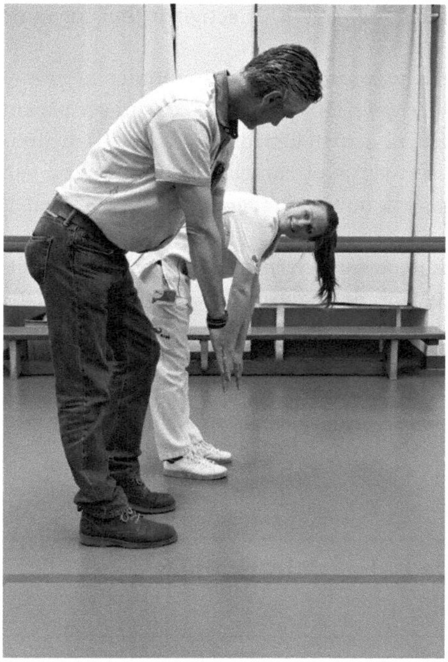

**Figuur 4.4** De activiteit zelf voordoen, zonder aangepast gedrag

### 4.3.3 De uitvoering van het gedragsexperiment

De beweging of activiteit wordt door een van de behandelaars zelf op een normale manier voorgedaan. Op een normale manier betekent dat de behandelaar de beweging uitvoert zonder veiligheidsgedrag zoals ergonomische houdingen (zie fig. 4.4). De gedragsexperimenten worden in principe gezamenlijk met de behandelaars uitgevoerd.

Binnen de behandeling wordt geprobeerd een omgeving te kiezen die het best past bij de activiteit, waardoor bijvoorbeeld activiteiten als wandelen of fietsen buiten plaatsvinden. Ook kan het soms meerwaarde hebben om de werk- of thuissituatie van de patiënt te bezoeken voor werkgerelateerde of specifieke hobbyactiviteiten.

Het doel van de graded-exposurebehandeling is dat de patiënt activiteiten die werden vermeden, wel weer gaat uitvoeren. De verantwoordelijkheid om dit ook daadwerkelijk te *doen* ligt bij de patiënt. Hoewel de afname van angst geen goede voorspeller is van behandelsucces, kan het toch zinvol zijn patiënten met pijngerelateerde angst te vragen een score te geven voor de angst of bezorgdheid die zij ervaren voor, tijdens en na de activiteit. Zeker in het begin van de behandeling herkent een patiënt zijn angst soms nog niet, een score helpt dan om de herkenbaarheid van de rationale te vergroten. Vraag de patiënt angst, bezorgdheid of spanning aan te geven op een schaal van 0 (helemaal niet angstig/bezorgd/gespannen) tot 10 (extreem angstig/bezorgd/gespannen). De patiënt voert vervolgens de activiteit uit.

Laat de patiënt de activiteit uitvoeren tot hij de ervaring heeft opgedaan dat zijn negatieve verwachting niet is uitgekomen, of totdat de mate van angst/bezorgdheid is afgenomen. Stel voor dezelfde activiteit te herhalen wanneer de patiënt nog negatieve verwachtingen heeft die verder getoetst kunnen worden. Voor de generalisatie naar situaties buiten de behandelsessies is het belangrijk dat de angst zo ver is afgenomen dat de patiënt de activiteit thuis of in de werksituatie zelfstandig durft uit te voeren.

Naarmate de therapie vordert, heeft de patiënt waarschijnlijk steeds minder negatieve verwachtingen die kunnen worden getoetst. Blijf hier wel naar op zoek. Ook wanneer patiënt geen negatieve cognities meer benoemt, is het zinvol activiteiten die aanvankelijk bedreigend waren tijdens de sessies te blijven uitvoeren. Dit vergroot namelijk het vertrouwen van de patiënt in het eigen kunnen en bevordert dat hij ook buiten de therapiesessies activiteiten durft te gaan uitvoeren die eerst werden vermeden.

Naarmate de therapie vordert, moeten de exposureoefeningen in zo veel mogelijk verschillende situaties worden geoefend en het liefst in veel verschillende situaties die de thuissituatie benaderen. Het is bekend dat generalisatie van wat in de behandeling wordt geoefend naar andere situaties, moeilijk is (Goubert et al. 2002) (Goubert et al. 2005). Dit geeft een risico op terugval (zie ►H. 8). Het oefenen van verschillende activiteiten en bewegingen (Trost et al. 2008) in uiteenlopende situaties kan generalisatie bevorderen en terugval voorkomen of inperken.

## 4.4 Adviezen voor specifieke sessies

### 4.4.1 In eigen woorden herhalen van de behandelrationale (sessie na educatie)

Laat in de eerste praktische graded-exposuresessie (dus de sessie na de educatie) de patiënt kort in eigen woorden de achterliggende gedachte van het behandeltraject samenvatten. Beantwoord ook eventuele vragen die de patiënt nog heeft over de educatie en vraag de patiënt expliciet of hij gemotiveerd is voor deze behandeling. Zorg opnieuw dat het doel van de behandeling duidelijk is, namelijk dat de patiënt weer dagelijkse activiteiten gaat oppakken ondanks de pijn. Herhaal dat aanvankelijk verergering van de pijn kan optreden.

**Voorbeeld: bespreken van een mogelijke pijntoename**

'Hoe hinderlijk en vervelend uw pijn ook is, deze pijn wil niet zeggen dat u iets stukmaakt of verergert. Er is dus geen reden om bepaalde activiteiten niet meer of op een andere manier te doen. In de vorige sessie hebben we besproken hoe de angst voor beweging ervoor kan zorgen dat u activiteiten anders doet of uit de weg gaat en hoe dit op lange termijn voor veel beperkingen zorgt in uw dagelijks leven. De bedoeling van de exposurebehandeling is juist om u te leren dat de uitkomst van activiteiten en bewegingen niet overeenkomt met de verwachting die u er vooraf over had. In de behandelsessies wordt u blootgesteld aan activiteiten zodat u kunt ervaren dat ze wel lukken en dat ze geen 'schade' of 'letsel' (afhankelijk van de terminologie van de patiënt) veroorzaken. Naarmate u dit vaker ervaart, kunt u, doordat uw vertrouwen in uw lichaam toeneemt, ook weer beter gaan functioneren. U hebt al aangegeven welke dingen u graag weer zou willen doen. Op die activiteiten gaan we ons dan ook richten tijdens uw behandeling. Houd er rekening mee dat in het begin de pijn kan toenemen; dit komt niet doordat er letsel is ontstaan. Het betekent alleen dat spieren en andere lichaamsstructuren zoals banden en gewrichten aan het werk worden gezet die lange tijd niet of weinig zijn gebruikt, waardoor u pijn kunt ervaren. Ook het ongemerkt aanspannen van de spieren uit angst of bezorgdheid kan ervoor zorgen dat u meer pijn ervaart. De pijn zal na een tijdje vanzelf afnemen, naarmate uw spieren zich ontspannen en zich weer aanpassen aan uw herwonnen activiteitenniveau.

### 4.4.2 Huiswerk (elke sessie)

Geef de patiënt aan het einde van elke sessie één of meer activiteiten mee als huiswerk. Ga aan het begin van de volgende sessie samen met de patiënt na hoe het uitvoeren van de activiteiten in de thuissituatie is verlopen. Ging het zoals geoefend? Beantwoord de vragen van de patiënt hierover. Als de patiënt veel last heeft van pijn, vraag dan door wat dit voor hem betekent. Is er nu sprake van schade? Kon de patiënt niet meer zo functioneren als normaal? Heeft hij dingen niet of anders gedaan door de pijn? Was hij ergens anders bang voor? Het uitspreken van dergelijke negatieve verwachtingen kan weer leiden tot nieuwe gedragsexperimenten. Eventueel kan opnieuw worden benadrukt dat dit een logisch gevolg is van spierpijn of spierspanning.

### 4.4.3 Omgaan met pijntoename (elke sessie)

Door in de educatie al aan te geven dat vrijwel elke patiënt een pijntoename zal ervaren tijdens de behandeling, weet de patiënt wat hij kan verwachten. Doordat de pijntoename al voorspeld is, kan de patiënt zich erop in stellen. Onze ervaring vanuit de praktijk is dat sinds we deze informatie geven, patiënten beter zijn voorbereid wanneer de pijn toeneemt en daardoor minder vaak om deze reden de graded-exposurebehandeling afbreken. Bij een patiënt die de rationale van de behandeling goed begrijpt, kan eventueel worden aangegeven dat het zelfs nuttig kan zijn als tijdens de behandeling een pijntoename wordt ervaren. Immers, nieuwe ervaringen opdoen over de relatie tussen bijvoorbeeld pijn en bewegen gaat het beste als de pijn aanwezig is. Een heftige pijnervaring tijdens de behandeling is dan niet louter een negatieve gebeurtenis, maar kan worden aangegrepen om van te leren. Vaak heeft een patiënt herinneringen aan hevige pijn, waarbij hij heeft ervaren dat hij bijvoorbeeld niet meer kon bewegen. Wanneer de patiënt ervan overtuigd is dat hij een dergelijke pijnepisode kan voorspellen en oproepen, kan het zinvol zijn hier in de behandeling naar op zoek te gaan. Er kunnen dan twee dingen gebeuren: óf de gevreesde pijn treedt ondanks pogingen deze op te roepen niet op (wat zegt dit dan over de veronderstelde relatie tussen activiteiten en hevige pijn?), óf de hevige pijn komt wel op tijdens de behandeling en de patiënt kan nu zijn negatieve verwachtingen over de gevolgen hiervan op de proef stellen, zoals niet meer kunnen functioneren of de pijn niet aankunnen.

Op het moment dat de patiënt erg veel pijn rapporteert na een oefening of gedragsexperiment, is dit normaal gesproken geen gevolg van een (nieuw) letsel. Pijntoename is dan ook geen reden voor hernieuwd medisch onderzoek, aangezien deze verandering in de pijnintensiteit een verklaarbaar gevolg is van de behandeling. Alleen wanneer de klachten voortkomen uit een 'trauma' zoals een val of een andere gebeurtenis waarbij krachten op het lichaam zijn uitgeoefend die groter zijn dan de krachten horend bij dagelijkse activiteiten (inclusief sport en werk), wanneer er sprake is van duidelijk andere pijnklachten dan voorheen, of wanneer bijkomende symptomen (bijvoorbeeld koorts, gewichtsverlies) ongerustheid opwekken, is een medisch diagnostisch onderzoek door de revalidatiearts aangewezen.

Soms blijft een patiënt zeer hardnekkig aan zijn oude biomedische visie vasthouden en kan in zijn ogen enkel iemand met een medische achtergrond hem zekerheid geven dat de pijnklacht niet iets ernstigs betekent waardoor hij bepaalde activiteiten niet MAG doen. Als de patiënt blijft vasthouden aan irreële cognities en twijfelt of deelnemen aan dit soort fysieke en actieve therapie mag, kan een herhaling van de medische educatie bij de revalidatiearts nodig zijn om hem hierover gerust te stellen.

### 4.4.4 Omgaan met een onvoorziene gebeurtenis

Tijdens de therapiesessies is het belangrijk dat de behandelaar het niet laat merken, verbaal dan wel non-verbaal, als hij er zelf niet helemaal zeker van is dat er niets ernstigs kan gebeuren. Dat is immers niet met honderd procent zekerheid te garanderen. Een patiënt kan bijvoorbeeld pech hebben en struikelen bij het uitvoeren van een activiteit. Dit kan ook de behandelaar niet voorzien. Het belangrijkste is dat de patiënt ervaart dat een bepaalde dagelijkse activiteit normaal gesproken geen schade tot gevolg heeft. Mocht een activiteit dan toch onverwacht anders uitpakken omdat de patiënt bijvoorbeeld struikelt, reageer dan begripvol maar niet bezorgd. Gebruik de situatie om te laten zien dat er geen schade is opgetreden. Zet vervolgens eventueel een nieuw gedragsexperiment op.

Een afspraak bij de revalidatiearts kan noodzakelijk zijn als de behandelaar zelf twijfelt na een onvoorziene gebeurtenis. Bedenk dat het hoogst onwaarschijnlijk is dat de patiënt letsel oploopt bij het uitvoeren van reguliere activiteiten, dus ga alleen over tot verwijzing als de patiënt zich daadwerkelijk zou kunnen hebben bezeerd of als een verandering in de klachten is opgetreden die wijst op mogelijke nieuwe problematiek. Ook wanneer de patiënt er zelf van overtuigd blijft dat er nieuwe schade is opgetreden, kan een gesprek bij de revalidatiearts nodig zijn om de patiënt weer terug te krijgen binnen de uitgestippelde behandelaanpak, waarna de behandeling kan worden voortgezet.

### 4.4.5 Tussentijdse evaluatie

Het is zinvol om ongeveer halverwege de behandeling, of op een ander moment gedurende het behandeltraject, de voortgang te bespreken. Hierin worden de vorderingen van de patiënt geëvalueerd en wordt nagegaan in hoeverre de doelstellingen al zijn behaald. Op die momenten wordt ook besproken wat het positieve verloop van de rest van de therapie in de weg zou kunnen staan. Hiermee kan dan rekening worden gehouden in het vervolg van het traject. In een multidisciplinaire setting is dit het moment voor een teambespreking en een bezoek van de patiënt aan de revalidatiearts voor een tussenevaluatie.

### 4.4.6 Veiligheidsgedrag (elke sessie)

In de loop van het behandelprogramma dient er ook aandacht te zijn voor de rol van veiligheidsgedrag. Soms durft een patiënt een beweging of activiteit wel uit te voeren en vermijdt hij deze dus niet, maar stelt hij wel bepaalde 'voorwaarden' aan de activiteit. Bijvoorbeeld spieren aanspannen in de rug tijdens het uitvoeren van de activiteit maakt dat de activiteit 'veilig' voor hem is. Het gevaar van veiligheidsgedrag is dat de patiënt leert dat hij de activiteit kan uitvoeren *dankzij* het ingezette veiligheidsgedrag ('omdat ik mijn rug recht hield zijn mijn wervels niet verschoven'), in plaats van dat hij leert dat het verschuiven van wervels gewoon *niet gebeurt* wanneer hij de activiteit uitvoert. Wanneer de patiënt het succesvol uitvoeren van de activiteit toeschrijft aan het veiligheidsgedrag, stelt hij zijn catastroferende cognities niet bij. Op de korte termijn maakt het veiligheidsgedrag wellicht dat de patiënt bereid is de activiteit uit te voeren, maar op de lange termijn houdt dit de bewegingsvrees in stand. Wanneer de patiënt nog weinig inzicht heeft in de rol van angst, kan het lastig voor hem zijn het eigen veiligheidsgedrag als nadelig te erkennen ('het is gewoon makkelijker met een rechte rug, waarom zou ik het mezelf dan moeilijk maken?', of 'ik ben het nu eenmaal zo gewend'). Zo mogelijk kan het behandeltraject het best worden gestart met blootstelling aan activiteiten die de patiënt geheel heeft vermeden. Dit geeft de patiënt het meeste inzicht in de rol van angst, waardoor na een aantal sessies kan worden doorgevraagd op geobserveerd veiligheidsgedrag. Het is heel belangrijk de onderliggende motieven voor het veiligheidsgedrag boven tafel te krijgen: welke 'catastrofe' voorkomt de patiënt door zijn veiligheidsgedrag? Waarom is het veiligheidsgedrag nodig, wat gebeurt er zonder veiligheidsgedrag? Stel een gedragsexperiment op waarin de patiënt wordt uitgedaagd na te gaan wat er zal gebeuren als hij het veiligheidsgedrag niet inzet. Als de patiënt de negatieve werking van veiligheidsgedrag eenmaal begrijpt en een positieve ervaring heeft opgedaan met het weglaten ervan, kan worden gevraagd of de patiënt zich bewust is van ander veiligheidsgedrag dat de behandelaar niet kan zien (bijvoorbeeld bewust spieren aanspannen, anders ademhalen, cognitieve strategieën gebruiken zoals aan iets anders denken). Kan de patiënt zichzelf uitdagen dit gedrag achterwege te laten?

Ook vanuit andere behandelingen is er aandacht voor veiligheidsgedrag. Peter O'Sullivan bijvoorbeeld heeft een multidimensionaal diagnose- en classificatiesysteem voor chronische lage rugklachten voorgesteld van waaruit een specifieke behandeling wordt aangeboden (O'Sullivan 2005; Vibe Fersum et al. 2013). Vanuit dit diagnose- en classificatiesysteem wordt gekeken naar hoe patiënten met rugklachten bewegen en welke gedachten ze hierbij hebben. Vervolgens wordt op basis van deze classificatie een cognitief-functionele behandeling aangeboden waarbij er naast cognitief-gedragsmatige principes (exposure) ook aandacht kan zijn voor het verbeteren van de kwaliteit van bewegen. Patiënten bewegen vaak met pijngedrag zoals grimassen, adem inhouden, veilig bewegen, ondersteunen met de handen en vermijding van asymmetrische belasting. Een onderdeel van de cognitief-functionele behandeling is het normaliseren van beweegpatronen. Er zal moeten worden geëvalueerd of deze combinatiebehandeling leidt tot een groter effect in vergelijking met het alleen aanbieden van graded exposure, of juist tot het aanleren van nieuw veiligheidsgedrag. De patiënt zou namelijk kunnen denken dat anders bewegen dan het genormaliseerde beweegpatroon niet goed voor hem is en zo een door de behandelaar geïnduceerd veiligheidsgedrag kunnen aanleren. Vervolgonderzoek moet aantonen of er verschil in effect op de behandeling is tussen deze twee verschillende manieren van omgaan met veiligheidsgedrag.

## 4.5 Evaluatie van de behandeling

Het behandeltraject wordt afgesloten met een evaluatie. Laat de patiënt opnieuw de vragenlijsten invullen die ook tijdens de intakefase werden ingevuld. Ook de COPM wordt opnieuw gescoord. Met behulp van de scores kan worden nagegaan in welke mate de doelen van de patiënt zijn behaald, in welke mate er een vermindering van irrationele verwachtingen en vrees is opgetreden en in welke mate een vermindering in beperkingen is behaald waardoor het niveau van functioneren is verbeterd. Naast de vergelijking tussen scores op de vragenlijsten, is het ook van belang de subjectieve kijk van de patiënt op de oorspronkelijke behandeldoelen zoals gescoord op de COPM te controleren. Ervaart de patiënt een vermindering in bewegingsangst/beperkingen? Merkt de patiënt dat het activiteitenniveau is toegenomen? Evalueer ook welke klachten nog resteren. Indien nodig kan nu worden besproken welke mogelijkheden er zijn voor een vervolgtherapie. Een patiënt geeft soms na de behandeling aan medische fitness of sport onder begeleiding van een fysiotherapeut te willen gaan doen. Dit kan wijzen op resterende bewegingsangst: waarom denkt de patiënt dat een beschermde sportomgeving noodzakelijk is? Bespreek deze motivatie met de patiënt.

## 4.6 Nieuwe ontwikkelingen

Het oorspronkelijke behandelprotocol van graded exposure beschreef dat de hiërarchie die met behulp van de PHODA is opgesteld, wordt gevolgd: er wordt begonnen met een activiteit die de patiënt laag binnen de hiërarchie heeft geplaatst en als de angst is afgenomen, kan worden overgestapt op een nieuwe activiteit die de patiënt aanvankelijk bedreigender vond. Nieuwe inzichten laten zien dat het verminderen van de angst gedurende de sessie niet de beste voospeller is voor een succesvolle graded-exposurebehandeling.



Door wisselende niveaus van angst kan juist het inhibitorisch leren worden versterkt als ook tijdens de behandeling een activiteit de ene keer veel angst oproept en de andere keer wat minder. Vanuit klinische ervaring kunnen we verder adviseren om, wanneer de patiënt tijdens de educatie de angst nog niet zo herkent, in de eerste sessie een activiteit te kiezen waarbij de angst waarschijnlijk voelbaar wordt. Als de patiënt de angst vervolgens wel herkent, kan dit de behandeltrouw vergroten en ook de succeservaring na uitvoering van de activiteit. Ook is de kans op een duidelijke 'mismatch' tussen verwachting en ervaring dan het grootst.

Waar voorheen tijdens graded exposure angstscores werden gevraagd en de patiënt werd aangemoedigd door te gaan tot de angst afnam, is aangetoond dat deze afname van de angst (*within-session habituation* ofwel de angstdaling binnen de sessie) niet noodzakelijk is voor het slagen van een graded-exposurebehandeling. Angstscores kunnen worden gevraagd om het inzicht in de rol van angst te vergroten, vermindering van de angst is echter niet noodzakelijk. Belangrijker is het dat de patiënt ervaart dat zijn verwachtingen niet overeenkomen met de werkelijkheid.

Er zijn nog andere aanbevelingen gedaan om het inhibitorisch leren te versterken, zoals het toevoegen van 'geheugensteuntjes' om wat tijdens de behandeling is geleerd op een later tijdstip te kunnen terughalen in het geheugen. Ook zou 'affectlabeling', het door de patiënt laten benoemen van de emoties tijdens exposure, kunnen beschermen tegen terugval op lange termijn.

Er is binnen de graded exposure voor pijngerelateerde angst nog geen onderzoek gedaan of de aanbevelingen gericht op het versterken van inhibitorisch leren het effect van de behandeling vergroten en inderdaad beschermen tegen terugval op de lange termijn. Het is waarschijnlijk dat deze ontwikkelingen toegepast gaan worden bij graded exposure voor pijngerelateerde angst en dat zij mogelijk het effect van de graded-exposurebehandeling kunnen versterken.

## Literatuur


Bouton ME. Context, time, and memory retrieval in the interference paradigms of pavlovian learning. Psych Bull. 1993;114(1):80–99.

Craske MG, Treanor M, Conway CC, Zbozinek T, Vervliet B. Maximizing exposure therapy: an inhibitory learning approach. Behav Res Ther. 2014;58:10–23.

Dubbers AT, Vikström MH, Jong JR de. The Photograph series of Daily Activities (PHODA-UE): cervical spine and shoulder. Heerlen/Maastricht, The Netherlands: Zuyd University, Institute for Rehabilitation Research (iRv), Maastricht University; 2003.

Goubert L, Crombez G, Danneels L. The reluctance to generalize corrective experiences in chronic low back pain patients: a questionnaire study of dysfunctional cognitions. Behav Res Ther. 2005;43(8):1055–67.

Goubert L, Francken G, Crombez G, Vansteenwegen D, Lysens R. Exposure to physical movement in chronic back pain patients: no evidence for generalization across different movements. Behav Res Ther. 2002;40(4): 415–29.

Jelinek S, Germes D, Leyckes N, Jong JR de. The photograph series of Daily Activities (PHODA-LE): lower extremities. Heerlen/Maastricht, The Netherlands: Zuyd University, Institute for Rehabilitation Research (iRv), Maastricht University; 2003.

Leeuw M, Goossens MEJB, Breukelen GJ van, Boersma K, Vlaeyen JW. Measuring perceived harmfulness of physical activities in patients with chronic low back pain: the photograph series of daily activities–short electronic version. J Pain. 2007;8(11):840–9.

Mineka S, Sutton J. Contemporary learning theory perspectives on the etiology of fears and phobias. In: Craske M, Hermans D, (Ed.), . Fear and learning: contemporary perspectives. Washington, DC: American Psychological Association; 2006.

O'Sullivan P. Diagnosis and classification of chronic low back pain disorders: maladaptive movement and motor control impairments as underlying mechanism. Man Ther. 2005;10(4):242–55.

Vibe Fersum K, O'Sullivan P, Skouen JS, Smith A, Kvale A. Efficacy of classification-based cognitive functional therapy in patients with non-specific chronic low back pain: a randomized controlled trial. Eur J Pain. 2013;17(6):916–28.

Trost Z, France CR, Thomas JS. Exposure to movement in chronic back pain: evidence of successful generalization across a reaching task. Pain. 2008;137(1): 26–33.

# Graded exposure bij chronische lage rugklachten

*I.P.J. Huijnen en R.J.E.M. Smeets*




J.A. Verbunt, R.J.E.M. Smeets (Red.), *Graded Exposure*, DOI 10.1007/978-90-368-1106-4_5

## 5.1 Inleiding

Lage rugklachten vormen een van de grootste gezondheidsproblemen in de westerse wereld (Picavet et al. 2008; Tulder et al. 1995). Geschat wordt dat tussen de 50 en 90 % van de volwassenen minimaal één keer in het leven een episode van lage rugklachten doormaakt en dat één op de vijf Nederlanders minimaal één keer per jaar last heeft van zijn rug (Cassidy et al. 2005; Frymoyer en Cats-Baril 1991; Picavet en Schouten 2003). In 90 % van de gevallen zijn medisch specialisten niet in staat een specifieke oorzaak te achterhalen, waardoor de rugklachten vaak als 'aspecifiek' worden omschreven. Hoewel de acute rugklachten bij de meeste mensen vanzelf binnen enkele weken verminderen of verdwijnen, ontwikkelt een subgroep van deze mensen chronische lage rugklachten. Rugklachten worden chronisch genoemd als de klachten langer dan drie maanden aanwezig zijn. Ondanks de toegenomen kennis op het gebied van rugklachten, is de verwachting dat het aantal patiënten met rugklachten, en dus ook met aspecifieke rugklachten, de komende jaren alleen maar verder zal stijgen (Picavet 2005, 2007). Circa 2,4 miljoen volwassen Nederlanders hebben chronische lage rugklachten (Picavet 2005/2007). Dit kan leiden tot enorme maatschappelijke kosten mede doordat de patiënt blijft zoeken naar een verklaring en oplossing voor zijn pijnprobleem waardoor de medische consumptie hoog is (shopgedrag). Daarnaast zal door bijvoorbeeld ziekteverzuim en arbeidsongeschiktheid de maatschappelijke participatie verminderd zijn.

## 5.2 Behandeling van patiënten met chronische lage rugklachten

In het medisch onderzoek voor patiënten met rugklachten ligt veel nadruk op het identificeren van subgroepen met een ongunstige prognose (Hancock et al. 2011). Deze classificatie is echter zelden gebaseerd op pathologische of anatomische afwijkingen. Zo is bij patiënten met rugklachten onderzocht welke factoren meer bijdragen aan het verklaren van de ervaren beperkingen; biomedische factoren (de fysieke pathologie) of psychosociale factoren (catastroferen over de pijn of vrees om te bewegen) (Peters et al. 2005). Resultaten lieten zien dat niet de biomedische afwijking maar het ervaren van meer pijn en meer angst om te bewegen een grotere bijdrage leveren aan het verklaren van de beperkingen van patiënten met rugklachten (Peters et al. 2005). Daarnaast blijkt dat de ervaren pijnintensiteit zelf ook niet alleen wordt verklaard door de biomedische afwijking, maar vooral ook door de mate van catastroferen. Het vreesvermijdingsmodel beschrijft dat deze negatieve gedachten over pijn een rol gaan spelen op het moment dat iemand acuut pijnklachten aan de rug ervaart (Vlaeyen en Linton 2000). Deze gedachten zijn echter waarschijnlijk ook al aanwezig voordat iemand de eerste keer klachten ervaart (Houben et al. 2005).

Verschillende therapeutische interventies zijn ontwikkeld om patiënten met aspecifieke chronische lage rugklachten optimaal te laten functioneren. Hierdoor kunnen bijkomende hoge medische en maatschappelijke kosten worden verminderd of voorkomen. Cognitief-gedragsmatige interventies zijn specifiek gericht op het leren omgaan met chronische lage rugklachten. Deze interventies blijken effectief te zijn in het verminderen van de functionele beperkingen. Dit hangt samen met het feit dat deze interventies specifiek gericht zijn op het verminderen van de impact van meerdere psychosociale factoren die van invloed zijn op het onderhouden van de met lage rugklachten samenhangende beperkingen (Croft et al. 2006; Fersum et al. 2013; Waddell 2004).

Cognitief-gedragsmatige interventies waarbij patiënten wordt geleerd om te gaan met de pijnklachten, blijken de ervaren beperkingen te verminderen en soms zelfs tot een afname

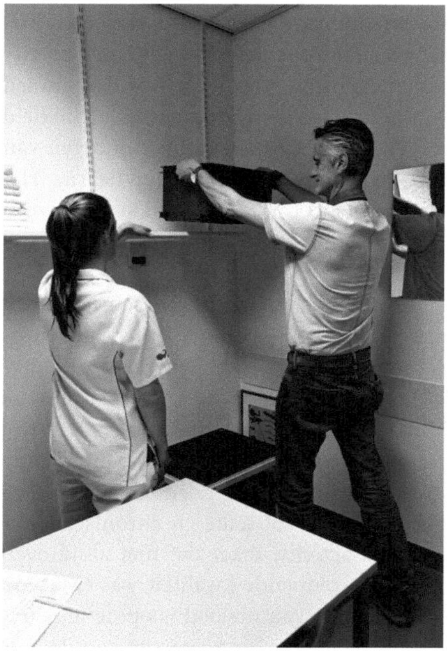

**Figuur 5.1** Graded exposure bij chronische lage rugklachten

van de pijnklachten te leiden ondanks dat dit niet het primaire doel van de interventie is (George et al. 2003; Kamper et al. 2015; Fersum et al. 2013). De graded-exposurebehandeling (zie fig. 5.1) is een vorm van cognitief-gedragsmatige interventie met veelbelovende behandelresultaten. De graded-exposurebehandeling wordt in Nederland aangeboden door multidisciplinaire behandelteams binnen de revalidatie geneeskunde.

Verschillende onderzoeken zijn uitgevoerd naar het effect van graded exposure bij patiënten met chronische lage rugklachten. In een onderzoek uitgevoerd door Woods en Asmundson werden 44 patiënten willekeurig verdeeld over graded exposure, graded activity en een wachtlijst-controleconditie (Woods en Asmundson 2008). Patiënten die graded exposure ontvingen, hadden een significant grotere afname in angst voor pijn/bewegen, vermijdingsgedachten en pijngerelateerde angst in vergelijking met patiënten die graded activity ontvingen. Ook was de trend waarneembaar van een grotere afname van de ervaren beperkingen en een toename van het vertrouwen in eigen kunnen (*self-efficacy*) bij patiënten die graded exposure ontvingen. In vergelijking met de wachtlijstconditie lieten patiënten die graded exposure ontvingen, een significant grotere afname zien van vermijdingsgedachten, vrees voor pijn/bewegen, pijngerelateerde angst, catastroferen over pijn, pijnervaring, angst en depressie. Deze resultaten bleven ook na drie maanden follow-up gehandhaafd. In een ander onderzoek, uitgevoerd door Linton en collega's, werden patiënten willekeurig verdeeld over graded exposure plus de gebruikelijke zorgconditie en een wachtlijstcontrole plus de gebruikelijke zorg (Linton et al. 2008). Na een wachttijd kreeg de controlegroep ook graded exposure aangeboden. Resultaten lieten zien dat de graded-exposuregroep meer vooruitging in functioneren, maar niet in vermindering van angst of pijn. Aangezien in dit onderzoek matige effecten werden gevonden op functioneren, angst en ervaren pijnintensiteit, concludeerden de auteurs dat het belangrijk is elementen van graded exposure toe te passen in de behandeling, maar graded exposure niet als aparte *stand-alone*behandeling aan te bieden. Ten slotte voerden Leeuw en collega's in meerdere centra een onderzoek uit waarin patiënten willekeurig werden verdeeld over een behandeling met graded exposure dan wel graded actvity (Leeuw et al. 2008). Uit de resultaten bleek dat graded exposure effectiever was dan graded activity in het verminderen van catastroferen over pijn en de waargenomen schadelijkheid van activiteiten, maar dat beide behandelingen even effectief waren in het verminderen van de functionele beperkingen direct na afloop van de behandeling en zes maanden daarna. Het verschil tussen beide behandelcondities bereikte op beide meetmomenten bijna het niveau van significantie, ten gunste van graded exposure. De graded-exposurebehandeling bleek wel kosteneffectief in vergelijking met de graded-activitybehandeling (Goossens et al. 2015).



Een recente systematische review, uitgevoerd door Kamper en collega's, beschrijft dat in negentien wetenschappelijke studies multidisciplinaire behandeling voor patiënten met chronische lage rugklachten werd vergeleken met een monodisciplinaire behandeling. Resultaten lieten zien dat er voor de lange termijn matig bewijs aanwezig is dat multidisciplinaire behandeling een beter effect heeft dan monodisciplinaire behandeling (Kamper et al. 2015). In een ander overzichtsartikel, van Macedo en collega's, werd gekeken welke interventie het effectiefst is voor patiënten met niet-specifieke lage rugklachten, graded activity of graded exposure. De auteurs concludeerden dat bij patiënten met subacute en chronische lage rugklachten graded exposure even effectief is als graded activity, maar dat niet altijd even duidelijk was of de graded-exposurebehandeling wel van voldoende kwaliteit was (Macedo et al. 2010). Het lijkt erop dat de kwaliteit van de behandeling van invloed is op de te bereiken effecten; daarmee wordt het belang van het adequaat aanleren en toepassen van de graded-exposurebehandeling onderschreven (zie ►H. 17).

## 5.3 Praktische adviezen voor graded exposure bij rugklachten: feiten en fabels

Tijdens de graded-exposurebehandeling spelen misvattingen ten aanzien van de medische oorzaak van rugklachten en onrealistisch hoge verwachtingen ten aanzien van diagnostiek en behandelmogelijkheden een rol in de mate waarin de patiënt beperkingen ervaart door de rugklachten (Goubert et al. 2004). Zo bestaan er nogal wat fabels over rugklachten, gebaseerd op eigen ideeën van de patiënt, maar ook op adviezen vanuit de omgeving of van andere behandelaars. Hier geven we een aantal voorbeelden van misvattingen over rugklachten die bij de patiënt kunnen leven.

1. *Een* hernia *moet altijd geopereerd worden*

Als bij een groep ervaren bouwvakkers een MRI-scan zou worden gemaakt, zou men versteld staan van het aantal degeneratieve afwijkingen dat men dan te zien krijgt, inclusief *bulging discs* en zelfs HNP's. Het merendeel van deze bouwvakkers werkt en leeft echter zonder pijn. Dit lijkt erop te wijzen dat een bij diagnostisch beeldvormend onderzoek gevonden afwijking niet altijd een probleem hoeft te zijn. Daar komt bij dat de klachten in de meeste gevallen vanzelf overgaan, waarvoor niet meer nodig is dan geruststelling, geduld, beweging (behandeling) en eventuele tijdelijke pijnstilling. Waardóór de klachten vanzelf weer verdwijnen, is niet goed bekend. Bij een hernia wordt algemeen aangenomen dat deze een immuunrespons tegen zichzelf veroorzaakt waarbij het ontstekingsproces het uitstulpende weefsel opruimt. Een hernia hoeft dus niet altijd te worden geopereerd (Benson et al. 2010; Hollingworth et al. 1998).

2. *Op röntgenfoto's, CT-scans of MRI's kun je altijd de oorzaak van de pijn zien*
   Tijdens al deze onderzoeken worden beelden van het lichaam gemaakt. Op deze beelden zijn bijna altijd afwijkingen te zien, maar deze afwijkingen hoeven geen klachten te veroorzaken. Bijvoorbeeld slijtage aan rug- of nekwervels is bij bijna iedereen die ouder wordt zichtbaar, maar lang niet iedereen heeft pijn naar aanleiding van deze slijtage. Het omgekeerde kan echter ook: mensen die ernstige rugklachten hebben maar bij wie op de beelden geen afwijking is te zien. Hierdoor correleren de uitkomsten van de beeldvorming meestal niet goed met het klachtenbeeld van de patiënt. Toch bestaat bij patiënten met rugklachten de veronderstelling dat altijd een röntgenfoto van de wervelkolom moet worden gemaakt (Chou et al. 2012; Jarvik et al. 2001).
3. *Altijd rechtop zitten voorkomt rugklachten*
   Van onderuitgezakt zitten wordt geopperd dat dit niet goed is voor je rug, maar wetenschappelijk bewijs is hiervoor nooit geleverd. Maar dat te lang kaarsrecht zitten wel de nodige rugpijn kan veroorzaken. Over het algemeen blijkt te veel zitten gewoon niet goed te zijn voor de lage rug, ongeacht of iemand nu schuin of recht zit. Uit onderzoek is gebleken dat een dynamische stoel mogelijk wel beter is voor de rug dan statische stoelen en dat variatie in taken en activiteiten mogelijk de belangrijkste manier is om klachten tegen te gaan. Wie toch zittend werk heeft, kan proberen variatie te brengen in zijn houding, bijvoorbeeld door af en toe ook staand te telefoneren of te lezen (Dieen et al. 2001).
4. *Rugklachten leiden meestal tot* invaliditeit
   Bij chronische aspecifieke lage rugklachten is het vreesvermijdingsmodel een verklaringsmodel voor het ontstaan en de instandhouding van de chronische klachten. Volgens het vreesvermijdingsmodel ontstaat chronische pijn doordat de patiënt een catastroferende denkstijl hanteert na een specifiek pijnincident. De angst voor een nieuw pijnincident (pijngerelateerde angst) zorgt ervoor dat vermijdingsgedrag optreedt ten aanzien van bepaalde activiteiten. Vermijdingsgedrag kan uiteindelijk leiden tot een verminderde conditie van het lichaam, beperkingen in het dagelijks leven en depressie. Dit verhoogt weer de pijngevoeligheid, waardoor de patiënt in een negatieve spiraal terechtkomt en zich een chronisch pijnsyndroom ontwikkelt. De ervaren pijn hoeft dus zeker niet te leiden tot invaliditeit. Verschillende therapievormen, waaronder ook graded exposure, zijn effectief gebleken in het verbeteren van het dagelijks functioneren ondanks de rugklachten. Hiermee is aangetoond dat rugklachten niet tot invaliditeit hoeven te leiden (Leeuw, et al. 2008).
5. *Bedrust is de beste therapie voor rugklachten*
   Door langdurige bedrust atrofiëren de spieren en verslechtert de conditie in rap tempo. Verschillende onderzoeken laten zien dat bedrust geassocieerd is met meer beperkingen en een vertraagd herstel op de lange termijn. In vergelijking met patiënten die meer bedrust namen, blijken actievere patiënten betere resultaten te laten zien op functionele status en ziekteverlof. Probeer daarom (langdurige) bedrust te voorkomen. Conclusie: bedrust is niet de beste therapie voor rugklachten (Brower 2009; Verbunt et al. 2008).
6. *Pijn betekent altijd dat er letsel/schade is*
   De International Association for the Study of Pain (IASP) heeft een definitie opgesteld voor pijn. Deze definitie luidt: 'pijn is een onaangename sensorische en emotionele ervaring die in verband wordt gebracht met bestaande of dreigende weefselbeschadiging of wordt beschreven in termen van weefselbeschadiging'. In deze definitie staat beschreven dat de aanwezigheid van weefselbeschadiging niet noodzakelijk is om van pijn te kunnen spreken (zie ook ► H. 3). Chronische pijn kan betekenen dat er een pijnervaring is zonder

onderliggende lichamelijke afwijking/beschadiging, dus pijn die langer blijft bestaan dan de normale fysiologische hersteltijd. Neuronen in het ruggenmerg en het brein worden hypergevoelig, waardoor ze normale sensorische informatie verwerken tot 'pijnsignalen'. Het pijnsysteem binnen het zenuwstelsel is dus te scherp afgesteld (zie ook ►H. 3 en 4). Op basis hiervan kan worden gesteld dat pijn niet altijd betekent dat er letsel of schade is (Loeser en Melzack 1999).

## 5.4 Evaluatie van de behandeling



Het doel van een graded-exposurebehandeling is het verbeteren van het fysieke functioneren zodat de kwaliteit van leven van de patiënt toeneemt. Het doel is niet het verminderen van de pijnklachten op zich. In de evaluatie van het behandeltraject is het belangrijk de nadruk te leggen op de veranderingen in het functioneren waardoor de patiënt minder wordt beperkt in het uitvoeren van zijn dagelijks bezigheden.

Meetinstrumenten zijn essentieel om bijvoorbeeld veranderingen in functioneren/ervaren beperkingen systematisch en objectief te kunnen evalueren. Zie ►H. 2 voor algemene vragenlijsten waarmee het effect van de behandeling kan worden geëvalueerd. Er zijn ook verscheidene specifieke uitkomstmaten ontwikkeld voor de behandeltrajecten bij patiënten met lage rugklachten, waarmee het effect van de behandeling inzichtelijk kan worden gemaakt.

Voor het in kaart brengen van beperkingen bestaan de volgende meetinstrumenten.

1. *Oswestry Disability Index*. Deze vragenlijst bevat 10 items waarmee de mate van functionele beperking tijdens dagelijkse activiteiten als gevolg van pijn bij patiënten met lage rugklachten wordt bepaald. Bij alle items zijn er zes antwoordmogelijkheden, waarvan de eerste (score 0) geen beperkingen door pijn aangeeft, terwijl de zesde (score 5) de grootste ervaren beperking aangeeft. De totaalscore wordt vermenigvuldigd met een factor 2, waaruit een totaalscore ontstaat tussen 0 en 100. De gevonden waarde representeert het percentage waarin de patiënt beperkingen ervaart (0–100 %) (Beurskens et al. 1995; Fairbank et al. 1980). De responsiviteit is ruim voldoende (Ostelo et al. 2008).
2. *Quebec Back Pain Disability Scale*. Deze vragenlijst bevat 20 items op het gebied van lichamelijke activiteiten waarbij de rug wordt ingeschakeld. De patiënt wordt gevraagd hoeveel moeite hij heeft met het uitvoeren van alledaagse activiteiten vanwege zijn rugklachten. Elke activiteit wordt gescoord op een schaal van 0 tot 5. De mate van beperking wordt weergegeven als de totaalscore van alle items, met een *range* van 0 (geen beperking) tot 100 (volledig beperkt) (Kopec et al. 1995). De Nederlandse versie is een valide en betrouwbaar meetinstrument om de mate van beperking bij patiënten met chronische lage rugklachten te meten (Schoppink et al. 1996). De responsiviteit is goed (Demoulin et al. 2010a).
3. *Roland Morris Disability Questionnaire*. Deze vragenlijst bevat 24 items en vraagt uit in hoeverre de rugklachten patiënten belemmeren bij hun normale dagelijkse bezigheden, maar ook naar pijn, eetlust, irraties en slapen. Met als antwoordmogelijkheden: ja (score 1), nee (score 0) (Roland en Morris 1983). De patiënt wordt gevraagd een item met ja te beantwoorden wanneer de uitspraak in dat item vandaag van toepassing is. De mate van beperking wordt gepresenteerd als de som van alle gescoorde items, met een *range* van 0 (geen beperking) tot 24 (maximale beperking). De Nederlandse versie is een valide en betrouwbaar meetinstrument om de mate van beperking van patiënten met chronische lage rugklachten te meten (Brouwer et al. 2004), hoewel de responsiviteit sterk afhangt van de beginscore (Demoulin et al. 2010b).

## Literatuur

Benson RT, Tavares SP, Robertson SC, Sharp R, Marshall RW. Conservatively treated massive prolapsed discs: a 7-year follow-up. Ann R Coll Surg Engl. 2010;92(2):147–53.

Beurskens AJ, Vet HC de, Köke AJ, Heijden GJ van der, Knipschild PG. Measuring the functional status of patients with low back pain. Assessment of the quality of four disease-specific questionnaires. Spine (Phila Pa 1976). 1995;20(9):1017–28.

Brouwer S, Kuijer W, Dijkstra PU, Goeken LN, Groothoff JW, Geertzen JH. Reliability and stability of the roland morris disability questionnaire: intra class correlation and limits of agreement. Disabil Rehabil. 2004;26(3):162–5.

Brower RG. Consequences of bed rest. Crit Care Med. 2009;37(10 Suppl):S422–8.

Cassidy JD, Cote P, Carroll LJ, Kristman V. Incidence and course of low back pain episodes in the general population. Spine (Phila Pa 1976). 2005;30(24):2817–23.

Chou R, Deyo RA, Jarvik JG. Appropriate use of lumbar imaging for evaluation of low back pain. Radiol Clin North Am. 2012;50(4):569–85.

Croft PR, Dunn KM, Raspe H. Course and prognosis of back pain in primary care: the epidemiological perspective. Pain. 2006;122(1–2):1–3.

Demoulin C, Ostelo R, Knottnerus JA, Smeets RJEM. Quebec back pain disability scale was responsive and showed reasonable interpretability after a multidisciplinary treatment. J Clin Epidemiol. 2010a;63(11):1249–55.

Demoulin C, Ostelo R, Knottnerus JA, Smeets RJEM. What factors influence the measurement properties of the Roland-Morris disability questionnaire? Eur J Pain. 2010b;14(2):200–6.

Dieen JH van, Looze MP de, Hermans V. Effects of dynamic office chairs on trunk kinematics, trunk extensor EMG and spinal shrinkage. Ergonomics. 2001;44(7):739–50.

Fairbank JC, Couper J, Davies JB, O'Brien JP. The oswestry low back pain disability questionnaire. Physiotherapy. 1980;66(8):271–3.

Frymoyer JW, Cats-Baril WL. An overview of the incidences and costs of low back pain. Orthop Clin North Am. 1991;22(2):263–71.

George SZ, Fritz JM, Bialosky JE, Donald DA. The effect of a fear-avoidance-based physical therapy intervention for patients with acute low back pain: results of a randomized clinical trial. Spine (Phila Pa 1976). 2003;28(23):2551–60.

Goossens MEJB, Kinderen RJ de, Leeuw M, Jong JR de, Ruijgrok J, Evers SM, et al. Is exposure in vivo cost-effective for chronic low back pain? A trial-based economic evaluation. BMC Health Serv Res. 2015;15P:549.

Goubert L, Crombez G, Bourdeaudhuij I de. Low back pain, disability and back pain myths in a community sample: prevalence and interrelationships. Eur J Pain. 2004;8(4):385–94.

Hancock MJ, Maher CG, Laslett M, Hay E, Koes B. Discussion paper: what happened to the 'bio' in the bio-psycho-social model of low back pain? Eur Spine J. 2011;20(12):2105–10.

Hollingworth W, Dixon AK, Todd CJ, Bell MI, Antoun NM, Arafat Q, et al. Self reported health status and magnetic resonance imaging findings in patients with low back pain. Eur Spine J. 1998;7(5):369–75.

Houben RM, Leeuw M, Vlaeyen JW, Goubert L, Picavet HS. Fear of movement/injury in the general population: factor structure and psychometric properties of an adapted version of the Tampa Scale for kinesiophobia. J Behav Med. 2005;28(5):415–24.

Jarvik JJ, Hollingworth W, Heagerty P, Haynor DR, Deyo RA. The Longitudinal Assessment of Imaging and Disability of the Back (LAIDBack) Study: baseline data. Spine (Phila Pa 1976). 2001;26(10):1158–66.

Kamper SJ, Apeldoorn AT, Chiarotto A, Smeets RJEM, Ostelo RW, Guzman J, et al. Multidisciplinary biopsychosocial rehabilitation for chronic low back pain: cochrane systematic review and meta-analysis. BMJ. 2015;350:h444.

Kopec JA, Esdaile JM, Abrahamowicz M, Abenhaim L, Wood-Dauphinee S, Lamping DL, et al. The quebec back pain disability scale. Measurement properties. Spine (Phila Pa 1976). 1995;20(3):341–52.

Leeuw M, Goossens MEJB, Breukelen GJ van, Jong JR de, Heuts PH, Smeets RJEM, et al. Exposure in vivo versus operant graded activity in chronic low back pain patients: results of a randomized controlled trial. Pain. 2008;138(1):192–207.

Linton SJ, Boersma K, Jansson M, Overmeer T, Lindblom K, Vlaeyen JW. A randomized controlled trial of exposure in vivo for patients with spinal pain reporting fear of work-related activities. Eur J Pain. 2008;12(6):722–30.

Loeser JD, Melzack R. Pain: an overview. Lancet. 1999;353(9164):1607–9.

Macedo LG, Smeets RJ, Maher CG, Latimer J, McAuley JH. Graded activity and graded exposure for persistent nonspecific low back pain: a systematic review. Phys Ther. 2010;90(6):860–79.

Ostelo RW, Deyo RA, Stratford P, Waddell G, Croft P, Korff M von, et al. Interpreting change scores for pain and functional status in low back pain: towards international consensus regarding minimal important change. Spine (Phila Pa 1976). 2008;33(1):90–4.

Peters ML, Vlaeyen JW, Weber WE. The joint contribution of physical pathology, pain-related fear and catastrophizing to chronic back pain disability. Pain. 2005;113(1–2):45–50.

Picavet HS, Schouten JS. Musculoskeletal pain in The Netherlands: prevalences, consequences and risk groups, the DMC(3)-study. Pain. 2003;102(1–2):167–78.

Picavet HS. Aspecifieke lage rugklachten: omvang en gevolgen. 2005/2007. CvP-eZ.

Picavet HS, Struijs JN, Westert GP. Utilization of health resources due to low back pain: survey and registered data compared. Spine (Phila Pa 1976). 2008;33(4):436–44.

Roland M, Morris R. A study of the natural history of back pain. Part I: development of a reliable and sensitive measure of disability in low-back pain. Spine (Phila Pa 1976). 1983;8(2):141–4.

Schoppink LE, Tulder MW van, Koes BW, Beurskens SA, Bie RA de. Reliability and validity of the Dutch adaptation of the quebec back pain disability scale. Phys Ther. 1996;76(3):268–75.

Tulder MW van, Koes BW, Bouter LM. A cost-of-illness study of back pain in The Netherlands. Pain. 1995;62(2):233–40.

Verbunt JA, Sieben J, Vlaeyen JW, Portegijs P, Andre Knottnerus J. A new episode of low back pain: who relies on bed rest? Eur J Pain. 2008;12(4):508–16.

Vibe Fersum K, O'Sullivan P, Skouen JS, Smith A, Kvale A. Efficacy of classification-based cognitive functional therapy in patients with non-specific chronic low back pain: a randomized controlled trial. Eur J Pain. 2013;17(6):916–28.

Vlaeyen JW, Linton SJ. Fear-avoidance and its consequences in chronic musculoskeletal pain: a state of the art. Pain. 2000;85(3):317–32.

Waddell G. The back pain revolution. Oxford: Churchill Livingstone; 2004.

Woods MP, Asmundson GJ. Evaluating the efficacy of graded in vivo exposure for the treatment of fear in patients with chronic back pain: a randomized controlled clinical trial. Pain. 2008;136(3):271–80.

5

# Graded exposure bij complex regionaal pijnsyndroom type 1

*M.L. den Hollander en R.J.E.M. Smeets*





J.A. Verbunt, R.J.E.M. Smeets (Red.), *Graded Exposure*, DOI 10.1007/978-90-368-1106-4_6

## 6.1 Inleiding

Het Complex Regionaal Pijnsyndroom type I (CRPS-I) kan ontstaan in een arm of been na een ongeval of een operatie en soms ook spontaan, zonder dat er een duidelijk trauma aan voorafgaat. CRPS-I wordt behalve door pijn ook gekenmerkt door veranderingen in de pijnwaarneming, bijvoorbeeld hyperalgesie (een overgevoeligheid voor pijnprikkels) of allodynie (pijn ten gevolge van prikkels die normaal gesproken niet pijnlijk zijn, zoals aanraking), en veranderingen in kleur en temperatuur van de huid. Vaak is er ook sprake van oedeem (vochtophoping). Daarnaast kunnen bewegingsbeperkingen in gewrichten ontstaan, evenals veranderingen in het zweetpatroon, verkramping van handen en voeten (dystonie) en veranderingen in huid-, haar- en nagelgroei. Bij CRPS type I is er geen sprake van perifeer zenuwletsel, bij CRPS type II wel. Voordat consensus werd bereikt over de naam Complex Regionaal Pijn Syndroom type I heeft deze aandoening een scala van andere benamingen gehad. De bekendste daarvan zijn posttraumatische dystrofie, Südeckse dystrofie en sympathische reflexdystrofie.

Naast de naamgeving zijn ook de diagnostische criteria aan veranderingen onderhevig geweest; zo verschillen de criteria van respectievelijk Veldman (Veldman et al. 1993), Bruehl (Bruehl en Chung 2007) en Boedapest (Harden et al. 2010) in aard en aantal van verschijnselen die een patiënt moet hebben om te voldoen aan de diagnose CRPS-I. De recente CBO-richtlijn (CBO 2014) beveelt aan de diagnose CRPS-I te stellen aan de hand van de Boedapest-criteria (Harden et al. 2010) (box 6.1).

Box 6.1

**Boedapest-criteria voor de diagnose CRPS-I**

1. Continu persisterende pijn die in geen verhouding staat tot de ernst van doorgemaakt letsel.
2. Eén symptoom uit drie van de vier volgende categorieën dient door de patiënt te worden gerapporteerd:
   - sensorisch: hyperesthesie en/of allodynie;
   - sudomotorisch/oedeem: oedeem en/of verandering in zweten en/of transpiratie asymmetrie;
   - vasomotorisch: temperatuurasymmetrie en/of huidkleurveranderingen en/of huidkleurasymmetrie;
   - motorisch/trofisch: verminderd bewegingstraject en/of motordisfunctie (zwakte, tremor, dystonie) en/of trofische veranderingen (haren, nagels, huid).
3. Eén teken in ten minste twee van de volgende categorieën dient bij lichamelijk onderzoek aanwezig te zijn:
   - sensorisch: bewijs van hyperalgesie (pinpriktest) en/of allodynie (bij lichte aanraking en/of bij diepe somatische druk en/of beweging van gewrichten);
   - sudomotorisch/oedeem: bewijs van oedeem en/of zweetpatroonverandering en/of transpiratieasymmetrie;
   - motorisch/trofisch: bewijs van afname van het bewegingstraject en/of motorische disfunctie (zwakte, tremor, dystonie) en/of trofische veranderingen (haren, nagels, huid).
4. Er is geen andere diagnose die de anamnestische of waargenomen verschijnselen beter verklaart.

Vanwege de verschillende 'definities' van CRPS die worden gehanteerd, zijn er geen eenduidige cijfers beschikbaar. Bekend is dat, afhankelijk van de gebruikte set criteria, de incidentie varieert tussen 18,1 en 26,2 per 100 000 persoonsjaren. Er is in Nederland één grote prospectieve cohortstudie uitgevoerd met gegevens uit de eerstelijnsgezondheidszorg, waaruit blijkt dat CRPS 3,4 keer vaker voorkomt onder vrouwen van 50 tot 70 jaar oud dan onder mannen van dezelfde leeftijd (Mos et al. 2007). In de meeste gevallen ontwikkelt de CRPS-I zich na een trauma, bijvoorbeeld een fractuur (45 %), ligamentair letsel (18 %) of na een operatie (12 %) (Mos et al. 2007).

Patiënten met CRPS-I ervaren vaak ernstige beperkingen in hun dagelijks functioneren: de schattingen van het percentage patiënten dat beperkingen ervaart, lopen uiteen van 62 (Geertzen et al. 1998) tot 96 (Sharma et al. 2009). Als het gaat om werkhervatting, slaagt slechts één op de vijf CRPS-patiënten erin volledig aan het werk te blijven (Harden 2005). Onderzoek van De Mos en anderen (2007) liet zien dat 31 % in het geheel niet in staat is te werken en dat 28 % alleen aan het werk kan blijven met de nodige aanpassingen. Kortom, de impact van CRPS op het maatschappelijk functioneren kan aanzienlijk zijn.

Bij de in andere hoofdstukken beschreven chronische pijnproblemen zijn meestal geen zichtbare verschijnselen aanwezig. Bij CRPS-I is dit wel het geval; het aangedane lichaamsdeel ziet rood, blauw of juist bleek, is gezwollen, zwetend, of staat in een dwangstand en soms groeien ook haar en nagels anders dan de patiënt voorheen gewend was. Juist door die zichtbare fysieke verschijnselen kan het voor patiënt én behandelaar een logische stap lijken om het aangedane lichaamsdeel te gaan beschermen tegen pijnlijke bewegingen, aanrakingen of activiteiten waarbij het lichaamsdeel moet worden ingeschakeld. 'Er moet wel iets mis zijn, anders zag het lichaamsdeel er toch niet zo uit?' Tot op heden is er echter geen sluitende medische verklaring voor CRPS-I gevonden, ook al is er de afgelopen jaren veel geld gestoken in het wetenschappelijk onderzoek naar de oorzaak. CRPS-I wordt hierdoor steeds vaker gezien als een chronisch pijnsyndroom. Vanuit de in eerdere hoofdstukken beschreven visie op chronische pijn weten we dat beschermend gedrag patiënten juist gevangen houdt in de vicieuze cirkel van vrees en vermijding (Leeuw et al. 2007a, b; Vlaeyen en Linton 2000).

## 6.2 Behandeling van patiënten met CRPS-I

In 2014 is de herziene CBO-richtlijn voor de behandeling van CRPS verschenen (CBO 2014). Voor het eerst worden hierin behandelingen genoemd die zich niet uitsluitend richten op het verminderen van pijn. Voorheen was de boodschap bij CRPS 'with pain no gain': er moest eerst pijnreductie plaatsvinden voordat patiënten mochten gaan bewegen (Perez et al. 2007). Pijncontingente fysiotherapie, zoals beschreven door Oerlemans en anderen (Oerlemans et al. 2000b), was lange tijd de behandeling die bij voorkeur werd voorgeschreven. Pijncontingente fysiotherapie richt zich op het verminderen en controleren van pijn. In een wetenschappelijk onderzoek uit 1999 bij 135 patiënten met CRPS-I aan de bovenste extremiteit (korter dan een jaar bestaand) werd het effect van deze behandeling vergeleken met dat van ergotherapie (als actieve controlebehandeling) en van maatschappelijk werk (als passieve controle behandeling) (Oerlemans et al. 1999, 2000b). Het onderzoek toonde aan dat pijncontingente fysiotherapie, en in mindere mate ergotherapie, een snellere verbetering geeft op het gebied van pijn dan maatschappelijk werk. Patiënten die pijncontingente fysiotherapie kregen, scoorden na een jaar significant beter op de McGill-pijnvragenlijst dan patiënten die ergotherapie of maatschappelijk werk kregen. Pijncontingente fysiotherapie liet sneller dan de twee andere behandelcondities een verbetering zien in actieve bewegingsmogelijkheden van de aangedane extremiteit, maar bij de follow-upmeting een jaar na behandeling bestond er geen verschil meer tussen de condities. Belangrijker nog, de behandeling liet geen positief resultaat zien op vermindering van de door patiënten ervaren beperkingen in dagelijkse activiteiten. Uit een door ons behandelteam uitgevoerd herhaald gerandomiseerd single-caseonderzoek bij acht patiënten met CRPS-I bleek dat patiënten na graded exposure wél minder beperkingen rapporteerden (Jong et al. 2005). Daarnaast nam niet alleen de pijngerelateerde angst af, maar ook de pijnervaring en de zelfgerapporteerde lichamelijke verschijnselen (Jong et al. 2005).

In een recent binnen ons behandelteam uitgevoerde RCT werd graded exposure vergeleken met pijncontingente fysiotherapie volgens de methode Oerlemans bij CRPS-I patiënten met pijngerelateerde angst (Hollander et al. 2016). Patiënten kwamen in aanmerking voor deelname als zij zich presenteerden met CRPS-I volgens de criteria van de IASP (die bij aanvang van de trial het meest gangbaar waren). Daarnaast moest sprake zijn van pijngerelateerde angst (PHODA-score bovenste of onderste extremiteit $\geq$34). Er werden 46 patiënten geïncludeerd en gerandomiseerd; 23 patiënten kregen graded exposure aangeboden en 23 patiënten de pijncontingente fysiotherapie. De belangrijkste (primaire) uitkomstmaat was de mate van beperkingen in dagelijkse activiteiten, gemeten met de Radboud Skills Questionnaire (RASQ; Oerlemans et al. 2000a) voor CRPS-I aan de bovenste extremiteit en met de Walking Ability Questionnaire (WAQ; Roorda et al. 1996, 2005) voor CRPS-I aan de onderste extremiteit. Verder werden gemeten: catastroferen over pijn (gemeten met de Pain Catastrophizing Scale; Sullivan et al. 1995), gepercipieerde schadelijkheid van dagelijkse activiteiten (PHODA; Dubbers et al. 2003; Jelinek et al. 2003; Leeuw et al. 2007a, b), fysieke en mentale aspecten van de gezondheidsgerelateerde kwaliteit van leven (SF-36; Ware et al. 1994) en de pijnintensiteit (NPS; Galer en Jensen 1997) (secundaire uitkomstmaten).

Voor elke patiënt werd een veranderscore berekend tussen de voor- en de nameting, en tussen de voormeting en zes maanden na het einde van de behandeling (follow-upmeting). Deze veranderscores werden getoetst met behulp van randomisatietoetsen. Graded exposure bleek bij mensen met CRPS-I in de bovenste extremiteit significant beter in het reduceren van beperkingen van de bovenste extremiteit dan pijncontingente fysiotherapie, zowel tussen voormeting en nameting (verschil tussen exposure en pijncontingente fysiotherapie 1,08; $p < .001$), als tussen voormeting en follow-upmeting (1,30; $p < .001$). Ditzelfde gold voor de door patiënten met CRPS-I van de onderste extremiteit ervaren beperkingen aan die extremiteit tussen voormeting en follow-upmeting (3,624; $p = 0{,}02$). Over de periode tussen voor- en nameting was het verschil tussen graded exposure en pijncontingente fysiotherapie echter niet significant (3,06; $p = 0{,}05$). Graded exposure was ook significant beter dan pijncontingente fysiotherapie tussen voor- en nameting en tussen voor- en follow-upmeting op alle secundaire uitkomstmaten: catastroferen over pijn, gepercipieerde schadelijkheid van dagelijkse activiteiten, pijnintensiteit en fysieke en mentale aspecten van de gezondheidsgerelateerde kwaliteit van leven. Met behulp van de Leeds Reliable Change Index (Morley en Dowzer 2014) werd per conditie het aantal patiënten bepaald met een daadwerkelijke vooruitgang (dat wil zeggen dat de verschilscores over de tijd meer vooruitgang moeten laten zien dan mag worden verwacht op basis van de 'ruis' die in elk meetinstrument zit). Bij de meting zes maanden na het beëindigen van de behandeling ervoer 94 % van de patiënten die graded exposure hadden gekregen een betrouwbare vermindering van beperkingen, tegen slechts 18 % van de patiënten die pijncontingente fysiotherapie kregen. Ook voor alle andere uitkomstmaten was het percentage patiënten met een betrouwbare verbetering na graded exposure significant hoger dan bij pijncontingente fysiotherapie (zie ◘ tab. 6.1).

**Tabel 6.1** Percentage patiënten dat een betrouwbare verbetering doormaakt na graded exposure of pijncontingente fysiotherapie, direct na behandeling en na zes maanden follow-up

| | **percentage betrouwbare verbetering** | |
|---|---|---|
| *DIF1: verschil tussen voor en na behandeling* | *na graded exposure* | *na pijncontingente fysiotherapie* |
| fysieke gezondheid (SF-36-PCS) | 95 % | 21 % |
| mentale gezondheid (SF-36-MCS) | 68 % | 0 % |
| schadelijkheid van activiteiten (PHODA) | 100 % | 58 % |
| beperkingen (RASQ en WAQ gepoold) | 84 % | 37 % |
| pijncatastroferen (PCS) | 42 % | 5 % |
| pijnintensiteit (NPS) | 32 % | 5 % |
| *DIF2: verschil tussen vóór behandeling en follow-up na 6 maanden* | *na graded exposure* | *na pijncontingente fysiotherapie* |
| fysieke gezondheid (SF-36-PCS) | 89 % | 12 % |
| mental health (SF-36-MCS) | 61 % | 6 % |
| schadelijkheid van activiteiten (PHODA) | 100 % | 47 % |
| beperkingen (RASQ en WAQ gepoold) | 94 % | 18 % |
| pijnintensiteit (NPS) | 39 % | 0 % |
| pijncatastroferen (PCS) | 39 % | 6 % |

*SF-36-PCS* Short Form 36-Physical Component Score, *SF-36-MCS* Short Form 36-Mental Component Score, *PHODA* Photograph Series of Daily Activities, *RASQ* Radboud Skills Questionnaire, *WAQ* Walking Ability Questionnaire, *PCS* Pain Catastrophizing Scale, *NPS* Numeric Pain Scale.

## 6.3 Praktische adviezen voor graded exposure bij CRPS-I

Waarin verschillen patiënten met CRPS-I van patiënten met bijvoorbeeld chronische rugklachten? Naast de algemene vragen en adviezen die in de hoofdstukken screening (►H. 2), educatie (►H. 3) en behandeling (►H. 4) aan bod zijn gekomen, doen we hier een aantal suggesties specifiek voor CRPS-I.

### 6.3.1 Aandachtspunten tijdens intake revalidatiearts

Ga na of er voldoende diagnostisch onderzoek is gedaan. Recent zijn twee artikelen verschenen waarin wordt gesteld dat CRPS niet bestaat; er wordt vaak of altijd een oorzaak voor het in stand houden van de klachten over het hoofd gezien (Piñal 2013; Frölke et al. 2015). Onze ervaring is dat het bij de aanwezigheid van CRPS-symptomen inderdaad van groot belang is mogelijke pathologie expliciet uit te sluiten. Hierbij kan een gezamenlijk CRPS-spreekuur zoals bestaat in het MUMC+ zeer nuttig zijn, waarbij naast de revalidatiearts ook een anesthesist en een traumatoloog aanwezig zijn. Door deze werkwijze worden regelmatig aanwijzingen voor een onderliggend lijden gevonden. Enkele voorbeelden hiervan zijn: een lisfrancluxatie van de voet, letsel van het triangulaire fibrocartilagineuze complex (TFCC) van de pols, tendinitis van de m. flexor carpi radialis, huidzenuwletsel in aansluiting op een fractuur of operatie, een niet-geconsolideerde fractuur enzovoort. Daarnaast kan dit gezamenlijk spreekuur uitstekend worden gebruikt om de patiënt een eenduidige en heldere boodschap mee te geven over de mate van belastbaarheid van de aangedane extremiteit en hoe om te gaan met pijnmedicatie tijdens de behandeling.

### 6.3.2 Aandachtspunten tijdens intake behandelteam

Een deel van de patiënten met CRPS-I is vooral angstig geworden door bedreigende informatie die zij hebben gekregen van professionals, gezinsleden of vrienden, uit de media of via internet. Vraag daarom altijd na wat de patiënt weet over CRPS-I, hoe hij aan deze informatie komt en hoe hijzelf en zijn belangrijke anderen hier tegenaan kijken. Vooral wanneer de patiënt veel verschillende, mogelijk conflicterende informatie heeft gekregen, is het van belang te weten wat de patiënt zelf gelooft, wat zijn eigen 'theorie' is. Sommige patiënten vinden het moeilijk om aan te geven dat zij het niet eens zijn met de informatie die de revalidatiearts ze heeft gegeven. Bied de patiënt daarom expliciet de ruimte om eigen gedachten, opgedane informatie en twijfels te bespreken. Wanneer de patiënt aangeeft veel kennis op het internet te hebben vergaard, vraag dan specifiek wat de patiënt daar is tegengekomen en of hij denkt dat dit al dan niet betrekking heeft op hemzelf (bijvoorbeeld op krukken moeten lopen, in een rolstoel terechtkomen, een aangepaste woning nodig hebben, een amputatie ondergaan).

Patiënten met CRPS-I kunnen bang zijn om specifieke bewegingen te maken, maar er kunnen ook andere angsten zijn, bijvoorbeeld voor aanraking of voor oncontroleerbare pijn, voor verergering van de verschijnselen, om in een rolstoel terecht te komen, of dat op termijn een amputatie nodig is.

### 6.3.3 Aandachtspunten tijdens PHODA

Een gedachte die patiënten met CRPS-I vaak uitspreken is: 'ik ben niet bang om het te doen, ik kan het gewoon niet'. Vraag dan door naar hoe de patiënt denkt dat dit komt. Waarom kan het niet, wat gebeurt er dan in het lichaam? Dit geeft een indruk hoe de patiënt aankijkt tegen de lichamelijke verschijnselen bij CRPS-I. Probeer erachter te komen of de patiënt denkt dat de pijn het onmogelijk maakt, of dat hij gelooft dat er iets mis is met lichamelijke structuren waardoor het onmogelijk is.

### 6.3.4 Aandachtspunten tijdens medische educatie

Er kan een sterke overtuiging bestaan dat er wel iets mis móet zijn, vanwege de zichtbare lichamelijke verschijnselen.

Puur op basis van CRPS-I zijn er geen redenen om aan te nemen dat een activiteit of beweging niet zou lukken. Wanneer er echter een operatie ten grondslag ligt aan het ontstaan van de CRPS-I, is het belangrijk dat de revalidatiearts vaststelt of er daardoor fysieke beperkingen zijn, of moeten worden opgelegd. Ook leidt CRPS op de lange termijn wel eens tot dystonie en vervolgens tot dwangstanden en dergelijke; ook hiervan is het belangrijk vast te stellen of het een onomkeerbare toestand is. De ervaring leert dat dit zeker niet altijd het geval is.

In het specifieke geval van CRPS, waarbij na belasten soms een duidelijke toename is te zien in lichamelijke verschijnselen zoals verkleuring of zwelling, is het van belang ook uit te leggen dat dit een ontregeling is van het zenuwstelsel, maar zeker geen teken van schade of van 'tot hier en niet verder'.

De medische educatie is een heel geschikt moment om afspraken te maken over pijnmedicatie (vaak is de patiënt in het voortraject voorzien van allerlei medicatie, die veel bijwerkingen kan opleveren en eigenlijk geen effect blijkt te hebben). Ook is het goed vooraf te bespreken dat er zeker in het begin van de behandeling meer pijn zal optreden, maar dat dan juist geen extra pijndempende medicatie mag worden voorgeschreven. Maak heldere afspraken met medisch medebehandelaars zoals de pijnpoli, dat geen andere interventies worden opgestart tenzij het pijnrevalidatieteam daar om vraagt.

Het gebruik van neuropathische pijnmedicatie wordt in principe gecontinueerd tot het moment dat de patiënt zich in overleg met het behandelteam afbouw van deze medicatie ten doel heeft gesteld. Als dat niet zo is, zal de revalidatiearts de eventuele afbouw bij afronding van de behandeling of tijdens het spreekuur zes of twaalf weken daarna bespreken.

Het gebruik van dimethylsulfoxide-vaselinecrème FNA (DMSO-crème®) wordt bij voorkeur gestopt op het moment dat aanwezige zwelling is afgenomen. Infusen met ketamine (Ketanest®) worden nooit meer voorgeschreven, ook al heeft de patiënt hiermee in het verleden positieve ervaringen opgedaan.

Tijdens en na de behandeling is een goede afstemming met andere artsen (huisarts, andere medisch specialisten (o.a. anesthesist), bedrijfsarts en verzekeringsgeneeskundige) over het voorschrijven van behandelingen (zoals spalken, medicatie) en adviezen (zoals 'voorzichtig zijn met ingrepen aan extremiteit' of 'vooral rust houden') van groot belang. Het activerende beleid dient daarbij ook in de toekomst te worden voortgezet. Daarom biedt ons behandelteam altijd aan dat collega-artsen en paramedici bij vragen of zorgen contact kunnen opnemen met de revalidatiearts en/of andere teamleden.

### 6.3.5 Aandachtspunten tijdens educatie over de behandelrationale

Vooral patiënten die nog een louter biomedische kijk op hun klachten hebben, hechten er vaak aan dat CRPS niet aan het begin van de educatie als 'onverklaarbare klacht' wordt geduid. Om deze patiënten te begeleiden naar een minder biomedisch gerichte visie op hun klachten is het nuttig een duidelijk onderscheid te maken tussen het ontstaan van de klachten (bijvoorbeeld trauma en daaruit voortvloeiende CRPS-I) en het voortduren ervan.

Bespreek dat het voor de patiënt en zeker voor zijn omgeving heel vreemd zal zijn, zeker als hij behoorlijk beperkt is geraakt (arbeidsongeschikt, rolstoelafhankelijk), als hij na een aantal sessies weer veel beter kan functioneren en bijvoorbeeld weer gewoon kan lopen. Ga samen na welke reacties dat kan oproepen. Vraag hoe de patiënt hier tegenaan kijkt en hoe hij hiermee denkt te kunnen omgaan.

Betrek ook de partner of voor de patiënt belangrijke anderen bij de medische educatie en de sessies die daarop volgen. Bij CRPS-I is dit extra belangrijk omdat personen uit de directe omgeving van de patiënt op basis van hun eigen cognities over pijn en zichtbare lichamelijke verschijnselen de patiënt bedoeld of onbedoeld kunnen afremmen.

### 6.3.6 Aandachtspunten tijdens de praktische fase van de behandeling



Patiënten met CRPS-I vertonen vaak een sterkere pijnervaring; zij hebben vaak expressiever pijngedrag dan andere chronische pijnpatiënten. Het is zaak dat de behandelaar desondanks vasthoudt aan de stelling dat het gaat om chronische onbegrepen pijn; blijf benadrukken dat pijn geen teken van schade is en dat de patiënt de keuze heeft om bewegingen en activiteiten uit te voeren. Naarmate de patiënt hier vaker voor kiest, groeit ook zijn overtuiging dat het mogelijk is. Vaak zien we op termijn ook een afname van de CRPS-verschijnselen.

Het is voor patiënten soms zo bedreigend om bijvoorbeeld te worden aangeraakt, dat ze zelfs niet durven kijken als dat gebeurt. Wees hier alert op en bespreek het wanneer het voorkomt; kijken kan dan de eerste stap in de graded exposure zijn.

Patiënten hebben soms de overtuiging dat zij iets niet kunnen (i.p.v. niet durven) terwijl het medisch gezien wel mogelijk moet zijn. Begrip tonen dat de patiënt dit zo ervaart is nodig, maar probeer ook door uitleg de nieuwsgierigheid van de patiënt te prikkelen om het toch te proberen. Eventueel kan de behandelaar een beweging eerst passief ondersteunen en de patiënt vragen mee te gaan doen met de beweging.

Wanneer de patiënt zich blijft afvragen hoe het kan dat lichamelijke verschijnselen optreden, kan het helpen om uit te leggen dat de spieren normaal gesproken werken als een pomp. Door het langdurig verminderde gebruik is die pompfunctie verstoord geraakt, maar als de patiënt de hoeveelheid beweging in zijn dagelijks leven normaliseert, zullen de spieren hun pompfunctie op den duur weer oppakken.

## Literatuur

Bruehl S, Chung OY. How common is complex regional pain syndrome-type I? Pain. 2007;129:1–2.

CBO. Herziening richtlijn complex regionaal pijn syndroom type 1. Utrecht: CBO;2014.

Dubbers AT, Vikström MH, Jong JR de. The Photograph Series of Daily Activities (PHODA-UE): cervical spine and shoulder. Heerlen/Maastricht, The Netherlands: Zuyd University, Institute for Rehabilitation Research (iRv), Maastricht University; 2003.

Frölke JPM, Dongen RT van, Meent H van de. Complex regionaal pijnsyndroom type 1: de mythe ontkracht. Ned Tijdschr Geneeskd. 2015;159:A8370.

Galer BS, Jensen MP. Development and preliminary validation of a pain measure specific to neuropathic pain: the neuropathic pain scale. Neurology. 1997;48(2):332–8.

Geertzen JHB, Bruijn-Kofman AT de, Bruijn HP de, Wiel HBM van de, Dijkstra PUPT. Stressful life events and psychological dysfunction in complex regional pain syndrome type I. Clin J Pain. 1998;14(2):143–7.

Harden R, editor. The rationale for integrated functional restoration. Seattle: IASP Press; 2005. p. 32.

Harden R, Bruehl S, Perez R, Birklein F, Marinus J, Maihofner C, et al. Validation of proposed diagnostic criteria (the 'budapest criteria') for complex regional pain syndrome. Pain. 2010;150:268–74.

Hollander M den, Goossens M, Jong J de, Ruijgrok J, Oosterhof J, Onghena P et al. Expose or protect? A randomized controlled trial of exposure in vivo versus pain-contingent treatment as usual in patients with Complex Regional Pain Syndrome Type I. Pain 2016;157:2318–29.

Jelinek S, Germes D, Leyckes N, Jong JR de. The Photograph Series of Daily Activities (PHODA-LE): lower extremities. Heerlen/Maastricht, The Netherlands: Zuyd University, Institute for Rehabilitation Research (iRv), Maastricht University; 2003.

Jong JR de, Vlaeyen JW, Onghena P, Goossens MEJB, Geilen M, Mulder H. Fear of movement/(re)injury in chronic low back pain: education or exposure in vivo as mediator to fear reduction? (Clinical TrialRandomized Controlled Trial). Clin J Pain. 2005;21(1):9–17; discussion 69–72.

Leeuw M, Goossens MEJB, Linton SJ, Crombez G, Boersma K, Vlaeyen JW. The fear-avoidance model of musculoskeletal pain: current state of scientific evidence. J Behav Med. 2007a;30(1):77–94.

Leeuw M, Goossens MEJB, Breukelen GJ van, Boersma K, Vlaeyen JW. Measuring perceived harmfulness of physical activities in patients with chronic low back pain: the photograph series of daily activities–short electronic version. J Pain. 2007b;8(11):840–9.

Morley S, Dowzer CN. Manual for the leeds reliable change indicator: simple excel® applications for the analysis of individual patient and group data. Accessed ►http://medhealth.leeds.ac.uk/info/618/clinical_psychology_dclinpsychol/797/leeds_reliable_change_index website. 2014.

Mos M de, Bruijn AGJ de, Huygen FJPM, Dieleman JP, Stricker BHC, Sturkenboom MCJM. The incidence of complex regional pain syndrome: a population-based study. Pain. 2007;129(1–2):12–20.

Oerlemans HM, Oostendorp RA, Boo T de, Goris RJ. Pain and reduced mobility in complex regional pain syndrome I: outcome of a prospective randomised controlled clinical trial of adjuvant physical therapy versus occupational therapy. Pain. 1999;83(1):77–83.

Oerlemans HM, Cup EH, Boo T de, Goris RJ, Oostendorp RA. The Radboud skills questionnaire: construction and reliability in patients with reflex sympathetic dystrophy of one upper extremity. Disabil Rehabil. 2000a;22(5):233–45.

Oerlemans HM, Oostendorp RA, Boo T de, Laan L van der, Severens JL, Goris JA. Adjuvant physical therapy versus occupational therapy in patients with reflex sympathetic dystrophy/complex regional pain syndrome type I. Arch Phys Med Rehabil. 2000b;81(1):49–56.

Perez R, Zollinger P, Dijkstra P, Thomassen-Hilgersom I, Zuurmond W, Rosenbrand C, et al. Clinical practice guideline 'complex regional pain syndrome type I'. Ned Tijdschr Geneeskd. 2007;151(30):1674–9.

Piñal F del. Editorial: I have a dream … reflex sympathetic dystrophy (RSD or complex regional pain syndrome–CRPS I) does not exist. J Hand Surg (Eur Vol). 2013;38(6):595–7.

Roorda LD, Roebroeck ME, Lankhorst GJ, Tilburg T van, Bouter LM. Measuring functional limitations in rising and sitting down: development of a questionnaire. Arch Phys Med Rehabil. 1996;77(7):663–9.

Roorda LD, Roebroeck ME, Tilburg T van, Molenaar IW, Lankhorst GJ, Bouter LM, et al. Measuring activity limitations in walking: development of a hierarchical scale for patients with lower-extremity disorders who live at home. Arch Phys Med Rehabil. 2005;86(12):2277–83.

Sharma A, Agarwal S, Broatch J, Raja S. A web-based cross-sectional epidemiological survey of complex regional pain syndrome. Reg Anesth Pain Med. 2009;34(2):110–5.

Sullivan MJL, Bishop SR, Pivik J. The pain catastrophizing scale: development and validation. Psychol Assess. 1995;7(4):524–32.

Veldman P, Reynen H, Arntz I, Goris R. Signs and symptoms of reflex sympathetic dystrophy: prospective study of 829 patients. Lancet. 1993;342:1012–6.

Vlaeyen JWS, Linton SJ. Fear-avoidance and its consequences in chronic musculoskeletal pain: a state of the art. Pain. 2000;85(3):317–32.

Ware JE, Kosinski M, Keller SK. SF-36® Physical and mental health summary scales. 2nd ed. Boston, MA: The Health Institute; 1994.

# Graded exposure bij posttraumatische nekpijn en bij klachten van arm, nek en/of schouder

*J.R. de Jong, M.D.F. van Eijsden-Besseling en C.M. Rebel*




J.A. Verbunt, R.J.E.M. Smeets (Red.), *Graded Exposure*, DOI 10.1007/978-90-368-1106-4_7

## 7.1 Inleiding

Voorgaande hoofdstukken hebben laten zien dat graded exposure effectief is bij chronische lage rugpijn en bij het Complex Regionaal Pijnsyndroom type I. Pijngerelateerde angst en het catastroferen over pijn blijken ook potentiële voorspellers te zijn voor het ontstaan van chronische pijn bij klachten van arm, nek en/of schouder (KANS) en posttraumatische nekpijn (PTNP) (Feleus et al. 2007; Huis 't Veld et al. 2007; Karels et al. 2007; Karsdorp et al. 2010; Eijsden-Besseling et al. 2010; Nederhand et al. 2004, 2006). Deze bevindingen zijn in lijn met het groeiende bewijs dat angst voor bewegingsgerelateerde pijn kan ontstaan door associatief leren (Meulders et al. 2011) en dat angstige inschattingen van de pijn voorspellers zijn voor het verlies van toekomstig werk (Fritz et al. 2001; Gheldof et al. 2010; Jensen et al. 2010) en zelfgerapporteerde beperkingen (Leeuw et al. 2007; Swinkels-Meewisse et al. 2006; Wideman et al. 2009). Pijngerelateerde angst is niet alleen geassocieerd met slechtere prestaties, ook blijken functionele verbeteringen tijdens revalidatieprogramma's te worden gemedieerd door reductie van het catastroferen over pijn. Dit suggereert dat revalidatiebehandelingen voor KANS kunnen worden verbeterd door meer aandacht te hebben voor catastroferen en pijngerelateerde angst (Mannion et al. 1999; Spinhoven et al. 2004; Smeets et al. 2006; Vlaeyen en Linton 2012). Onderzoek heeft aangetoond dat de effecten van graded-exposurebehandeling ook positief zijn bij patiënten met KANS en PTNP (Jong et al. 2008, 2012). Binnen dit hoofdstuk bespreken we de bevindingen en ervaringen met graded exposure bij deze pijnklachten.



## 7.2 Posttraumatische nekpijn

In dit boek en binnen de graded-exposurebehandeling wordt gekozen voor de omschrijving posttraumatische nekpijn (PTNP) en niet voor de term whiplash, omdat onderzoek heeft laten zien dat het toeschrijven van klachten aan 'whiplash' mogelijk leidt tot een ongunstige prognose, onafhankelijk van de ernst van de klachten kort na het ongeluk (Buitenhuis et al. 2008). Dit is goed verklaarbaar als we bedenken dat de term whiplash allerlei cultureel verankerde maar onjuiste associaties met het beloop oproept, zoals 'chronische aandoening' of 'ernstige invaliderende klachten', en ook veronderstellingen over gewenst gedrag, zoals 'voorzichtig zijn met bepaalde bewegingen' en 'de nek vooral stilhouden'.

De meeste gegevens over de incidentie en prevalentie van PTNP in de literatuur zijn ouder dan tien jaar. De KNGF-richtlijn *Whiplash* (2005) beschrijft dat het aantal nieuwe patiënten met PTNP op basis van ongevalsstatistieken wordt geschat op 94 tot 188 per 100.000 inwoners per jaar in Nederland. Incidentiecijfers worden echter meestal afgeleid van het aantal ingediende verzekeringsclaims, waardoor deze cijfers lager kunnen uitvallen. In het jaar 2004 zijn er volgens het Comité Européen des Assurances in Nederland 19.200 claims wegens WAD (*whiplash-associated disorders* of *minor cervical trauma*) ingediend. De totale kosten hiervan bedragen 320 miljoen euro (KNGF 2005).

Bij vrouwen houden de posttraumatische klachten doorgaans langer aan dan bij mannen. De vraag die bovenstaande bevindingen oproept, is of we niet te maken hebben met een modeverschijnsel? Die suggestie wordt nog verder versterkt door de bevinding dat er landen zijn waar PTNP schijnbaar niet voorkomt (Ferrari 1999; Obelieniene et al. 1999). De kosten van PTNP-claims bedragen zo'n 40 % van de totale kosten van geclaimde letselschade in Nederland.

### 7.2.1 Posttraumatische nekpijn en catastroferen

In ►H. 1 is beschreven dat onder andere causale attributie, het idee dat de patiënt heeft over de oorzaak van de klachten, en catastroferen van grote invloed kunnen zijn op het beloop van de pijngerelateerde klachten. Op zichzelf hoeven de ervaren nekpijnklachten na een ongeval geen aanleiding te zijn om te gaan catastroferen. Nekklachten zijn in de regel goedaardig en kortdurend en ze verdwijnen doorgaans ook na verloop van tijd. Onderzoek laat echter zien dat er toch een groep mensen met nekklachten blijkt te zijn met negatieve verwachtingen over het herstel van hun klachten, en dat deze negatieve verwachtingen van doorslaggevende betekenis zijn voor hun prognose (Holm et al. 2008). Een belangrijke vraag is dan ook waar die negatieve verwachtingen vandaan komen. Bij het ontstaan van disfunctionele verwachtingen lijken cultureel verankerde kennis en gevoelswaarden belangrijke factoren (Buitenhuis et al. 2008). Mogelijk komen deze verwachtingen voor een deel ook voort uit een gebrek aan kennis over het beloop en de aard van de PTNP. De multidisciplinaire richtlijn *Diagnostiek en behandeling van mensen met een whiplash associated disorder I of II* benadrukt dat het inzicht in de factoren die verantwoordelijk zijn voor PTNP, in feite het aangrijpingspunt vormt voor de behandeling.

### 7.2.2 Graded exposure bij posttraumatische nekpijn

Door gebruik te maken van single-casestudies met herhaalde metingen hebben De Jong en collega's (2008) onderzocht of de validiteit van graded exposure, vergeleken met een gestandaardiseerd graded-activityprogramma, ook van toepassing is bij PTNP-patiënten die een verhoogde mate van pijngerelateerde angst rapporteren. Acht patiënten die langer dan twaalf weken nekpijn hadden als gevolg van een auto-ongeluk, werden voor dit onderzoek geïncludeerd. Patiënten met tekenen van een hersenschudding, geheugenverlies, of ernstige schade (breuk, traumatische inwendige pathologie) kwamen niet in aanmerking, terwijl analfabetisme, zwangerschap, drugs- of alcoholmisbruik en ernstige psychopathologie werden gebruikt als uitsluitingscriteria. Van de acht patiënten die deelnamen aan het onderzoek, waren er vijf van het mannelijke en drie van het vrouwelijke geslacht. De deelnemers gebruikten een dagboekje om bewegingsangst, angst voor pijn, catastroferen en pijnintensiteit te meten. Daarnaast droegen de deelnemers op bepaalde momenten een bewegingsmeter (accelerometer). In aanvulling op het dagboekje werden ook de Tampa Scale for Kinesiophobia (TSK), de Photograph Series of Daily Activities (PHODA) en de Nederlandse versie van de Neck Disability Inventory (NDI; Vos et al. 2006) afgenomen. De graded-exposurebehandeling (GEXP) bestond uit twaalf sessies van een uur, verspreid over een periode van zes weken; het graded-activityprogramma (GA) bestond uit twintig sessies van een uur, verspreid over tien weken. Beide behandelingen werden gegeven door een poliklinisch revalidatieteam bestaand uit een revalidatiearts, een gedragstherapeut en een ergotherapeut of fysiotherapeut geschoold in de cognitief-gedragsmatige behandeling van patiënten met chronische pijn.

Na een baselineperiode van twee weken waarin de deelnemers geen behandeling kregen, werden zij ingedeeld voor ofwel de behandelvolgorde GEXP – GA, ofwel GA – GEXP. Resultaten toonden een verbetering van alle uitkomstmaten, inclusief pijnintensiteit, tijdens de GEXP-behandeling (zie ◘fig. 7.1). Deze verbeteringen vonden plaats drie tot vier weken na de start van de graded-exposurebehandeling. Wanneer graded activity als eerste behandeling werd aangeboden, was er weinig bewijs voor verbetering op de genoemde uitkomstmaten. Na afloop van graded exposure was er een duidelijke toename in het activiteitenniveau, onafhankelijk van de volgorde waarin de graded exposure werd aangeboden.

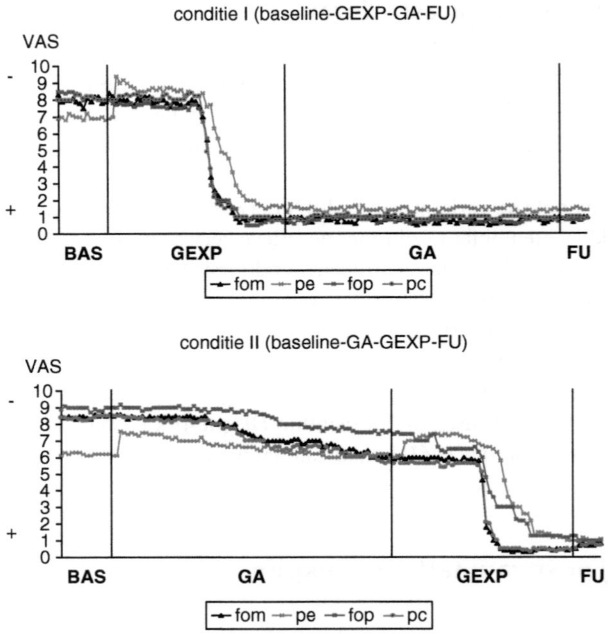




**Figuur 7.1** Gemiddelde waarden, berekend uit de tijdreeksen van iedere patiënt binnen conditie I (n = 4) en II (n = 4) voor wat betreft bewegingsangst (*fom*), pijnervaring (*pe*), angst voor de pijn (*fop*) en catastroferen over de pijn (*pc*), zoals gemeten met de dagboekjes tijdens baseline (*BAS*), graded exposure in vivo (*GEXP*), graded activity (*GA*), en bij follow-up na 6 maanden (*FU*). BAS = 14 dagen, GEXP = 42 dagen (12 sessies van 1 uur) + 7 dagen bewegingsmeter, GA = 70 dagen (20 sessies van 1 uur) + 7 dagen bewegingsmeter, FU = 7 dagen

## Discussie

Naast de superioriteit van graded exposure in vergelijking met graded activity bij patiënten met PTNP die een verhoogde mate van pijngerelateerde angst rapporteerden, is er bij de graded exposure een plotselinge en opmerkelijke verbetering waar te nemen rond sessie 7 tot 9. De inhoud van deze sessies bestond voornamelijk uit blootstelling aan persoonlijk relevante activiteiten die de belangrijkste functionele doelen van de patiënt vertegenwoordigden. Onderzoek naar de terugkeer van angst en het hernieuwd optreden van angstreacties (het fenomeen 'renewal') laat zien dat de uitdoving van angst een contextgevoelig proces is, en dat datgene wat in de graded-exposurebehandeling wordt geleerd niet vanzelfsprekend generaliseert naar andere situaties (Vansteenwegen et al. 2006). Graded exposure is dus geen afleren, maar het leren van iets nieuws. Tijdens graded exposure leert de patiënt een uitzondering op de regel, bijvoorbeeld: 'extensie van de nek is veilig als ik thuis een voorwerp van de kast wil pakken.' In een andere context, bijvoorbeeld op de sportclub of op het werk, ervaart de patiënt deze beweging als niet veilig. Vanuit dit standpunt lijkt het dus belangrijk om, indien mogelijk, ook in de context bloot te stellen waarin de angst tot stand is gekomen, én voor voldoende uitzonderingen (andere contexten) te zorgen zodat deze uitzonderingen de regel gaan vormen. Aangezien in het hier aangehaalde onderzoek zowel op de korte als de lange termijn een duidelijke toename werd gezien van in het uitvoeren van dagelijkse activiteiten, gemeten met een bewegingsmeter, is het vrij zeker dat graded exposure voor voldoende uitzonderingen heeft gezorgd. Het lijkt namelijk zeer aannemelijk dat dagelijkse activiteiten niet alleen bestaan uit situaties die zijn aangeboden tijdens graded exposure.

De resultaten van onderzoek bij PTNP-patiënten laten zien dat er bij deze groep meer exposuresessies nodig zijn om significante effecten te bewerkstelligen dan bij patiënten met lage rugpijn. Een mogelijke verklaring is dat PTNP-patiënten naast bewegingsangst nog andere klachten en angsten ervaren, zoals hoofdpijn, visusstoornissen, duizeligheid, paresthesie, misselijkheid, gevoelloosheid in zowel de bovenste als onderste ledematen en tintelingen, tinnitus en cognitieve problemen (concentratie- en geheugenstoornissen). Tijdens de exposuresessies is het van belang dat verschillende contexten waarin deze klachten zich kunnen voordoen, worden opgezocht. Voorbeelden zijn ruimten met veel licht, drukte of geluid, en gedragsexperimenten waarbij vallen centraal staat. Op basis van klinische ervaring weten we dat de kans aanwezig is dat patiënten in dergelijke situaties in paniek raken. Door patiënten uit te dagen in de panieksituatie te blijven, kunnen ze ervaren dat ze rustig worden en het gevoel krijgen controle te hebben over de lichamelijke klachten. Imaginaire exposure is ook een optie.

Patiënten met lage rugpijn maken zich voornamelijk zorgen over hoe de ervaren pijn interfereert met dagelijkse activiteiten. Bij nekpijnpatiënten kan het moeilijker zijn hun bezorgdheid uit te dagen. Bijvoorbeeld: 'Als ik deze zware last til, heb ik niet de volledige controle over mijn nek, wat mijn pijnklachten zullen verergeren, met als resultaat dat ik in de toekomst niet in staat zal zijn mijn werk uit te voeren.' Dergelijke cognities kunnen worden uitgedaagd door te inventariseren uit welke activiteiten het werk bestaat en de patiënt hieraan bloot te stellen. Een andere mogelijkheid is om de exposure gelijktijdig met de terugkeer naar werk te laten plaatsvinden. Een ander voorbeeld betreft een patiënt die bang was om zijn nek te extenderen tijdens het zwemmen op de buik en ervan overtuigd was dat hij deze beweging niet kon maken. Tijdens de exposuresessie werd met behulp van een smartphone een filmpje gemaakt waarop duidelijk te zien was dat patiënt wel degelijk zijn nek kon extenderen. Op basis van deze beelden was hij in staat zijn opvattingen omtrent de beweeglijkheid van zijn nek bij te stellen.

Interessant is dat ook de pijnervaring positief werd beïnvloed door graded exposure. Bovendien suggereren de resultaten dat een afname van de pijnervaring optreedt na de afname van pijngerelateerde angst. Gelijkwaardige resultaten worden ook gevonden bij onderzoeken met graded exposure bij chronische lage rugpijn. Een dergelijke afname in pijnervaring is echter niet gebruikelijk bij cognitief-gedragsmatige behandelingen voor chronische pijn (Morley et al. 1999). Hoe kan dit onverwachte resultaat worden verklaard? Een eerste verklaring is dat angstreductie samengaat met een verminderde spierspanning (Nederhand et al. 2006), wat weer kan worden gekoppeld aan een vermindering van de ervaren pijn (Flor et al. 1985). Door het gebruik van pijnlijke spieren te vermijden, om verdere toename van pijn of letsel te voorkomen, wordt de activatie van die spieren minder. Experimenteel onderzoek naar de rol van aandacht en pijngerelateerde angst heeft aangetoond dat patiënten met een verhoogd niveau van pijngerelateerde angst doorgaans de neiging hebben te focussen op somatische sensaties (Peters et al. 2002). Deze bevinding bevestigt de opvatting dat de belangrijkste functie van angst de vroegtijdige opsporing van potentieel bedreigende situaties is. Het is waarschijnlijk dat de afname van de pijnervaring tijdens graded exposure werd gemedieerd door een werkwijze waarbij de dreigwaarde van bepaalde stimuli wordt verminderd; hierdoor wordt ook de aandacht onttrokken aan pijn en lichamelijke gewaarwordingen. Tot slot kan pijnvermindering ook het directe gevolg zijn van de verminderde dreigwaarde van fysieke activiteiten (Arntz en Claassens 2004). Dit is in lijn met beeldvormend onderzoek waaruit blijkt dat er een relatie bestaat tussen catastroferen en de activatie van corticale gebieden die in verband staan met affect, aandacht en motorische aspecten van de pijn (Seminowicz en Davis 2006).

Ondanks de algemene invloed van graded exposure op de pijnervaring, blijkt er bij het begin van graded exposure sprake te zijn van een pijntoename. Naast het feit dat de pijn toeneemt doordat de patiënt weer pijnlijke structuren gaat inschakelen, kan een mogelijke andere verklaring liggen in de geschiedenis van deze patiënten. Ze kunnen allemaal worden gekarakteriseerd als 'niet-foute bestuurders' (degene die geen schuld had aan het ongeluk). Onderzoek heeft laten zien dat de 'niet-foute bestuurder' boos is over de actie van iemand anders (Ferrari et al. 2005). Ze communiceren over de andere bestuurder als de 'domme bestuurder' die hun letsel heeft veroorzaakt en er daardoor voor heeft gezorgd dat ze belangrijke doelen in hun leven niet kunnen verwezenlijken. De blootstelling aan een activiteit en/of beweging tijdens graded exposure waarbij pijn of fysiek ongemak wordt ervaren, kan bij deze patiënten boosheid oproepen. Deze boosheid zorgt vervolgens voor een verdere toename van de intensiteit en onaangenaamheid van de pijn (Rainville et al. 2005).



## 7.3 Klachten van arm, nek en/of schouder (KANS)

Begin jaren tachtig verschenen vanuit Zuid-Australië de eerste berichten over de incidentie en prevalentie van KANS, destijds bekend als RSI (Repetitive Strain Injury) (Gun 1990). In de jaren negentig werd RSI in Nederland een hype met een hoge prevalentie, waarmee rekening moest worden gehouden. De pers besteedde er wekelijks aandacht aan en zorgde voor verontrustende berichtgeving. Vanwege de gesuggereerde impact op vele gebieden, zoals ziekteverzuim, medische consumptie en alle daarmee gepaard gaande medische en productiviteitskosten, werd RSI een beladen term. In 2004 werd de naamgeving RSI gewijzigd in Klachten van Arm, Nek en/of Schouder (KANS; Multidisciplinaire Richtlijn Aspecifieke KANS 2012). Deze naamswijziging bood echter geen soelaas, in die zin dat de incidentie er niet door terugliep en het probleem er allerminst door was opgelost. De incidentie liep, vooral onder beeldschermwerkers, in de jaren tussen 1997–2002 op van 19 naar 28 % (Health Council Netherlands 2000). Vanwege de technologische ontwikkelingen, waarbij een enorme toename van het aantal beeldschermwerkers niet meer weg te denken viel, werd een verdere toename van de incidentie verwacht. In 2013 was 26 % van de werknemers in Nederland beeldschermwerker. Van de verwachte toename van de incidentie, althans van het aantal geregistreerde meldingen bij de bedrijfsartsen, is echter geen sprake geweest. Er trad juist een afname op, door meer structurele aandacht voor mogelijke oorzaken van KANS in de werksituatie en door preventie, vooral bij beeldschermwerkers (Arbokennisnet 2015). Momenteel wordt 11 % van de totale verzuimduur veroorzaakt door KANS (RSI-vereniging 2015).

In zijn rapport van 2000 omschreef de Nederlandse Gezondheidsraad RSI als volgt: 'RSI is een medisch syndroom dat de nek, bovenrug, schouders, boven- en onderarm, elleboog, pols of hand of een combinatie van die locaties aantast. De gevolgen zijn beperkend of leiden tot participatieproblemen. Het syndroom wordt gekarakteriseerd door een verstoring in de balans tussen belasting en fysieke capaciteit, voorafgegaan door activiteiten die herhaalde bewegingen inhouden of betrekking hebben op het langdurig met een of meer van de betrokken lichaamsdelen in een gefixeerde positie verblijven. RSI wordt altijd veroorzaakt door een combinatie van factoren. De definitie van RSI zoals aangenomen door de commissie sluit acute en subacute pijn e.d. uit. Als een syndroom bestaat RSI noodzakelijkerwijs uit een complex van klachten' (Health Council Netherlands 2000). De Gezondheidsraad maakte echter geen onderscheid tussen specifieke (bijvoorbeeld tenniselleboog en carpaletunnelsyndroom (CTS)) en aspecifieke klachten, hoewel de laatste variant verreweg de hoogste prevalentie heeft (Health Council Netherlands 2000). Dit maakte het moeilijk om methodologisch zuiver onderzoek op te zetten naar aspecifieke KANS.

Er was destijds geen anatomisch substraat bekend, noch onderzoeken en onderzoeksmethoden om dit syndroom beter in kaart te brengen. Dat betekende dat er ook geen bewijs aanwezig was met betrekking tot risicofactoren, prognostische factoren en kansrijke therapieën. Tegenwoordig valt het chronische aspecifieke KANS-syndroom waarmee patiënten zorgverleners bezoeken (klachten > 3 maanden, daarmee chroniciteit van de klachten implicerend) onder SOLK, somatisch onbegrepen lichamelijke aandoeningen, en hebben we meer kennis vergaard over het verschijnsel (Eijsden 2010; Eijsden et al. 2010; Beumer et al. 2012). Bij het meeste onderzoek wordt echter nog steeds geen onderscheid gemaakt tussen aspecifieke en specifieke KANS, terwijl er naast overeenkomsten (bijvoorbeeld risicofactoren zoals fysieke overbelasting) zeker ook grote verschillen zijn, zoals ten aanzien van prognostische factoren (bijvoorbeeld angst, vrouwelijk geslacht) en in de aanpak van de klachten (Jong et al. 2012). Verder kan er sprake zijn van een combinatie van aspecifieke en specifieke KANS.

In 2012 is de *Multidisciplinaire richtlijn aspecifieke Klachten Arm, Nek en/of Schouders* verschenen (Beumer et al. 2012). Deze CBO-richtlijn is tot stand gekomen door intensieve samenwerking in een multidisciplinair team, met in de kerngroep zowel medisch specialisten (waaronder revalidatieartsts, psycholoog, paramedici, wetenschappers) als collega's uit de arbeids- en bedrijfsgeneeskunde, een huisarts en een afgevaardigde van de RSI-vereniging. In de richtlijn is een definitie van aspecifieke KANS geformuleerd die zo veel mogelijk recht doet aan alle belangrijke aspecten. Uitgangspunt is geweest dat eerst alle 'specifieke KANS-en' met hun specifieke klachten, oorzaken en aanpak werden uitgesloten, alvorens te kunnen besluiten dat er sprake is van aspecifieke KANS. Bij specifieke KANS is ervan uitgegaan dat er sprake is van een welomschreven patroon van klachten net zoals bij CTS, een anatomisch substraat en een 'state of the art' behandeling, en dat een en ander medisch gezien wereldwijd is geaccepteerd. Tevens was uitgangspunt dat 'rode vlaggen' werden uitgesloten, evenals klachten na trauma.

### ▪ Patiëntenprofiel aspecifieke KANS

Er is sprake van langer dan twee weken aanwezige, aan werk of activiteiten gerelateerde pijn, stijfheid, tintelingen en/of een doof gevoel ter hoogte van nek, schouders, bovenrug, armen en/of handen. De klachten zijn niet gerelateerd aan een systemische aandoening of trauma en specifieke KANS, zoals een tenniselleboog of het CTS, is zo goed mogelijk uitgesloten. Aanvankelijk zijn de klachten gerelateerd aan bepaalde activiteiten en/of werk. In een later stadium kunnen ze ook optreden bij andere dagelijkse activiteiten en de hele dag aanwezig zijn zonder verband met de oorspronkelijk gerelateerde activiteit. Daarnaast kan de nachtrust verstoord raken. De klachten beginnen doorgaans aan de dominante zijde en treden vaak ook op aan de andere zijde, waar ze minder ernstig zijn. Een combinatie van specifieke en aspecifieke KANS is mogelijk.

Hoewel beeldschermwerkers de beroepsgroep is waarbij aspecifieke KANS het meest voorkomt, zijn alle beroepen risicovol wanneer er sprake is van te hoge fysieke belasting, te hoge ervaren werkdruk/stress en het langdurig moeten uitvoeren van dezelfde handelingen (Eijsden 2010; Beumer et al. 2012). Zo kan bijvoorbeeld worden gedacht aan musici, kappers, bouwvakkers en lopendebandmedewerkers. De risicofactoren dienen te worden onderscheiden in arbeidsgerelateerde fysieke risicofactoren (hoge fysieke belasting, langdurig repeterende handelingen uitvoeren), werkgerelateerde psychosociale risicofactoren (te hoge werkdruk met onredelijke deadlines, gebrek aan sociale ondersteuning en beslissingsbevoegdheid) en persoonsgebonden risicofactoren (neurotisch perfectionisme, hoge mate van commitment). Actief aan sport (blijven) doen lijkt een beschermende factor te zijn (Eijsden 2010; Beumer et al. 2012).

### 7.3.1 KANS en catastroferen

Bij het inschatten van de prognose moet rekening worden gehouden met patiëntenkarakteristieken (vrouwelijk geslacht, lage opleiding, middelbare leeftijd → slechtere prognose), klachtkarakteristieken (beginnende/recidiverende klachten bij angstige mensen → slechtere prognose), lichamelijke activiteit in de vrije tijd (beschermt), psychische en sociale/persoonsgebonden karakteristieken (catastroferen over pijn, pijngerelateerde angst, vermijdingsgedrag → slechtere prognose) en werkgerelateerde karakteristieken (ongunstige werkomstandigheden → slechtere prognose) (Dekkers-Sanchez 2010). Prognostische factoren die van belang zijn, lijken bovenal gerelateerd aan de manier waarop de werknemer met zijn (pijn)klachten omgaat en de mate waarin hij de klachten ervaart als een mentale last (Eijsden 2010). Er is dan sprake van ontoereikend copinggedrag, waarbij de werknemer over de pijnklachten catastrofeert en vervolgens vermijdingsgedrag gaat vertonen. Dit leidt tot *disuse* en depressie, met een slechte prognose bij blijvend 'lijden' onder de chronische pijnklachten (Vlaeyen 2000).



Op basis van nieuwe inzichten wordt in de therapie bij chronische aspecifieke KANS in de tweede lijn dan ook, behalve op de fysieke conditie/sporten, gefocust op die ervaren mentale last en het ontoereikende copinggedrag ten aanzien van de klachten (Jong et al. 2012), en wordt ook aandacht besteed aan het aanpakken van het neurotisch perfectionisme (Eijsden et al. 2010). Daarbij dient de patiënt al in een eerste gesprek met de revalidatiearts te worden gerustgesteld en de uitleg te krijgen dat er niets mis is met zijn lichaam. Verder worden de principes van het vreesvermijdingsmodel uitgelegd. Daarnaast is de werkomgeving uiteraard van groot belang als prognostische factor. Om te kunnen re-integreren in de werksituatie dienen de werkdruk/werkeisen en ook sociale ondersteuning en beslissingsbevoegdheid aan de orde te komen en waar nodig te worden aangepast (Beumer et al. 2012; Dekkers-Sanchez 2010).

### 7.3.2 Graded exposure bij KANS

Volgens de CBO-richtlijn (Beumer et al. 2012) wordt oefentherapie door een fysiotherapeut of oefentherapeut Mensendieck/Cesar als behandeling aanbevolen bij aspecifieke KANS die langer dan zes weken bestaat. Ergotherapie kan worden overwogen bij problemen met betrekking tot ergonomie en repeterende taken. Ook kan de ergotherapeut een rol spelen in het kader van een multidisciplinaire behandeling binnen een revalidatie- of bedrijfsgeneeskundige setting.

Bij aspecifieke KANS die langer dan zes weken bestaat en bij het uitblijven van herstel bij dominante aanwezigheid van herstelbelemmerende psychische en sociale factoren, kan volgens het CBO het inschakelen van een psycholoog of een therapeut met psychische en sociale behandelcompetenties worden overwogen. Gezien het verband tussen pijngerelateerde angst, beperkingen en het weer gaan werken bij patiënten met werkgerelateerde pijnklachten van de bovenste extremiteiten, is te verwachten dat graded exposure als behandeling ook effectief is voor aspecifieke KANS zoals dat binnen de CBO-richtlijn wordt beschreven.

Net als bij PTNP is met behulp van single-casestudies met herhaalde metingen de effectiviteit van graded exposure bij KANS onderzocht (Jong et al. 2012). Aan het onderzoek van De Jong en collega's hebben acht opeenvolgende KANS-patiënten deelgenomen. De steekproef bestond uit vijf vrouwelijke en drie mannelijke patiënten met een gemiddelde leeftijd van 40,37 ± 12,32 (SD) jaar. Deelnemers waren gemiddeld zestien maanden bekend met KANS (spreiding van 8–26 maanden). Bij aanvang van het onderzoek hadden vier patiënten zich ziek gemeld op hun werk, twee patiënten waren nog aan het werk maar met een aangepast schema, en twee patiënten hadden tijdelijk hun opleiding onderbroken. Zeven patiënten gaven het werken met een computer aan als belangrijkste probleem. Alle patiënten waren bang dat gebruik van de bovenste extremiteiten in de toekomst zou leiden tot een nog grotere handicap. Zowel statische als repeterende bewegingen zorgden volgens de patiënten voor overbelasting van de spieren en overprikkeling van de zenuwen. De grootste zorg van de patiënten was dat ze niet meer in staat zouden zijn tot betaald werk of het volgen van een opleiding. Ook waren zij bang afhankelijk te worden van familieleden en/of ondersteunende apparaten, hun persoonlijke identiteit te verliezen, en niet meer in staat te zijn waardevolle levensdoelen te verwezenlijken. Voorafgaand aan het onderzoek hadden vier patiënten andere behandelingen gehad voor hun KANS, namelijk fysiotherapie of een multidisciplinair pijnbestrijdingsprogramma. De graded-exposurebehandeling werd verzorgd door een poliklinisch team en omvatte een revalidatiearts, een gedragstherapeut en een paramedicus, allen ervaren met het geven van graded-exposurebehandelingen bij patiënten met chronische pijn. Primaire doelen van de graded exposure waren hervatting van de gewaardeerde activiteiten in het dagelijks leven en het herstel van een normaal patroon van het dagelijks functioneren, met inbegrip van volledige terugkeer naar werk of studie. Voor elke patiënt bestond de graded exposure uit dezelfde componenten: samenstellen van een angsthiërarchie, educatie (vreesvermijdingsmodel), doelenidentificatie, gedragsexperimenten en generalisatie. De graded-exposurebehandeling bestond uit tien sessies van een uur. Als het primaire doel van de graded exposure werd bereikt vóór sessie 10, konden het therapieteam en de patiënt beslissen de graded exposure eerder te beëindigen. De verdeling van de exposuresessies over de weken werd bepaald door een onafhankelijke planner.

Het belangrijkste doel van de educatie was het overbrengen van de boodschap dat KANS beheersbaar is, en geen ziekte die leidt tot een situatie van permanente afhankelijkheid en werkeloosheid, of waarbij zorgvuldige bescherming nodig is. De voornaamste behandeldoelen waren weer aan het werk of studeren, computeren en bespelen van een muziekinstrument. Tijdens de gedragsexperimenten werden disfunctionele aannames over specifieke doelen (zoals: 'Als ik de numerieke toetsen op het toetsenbord langer dan 1 minuut gebruik, blokkeren mijn gewrichten en zal ik de controle over mijn handen/armen verliezen') empirisch getoetst ten opzichte van een alternatieve hypothese. Ook dat alternatief werd geformuleerd in de als-danvorm: 'Als ik de numerieke toetsen op het toetsenbord langer dan 1 minuut wil gebruiken, ben ik in staat dit te doen en ook af te maken wat ik van plan was te doen'.

De single-casestudies van De Jong en collega's (Jong et al. 2008, 2012) hebben laten zien dat patiënten die zijn behandeld met graded exposure, minder gaan catastroferen over de pijn en dat hun pijngerelateerde angst aanzienlijk afneemt. Zie ◘ fig. 7.2 voor een grafische weergave. De figuren maken duidelijk dat de resultaten binnen vijf exposuresessies werden behaald. Na afloop van de graded-exposurebehandeling werden ook klinisch relevante verbeteringen waargenomen op het vlak van ervaren beperkingen en participatie en autonomie. Deze gunstige veranderingen bleven gehandhaafd tot minimaal zes maanden na het einde van de behandeling.

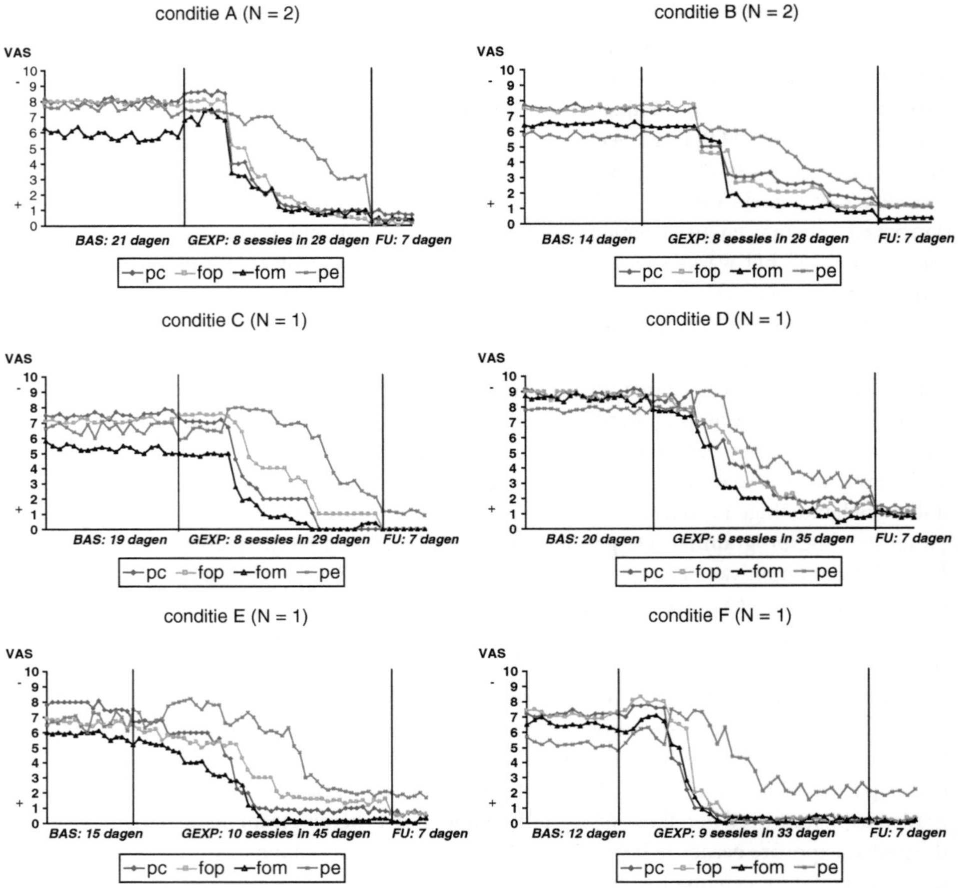




**Figuur 7.2** Dagelijkse metingen voor catastroferen over pijn *(pc)*, bewegingsangst *(fom)*, angst voor pijn *(fop)* en pijnervaring *(pe)* tijdens baseline *(BAS)*, graded exposure in vivo *(GEXP)* en een follow-upperiode van zes maanden. Conditie A en B: GEXP was de eerste behandeling; conditie C en F: BAS en GEXP zijn voorafgegaan door mensendiecktherapie; conditie D en E: BAS en GEXP zijn voorafgegaan door een revalidatieprogramma gericht op het trainen van houding, spierkracht, belasting versus belastbaarheid, pijnmanagement en ergonomie

## Discussie

In vergelijking met PTNP (3 tot 5 weken) en CRPS-I (zie ►H. 6) bleek er bij deze KANS-patiënten minder tijd nodig (1 tot 3 weken) om met behulp van graded exposure veranderingen in denken en gedrag ten aanzien van pijn te bewerkstelligen. De redenen hiervoor blijven speculatief, maar een mogelijkheid is dat de KANS-patiënten die hebben deelgenomen aan de studies van De Jong en collega's, minder lang last hadden van pijnklachten (gemiddelde duur: 12,4 maanden; spreiding van 8–23 maanden) dan de PTNP-patiënten (gemiddelde duur: 44,4 maanden; spreiding van 26–76 maanden) (Jong et al. 2008, 2012). Opvallend was dat, zodra graded exposure werd aangeboden, al vrij snel veranderingen waarneembaar waren in pijngerelateerde angst en catastroferen over pijn. Op basis van de klinische ervaring is een andere mogelijke verklaring dat deze KANS-populatie voor een groot deel bestond uit hoger opgeleide mensen. Dit kan betekenen dat de educatie bij deze groep al zorgt voor andere inzichten die aanzetten tot gedragsverandering. Hoewel graded exposure vaak wordt beschreven als een gedragsmatige procedure, lijken de gedragsexperimenten binnen de eerste exposuresessies er uiteindelijk voor te hebben gezorgd dat patiënten de veronderstelde schadelijkheid van gevreesde activiteiten opnieuw hebben kunnen evalueren. De ervaring deze activiteiten te kunnen uitvoeren, heeft de patiënten doen beseffen dat de gevreesde negatieve consequenties, zoals 'overbelasting' van spieren en/of zenuwen door statische en repeterende bewegingen op een computer of een muziekinstrument, in feite een overschatting van de dreigwaarde waren. Dit wordt onderschreven door een onderzoek van Jong en collega's (2005) waarin werd gekeken naar het effect van de educatie, als onderdeel van de graded exposure, wat overtuigingen, angst en gedrag betreft.

Ondanks het bewijs dat pijngerelateerde angst een rol speelt in het onderhouden van KANS, laten andere studies zien dat ook persisterend gedrag en persoonskenmerken, zoals perfectionisme, een bijdrage kunnen leveren aan het ontwikkelen van KANS (Andersen et al. 2007; Hasenbring et al. 2009; Huis 't Veld et al. 2007; Eijsden et al. 2004). Bijvoorbeeld 'blijven werken ondanks hevige pijnklachten' is een werkstijl die gerelateerd blijkt te zijn aan het ervaren van steeds meer beperkingen en ellende. Anderzijds toonden Karsdorp en collega's (2010) aan dat bij fibromyalgiepatiënten niet taakpersistentie maar beschermen en hulp vragen een aanzienlijke bijdrage leveren aan de ervaren lichamelijke beperkingen, wat suggereert dat actief vermijdingsgedrag meer interfereert met dagelijkse activiteiten dan taakpersistentie. Niettemin lijkt voor degenen die de neiging hebben te blijven persisteren graded exposure misschien niet de behandeling van keuze, en is een aangepaste behandeling zoals responspreventie of pacing meer geschikt. Hoewel een dergelijk op maat gesneden behandeling een hele uitdaging lijkt te zijn (Vlaeyen en Morley 2011), laten de eerste studies veelbelovende resultaten zien (Koulil et al. 2010).

Het vreesvermijdingsmodel wordt wel eens bekritiseerd omdat er binnen het model geen rekening wordt gehouden met motiverende perspectieven waarin contextvariabelen de doelen bepalen en als zodanig pijngedrag kunnen beïnvloeden (Crombez et al. 2012; Vlaeyen et al. 2009). Karsdorp en collega's (2010) hebben laten zien dat niet alleen pijngerelateerde angst, maar ook prestatiedoelen en stemming, onafhankelijk van elkaar, van invloed zijn op de fysieke prestaties van KANS-patiënten. Op basis hiervan hebben Christiansen en collega's (2010) met succes een interventie ontwikkeld die het vergemakkelijkt om beoogde doelen van patiënten te realiseren. Aan een standaard oefenprogramma werden mentaal contrasterende (motivatie) technieken toegevoegd zodat de commitment aan een doel werd versterkt en de fysieke prestatie verbeterd. Er werd gebruikgemaakt van probleemoplossende technieken wanneer de patiënt obstakels ervoer bij het bereiken van deze doelen. Het lijkt er dus op dat het effect van graded exposure kan worden versterkt door de levensdoelen van de patiënt systematischer te identificeren en, misschien zelfs nog belangrijker, de patiënt te helpen in het besluitvormingsproces bij het omgaan met tegenstrijdige doelen (Schrooten et al. 2010; 2012). Zo kan het doel de lichamelijke integriteit te beschermen door het vermijden van werkgerelateerde activiteiten en/of thuisblijven een risico op sociale afwijzing met zich meebrengen, ofwel een doelconflict creëren waarbij beide keuzen leiden tot een potentieel verlies.

## Literatuur

Arbokennisnet 2015. ►http://www.arbokennisnet.nl/kennisdossiers.html.

Andersen JH, Haahr JP, Frost P. Risk factors for more severe regional musculoskeletal symptoms: a two-year prospective study of a general working population. Arthritis Rheum. 2007;56:1355–64.

Arntz A, Claassens L. The meaning of pain influences its experienced intensity. Pain. 2004;109:20–5.

Beumer A., Bie RA de, Cate A ten, Doornbos N, Elders LAM, Eijsden-Besseling MDF van. Multidisciplinaire Richtlijn Aspecifieke KANS; 2012. KNGF. ►http://hr.surfsharekit.nl:8080/repository/app/humanReadable.

Buitenhuis J, Jong PJ de, Jaspers JP, Groothoff JW. Catastrophizing and causal beliefs in whiplash. Spine. 2008;33:2427–33.

Christiansen S, Oettingen G, Dahme B, Klinger R. A short goal-pursuit intervention to improve physical capacity: a randomized clinical trial in chronic back pain patients. Pain. 2010;149:444–52.

Crombez G, Eccleston C, Damme S van, Vlaeyen JW, Karoly P. The fear avoidance model of chronic pain: the next generation. Clin J Pain. 2012;28:475–83.

Dekkers-Sanchez PM, Wind H, Sluiter JK, Frings-Dresen MH. A qualitative study of perpetuating factors for long term sick leave and promoting factors for return to work: chronic work disabled patients in their own words. J Rehabil Med. 2010;42(6):544–52.

Eijsden-Besseling MD van, Peeters FP, Reijnen JA, Bie RA de. Perfectionism and coping strategies as risk factors for the development of non-specific work-related upper limb disorders (WRULD). Occup Med. (Lond). 2004;54:122–7.

Eijsden-Besseling MDF van (2010). Risks and Recommendations in WRULD. Dissertatie; Universitaire pers Maastricht.

Eijsden-Besseling MD van, Bergh KA van den, Staal JB, Bie RA de, Heuvel WJ van den. The course of nonspecific work-related upper limb disorders and the influence of demographic factors, psychologic factors, and physical fitness on clinical status and disability. Arch Phys Med Rehabil. 2010;91:862–7.

Feleus A, Dalen T van, Bierma-Zeinstra SM, Bernsen RM, Verhaar JA, Koes BW, et al. Kinesiophobia in patients with non-traumatic arm, neck and shoulder complaints: a prospective cohort study in general practice. BMC Musculoskelet Disord. 2007;8:117.

Ferrari R. Whiplash cultures. CMAJ. 1999;161:368.

Ferrari R, Russell AS, Carroll LJ, Cassidy JD. A re-examination of the whiplash associated disorders (WAD) as a systemic illness. Ann Rheum Dis. 2005;64:1337–42.

Flor H, Turk DC, Birbaumer N. Assessment of stress-related psychophysiological reactions in chronic back pain patients. J Consult Clin Psychol. 1985;53:354–64.

Fritz JM, George SZ, Delitto A. The role of fear-avoidance beliefs in acute low back pain: relationships with current and future disability and work status. Pain. 2001;94:7–15.

Gheldof EL, Crombez G, Bussche E van den, Vinck J, Nieuwenhuyse A van, Moens G, Mairiaux P, Vlaeyen JW. Pain-related fear predicts disability, but not pain severity: a path analytic approach of the fear-avoidance model. Eur J Pain. 2010;14(870):e1–9.

Gun RT. The incidence and distribution of RSI in South Australia 1980–81 to 1986–87. Med J Aust. 1990;153 (7):376–80.

Hasenbring MI, Hallner D, Rusu AC. Fear-avoidance- and endurance-related responses to pain: development and validation of the Avoidance-Endurance Questionnaire (AEQ). Eur J Pain. 2009;13:620–8.

Health Council of the Netherlands. RSI. The Hague: Health Council of the Netherlands; Publication No 2000/22 E. 2000. 2000. Retrieved from: ►http://neurologiadeltrabajo.sen.es/pdf/rsi_report_curso2000_nt.pdf.

Holm LW, Carroll LJ, Cassidy JD, Skillgate E, Ahlbom A. Expectations for recovery important in the prognosis of whiplash injuries. PLoS Med. 2008;5:e105.

Huis 't Veld RM, Vollenbroek-Hutten MM, Groothuis-Oudshoorn KC, Hermens HJ. The role of the fear-avoidance model in female workers with neck-shoulder pain related to computer work. Clin J Pain. 2007;23:28–34.

Jensen JN, Karpatschof B, Labriola M, Albertsen K. Do fear-avoidance beliefs play a role on the association between low back pain and sickness absence? A prospective cohort study among female health care workers. J Occup Environ Med. 2010;52:85–90.

Jong JR de, Vlaeyen JW, Onghena P, Goossens MEJB, Geilen M, Mulder H. Fear of movement/(re)injury in chronic low back pain: education or exposure in vivo as mediator to fear reduction? Clin J Pain. 2005;21:9–17.

Jong JR de, Vangronsveld K, Peters ML, Goossens MEJB, Onghena P, Bulté I, Vlaeyen JWS. Reduction of pain-related fear and disability in posttraumatic neck pain: a replicated single case experimental study of exposure in vivo. J Pain. 2008;9(12):1123–34.

Jong JR de, Vlaeyen JWS, Eijsden M van, Loo C, Onghena P. Reduction of pain-related fear and increased function and participation in work-related upper extremity pain (WRUEP): effects of exposure in vivo. Pain. 2012;153:2109–18.

Karels CH, Bierma-Zeinstra SM, Burdorf A, Verhagen AP, Nauta AP, Koes BW. Social and psychological factors influenced the course of arm, neck and shoulder complaints. J Clin Epidemiol. 2007;60:839–48.

Karsdorp PA, Nijst SE, Goossens MEJB, Vlaeyen JW. The role of current mood and stop rules on physical task performance. An experimental investigation in patients with work-related upper extremity pain. Eur J Pain. 2010;14:434–40.

Keuter EJW, Minderhoud JM, Verhagen AP, Valk M, Rosenbrand CJGM. De multidisciplinaire richtlijn 'Diagnostiek en behandeling van mensen met een whiplash associated disorder I of II. Ned Tijdschr Geneeskd. 2009;153:B3.

KNGF. KNGF-richtlijn Whiplash. Ned Tijdschr Fysiotherapie. 2005:115(1).

Koulil S van, Lankveld W van, Kraaimaat FW, Helmond T van, Vedder A, Hoorn H van, et al Tailored cognitive-behavioral therapy and exercise training for high-risk patients with fibromyalgia. Arthritis Care Res. (Hoboken) 2010;62:1377–85.

Leeuw M, Goossens MEJB, Linton SJ, Crombez G, Boersma K, Vlaeyen JWS. The fear-avoidance model of musculoskeletal pain: current state of scientific evidence. J Behav Med. 2007;30:77–94.

Mannion AF, Muntener M, Taimela S, Dvorak J. A randomized clinical trial of three active therapies for chronic low back pain. Spine. 1999;24:2435–48.

Meulders A, Vansteenwegen D, Vlaeyen JW. The acquisition of fear of movement-related pain and associative learning: a novel pain-relevant human fear conditioning paradigm. Pain. 2011;152:2460–9.

Montfoort I, Frens MA, Koes BW, Lagers-van Haselen GC, Zeeuw CI de, Verhagen AP. Tragedy of conducting a clinical trial; generic alert system needed. J Clin Epidemiol. 2008;61:415–8.

Morley S, Eccleston C, Williams A. Systematic review and meta-analysis of randomized controlled trials of cognitive behavior therapy and behavior therapy for chronic pain in adults, excluding headache. Pain. 1999;80:1–33.

Multidisciplinaire richtlijn aspecifieke Klachten Arm, Nek en/of Schouders; KNGF, CBO, Hogeschool Rotterdam Kenniscentrum Zorginnovatie. 2012. Website: ►http://www.cbo.nl/.

Nederhand MJ, IJzerman MJ, Hermens HJ, Turk DC, Zilvold G. Predictive value of fear avoidance in developing chronic neck pain disability: consequences for clinical decision making. Arch Phys Med Rehabil. 2004;85:496–501.

Nederhand MJ, Hermens HJ, IJzerman MJ, Groothuis KGM, Turk DC. The effect of fear of movement on muscle activiation in post-traumatic neck pain disability. Clin J Pain. 2006;22:519–25.

Obelieniene D, Schrader H, Bovim G, Miseviciene I, Sand T. Pain after whiplash: a prospective controlled inception cohort study. J Neurol Neurosurg Psychiatry. 1999;66:279–83.

Peters ML, Vlaeyen JW, Kunnen AM. Is pain-related fear a predictor of somatosensory hypervigilance in chronic low back pain patients? Behav Res Ther. 2002;40:85–103.

Rainville P, Bao QVH, Chrétien P. Pain-related emotions modulate experimental pain perception and automatic responses. Pain. 2005;118:306–18.

RSI-vereniging. Factsheet Feiten en cijfers RSI. Nijkerk: RSI-vereniging; 2015.

Schrooten M, Vlaeyen JW. Becoming active again? Further thoughts on goal pursuit in chronic pain. Pain. 2010;149:422–3.

Schrooten M, Vlaeyen JW, Morley S. Psychological interventions for chronic pain: reviewed within the context of goal pursuit. Pain Manag. 2012;2:1–10.

Seminowicz DA, Davis KD: Cortical responses to pain in healthy individuals depends on pain catastrophizing. Pain. 2006;120:297–306.

Smeets RJEM, Vlaeyen JW, Hidding A, Kester AD, Heijden GJ van der, Geel AC van, et al. Active rehabilitation for chronic low back pain: cognitive-behavioral, physical, or both?: first direct post-treatment results from a randomized controlled trial. BMC Musculoskel Disord. 2006;7:5.

Spinhoven P, Kuile M ter, Kole-Snijders AM, Hutten Mansfeld M, Ouden DJ den, Vlaeyen JW. Catastrophizing and internal pain control as mediators of outcome in the multidisciplinary treatment of chronic low back pain. Eur J Pain. 2004;8:211–9.

Swinkels-Meewisse IE, Roelofs J, Oostendorp RA, Verbeek AL, Vlaeyen JW. Acute low back pain: pain-related fear and pain catastrophizing influence physical performance and perceived disability. Pain. 2006;120:36–43.

Vansteenwegen D, Vervliet B, Hermans D, Beckers T, Baeyens F, Eelen P. Stronger renewal in human fear conditioning when tested with an acquisition retrieval cue than with an extinction retrieval cue. Behav Res Ther. 2006;44:1717–25.

Versteegen GJ, Kingma J, Meijler WJ, Duis HJ ten. Neck sprain in patients injured in car accidents: a retrospective study covering the period 1970–1994. Eur Spine J. 1998;7:195–200.
Vlaeyen JW, Crombez G, Linton SJ. The fear-avoidance model of pain: we are not there yet. Comment on Wideman et al. 'A prospective sequential analysisof the fear-avoidance model of pain' [Pain, 2009] and Nicholas 'First things first: reduction in catastrophizing before fear of movement'. Pain. 2009;146:222–3.
Vlaeyen JW, Morley SJ. Tailored treatment: it's not what you think it is. Comment on the article by van Koulil et al. Arthritis Care Res. (Hoboken). 2011;63:921–2.
Vlaeyen JWS, Linton SJ. Fear avoidance and its consequences in chronic musculoskeletal pain: a state of the art. Pain. 2000;85:317–32.
Vlaeyen JWS, Linton SJ. Fear-avoidance model of chronic musculoskeletal pain: 12 years on. Pain. 2012;153(6):1144–7.
Vos CJ, Verhagen AP, Koes BW. Reliability and responsiveness of the Dutch version of the neck disability index in patients with acute neck pain in general practice. Eur Spine J. 2006;15:1729–36.
Wessely S, Nimnuan C, Sharpe M. Functional somatic syndromes: one or many? Lancet. 1999;354:936–9.
Wideman TH, Adams H, Sullivan MJ. A prospective sequential analysis of the fear-avoidance model of pain. Pain. 2009;145:45–51.

# Deel II Graded exposure bij jongeren

Pijn bij kinderen en adolescenten komt veel voor. In Nederland rapporteert 25 % van de jongeren in de leeftijd van 0 tot 18 jaar chronische pijn (pijnklachten drie maanden bestaand) (King et al. 2011; Perquin et al. 2000). Het voorkomen van pijnklachten neemt toe in de loop van de adolescentie en is hoger bij meisjes dan bij jongens (Perquin et al. 2000). Chronische pijn bij jongeren is vaakst te typeren als hoofdpijn, abdominale pijn en pijn aan het bewegingsapparaat. Bij 10 tot 30 % van de jongeren met chronische pijn, kan de pijn verklaard worden door een onderliggend medisch lijden. Vaak wordt echter geen specifieke oorzaak voor het ontstaan van de klachten gevonden en spreekt men over een aspecifiek pijnsyndroom (Jones en Macfarlane 2005). In het kader van klachten van het bewegingsapparaat valt te denken aan chronische pijnsyndromen zoals fibromyalgie of gegeneraliseerde pijnsyndroom, complex regionaal pijnsyndroom, hypermobiliteitssyndroom of een pijnsyndroom aan een ledemaat. Er kan bij een onderliggend medisch probleem, zoals juveniele idiopathische artritis (JIA), ook sprake zijn van een chronisch pijnsyndroom als er een discrepantie bestaat tussen het waargenomen niveau van beperkingen en de te verwachten beperkingen bij het medische probleem. We spreken dan van JIA met een pijnsyndroom. Helaas blijft pijn bij jongeren vaak lang bestaan: 30 tot 64 % van de jongeren met pijnklachten die langer dan drie maanden bestonden, bleek vier jaar later nog steeds pijnklachten te ervaren (El-Metwally et al. 2004; Mikkelsson et al. 2008).

Bij ongeveer 40 % van de jongeren met chronische pijn heeft pijn ook een aanzienlijke impact op het dagelijks leven. Ze zijn dan beperkt in het uitvoeren van dagelijkse bezigheden zoals school en sport en spel, die in hun ontwikkelingsfase van groot belang zijn (Palermo 2000; Palermo en Eccleston 2009). Het hebben van pijn kan daarnaast leiden tot psychologische stress en kan een bedreiging vormen voor de intellectuele en de sociale ontwikkeling (Eccleston et al. 2008). Deze beperkingen kunnen op hun beurt weer leiden tot slechter fysiek, sociaal en emotioneel functioneren en dus tot een algehele vermindering van de kwaliteit van leven (Hunfeld et al. 2002; Perquin et al. 2000).

Ook bij jongeren met chronische pijn is er steeds meer bewijs aanwezig voor de beperkende rol van angst in het uitvoeren van activiteiten (Eccleston et al. 2008; Simons en Kaczynski 2012). In een onderzoek van Cohen en anderen bleek dat angst bij jongeren met pijn van groot belang is in de relatie tussen pijn en de uiteindelijke beperkingen in zowel het sociaal als fysiek functioneren (Cohen et al. 2010). Op deze wijze heeft angst niet alleen een direct effect op het functioneren maar ook een negatief langetermijneffect. Door minder mogelijkheden tot sociale exposure en een beperking in het opdoen van ontwikkelingservaringen wordt niet alleen het huidig functioneren bedreigd, maar kan ook het toekomstig functioneren op het spel staan.

Nog meer dan bij volwassenen is het bij jongeren van belang om de rol van het systeem goed in ogenschouw te nemen. Het gezin waarin de jongere zich bevindt, heeft een belangrijke invloed op het verloop van de klachten en beperkingen van de jongere. De manier van omgaan met klachten van de ouders heeft, vooral bij relatief jonge kinderen, een grote invloed op het uiteindelijke beperkingenniveau (Logan et al. 2012). Dat betekent dan ook dat in de revalidatie van jongeren met pijn niet alleen de jongere zelf, maar ook zijn ouders een belangrijke plek innemen.

Wanneer angst een rol speelt in het ervaren beperkingenniveau, kan graded exposure een behandelvorm zijn die tot een snelle verbetering in het functioneren leidt ondanks het bestaan van pijnklachten. De graded-exposurebehandeling richt zich bij jongeren echter op zowel de jongere als zijn ouders.

In dit tweede deel van het boek concentreren we ons op de behandeling van pijngerelateerde angst bij jongeren. We richten ons op de specifieke accenten in de behandeling van jongeren met chronische pijn, die aanvullend zijn op de informatie die is verstrekt in het deel over de behandeling van volwassenen. Aan bod komen specifieke elementen voor jongeren tijdens de screening, het meten van angst voor pijn/letsel, educatie en behandeling. Daarnaast is er in ►H. 12 veel aandacht voor de begeleiding van ouders van jongeren met pijn.

## Literatuur

Cohen LL, Vowles KE, Eccleston C. The impact of adolescent chronic pain on functioning: disentangling the complex role of anxiety. [Research Support, Non-U.S. Gov't]. J Pain. 2010;11(11):1039–1046.

Eccleston C, Wastell S, Crombez G, Jordan A. Adolescent social development and chronic pain. Eur J Pain. 2008;12(6):765–774.

El-Metwally A, Salminen JJ, Auvinen A, Kautiainen H, Mikkelsson M. Prognosis of non-specific musculoskeletal pain in preadolescents: a prospective 4-year follow-up study till adolescence. [Comparative Study Research Support, Non-U.S. Gov't]. Pain. 2004;110(3):550–559.

Hunfeld JA, Perquin CW, Hazebroek-Kampschreur AA, Passchier J, van Suijlekom-Smit LW, van der Wouden JC. Physically unexplained chronic pain and its impact on children and their families: the mother's perception. [Research Support, Non-U.S. Gov't]. Psychol Psychother. 2002;75(Pt 3):251–260.

Jones GT, Macfarlane GJ. Epidemiology of low back pain in children and adolescents. [Research Support, Non-U.S. Gov't Review]. Arch Dis Child. 2005;90(3):312–316.

King S, Chambers CT, Huguet A, MacNevin RC, McGrath PJ, Parker L, MacDonald AJ. The epidemiology of chronic pain in children and adolescents revisited: a systematic review. [Review]. Pain. 2011;152(12):2729–2738.

Logan DE, Simons LE, Carpino EA. Too sick for school? Parent influences on school functioning among children with chronic pain. [Research Support, N.I.H., Extramural]. Pain. 2012;153(2):437–443.

Mikkelsson M, El-Metwally A, Kautiainen H, Auvinen A, Macfarlane GJ, Salminen JJ. Onset, prognosis and risk factors for widespread pain in schoolchildren: a prospective 4-year follow-up study. [Comparative Study Research Support, Non-U.S. Gov't]. Pain. 2008;138(3):681–687.

Palermo TM. Impact of recurrent and chronic pain on child and family daily functioning: a critical review of the literature. [Case Reports Review]. J Dev Behav Pediatr. 2000;21(1):58–69.

Palermo TM, Eccleston C. Parents of children and adolescents with chronic pain. Pain. 2009;146(1–2):15–17.

Perquin CW, Hazebroek-Kampschreur AA, Hunfeld JA, Bohnen AM, van Suijlekom-Smit LW, Passchier J, van der Wouden JC. Pain in children and adolescents: a common experience. [Research Support, Non-U.S. Gov't]. Pain. 2000;87(1):51–58.

Simons LE, Kaczynski KJ. The Fear Avoidance model of chronic pain: examination for pediatric application. [Research Support, N.I.H., Extramural Research Support, Non-U.S. Gov't]. J Pain. 2012;13(9):827–835.

# Intake revalidatiearts en screening

*E.M. Spek, D.A.J. van Menxel, T. van Meulenbroek en J.A. Verbunt*




J.A. Verbunt, R.J.E.M. Smeets (Red.), *Graded Exposure*, DOI 10.1007/978-90-368-1106-4_8

Pijn bij jongeren komt veel voor (Perquin et al. 2000). Na hoofdpijn en abdominale pijn komen pijnklachten aan het bewegingsapparaat het frequentst voor. De pijn is bij een derde van de jongeren aanleiding tot het bezoeken van de huisarts. Daarnaast worden ook de kinderarts (14 %), de fysiotherapeut (12 %) en de psycholoog (3 %) bezocht (Perquin et al. 2001).

Wanneer de klachten langdurig aanwezig blijven en leiden tot beperkingen in het functioneren, komt meestal ook de revalidatiearts in beeld. Een aanzienlijk deel van deze jongeren wordt door de pijnklachten beperkt in het uitvoeren van dagelijkse bezigheden zoals school, sport en spelactiviteiten, die in hun ontwikkelingsfase van groot belang zijn (Palermo 2000; Palermo en Eccleston 2009). Beperkingen bij een chronisch pijnsyndroom kunnen op hun beurt weer leiden tot slechter fysiek, sociaal en emotioneel functioneren en dus tot een algehele vermindering van de kwaliteit van leven (Palermo 2000) (►box 9.1).

**Casus Teddy: Gevolgen van een chronisch pijnsyndroom**

Teddy is 14 jaar en heeft sinds negen maanden pijnklachten aan haar rechterknie na een val tijdens de gymles. Diverse aanvullende medische diagnostiek (röntgenfoto, MRI-scan) laat geen bijzonderheden zien. Teddy is door de pijn niet in staat haar knie volledig te belasten. Bij zwaardere activiteiten nemen de pijnklachten toe: Teddy beschrijft dan steken in haar knie en heeft het gevoel dat ze door haar knie zakt. Zodra ze dit voelt, stopt ze met de activiteit. Teddy heeft het gevoel dat als ze door zou gaan, er iets zou kunnen scheuren in haar knie. Deze situatie leidt ertoe dat Teddy met krukken loopt en dat langere afstanden worden afgelegd met de rolstoel. Haar vader brengt haar naar school. Het komt regelmatig voor dat hij haar eerder van school moet ophalen omdat de pijn ondraaglijk is. Op school maakt Teddy gebruik van een liftpasje en hoeft ze niet mee te doen met de gymlessen.
De klachten hebben ook impact op haar vrije tijd: daardoor is zij gestopt met dansen. Ze danste op hoog niveau; zo deed ze voorheen mee aan wedstrijden. Taken thuis, zoals haar kamer opruimen, de tafel dekken en de hond uitlaten, worden nu overgenomen door haar ouders en broertje. Teddy is in de afgelopen maanden veranderd: ze is sneller boos, vooral op haar broertje. De pijn duurt nu al zo lang, dat ze zich afvraagt hoe dat toch verder moet. Op school moet Teddy binnenkort vakken kiezen voor haar toekomst. Daar piekert ze de laatste tijd over. Als die pijn blijft, wat moet ze dan later gaan doen?

8

## 8.1 Risicofactoren voor chronische pijn

Chronische pijnklachten die leiden tot beperkingen komen vaker voor bij meisjes dan bij jongens, met een piek rond het zestiende levensjaar. Risicofactoren voor het ontstaan van pijnklachten aan het bewegingsapparaat in deze levensfase zijn hypermobiliteit en leefstijlfactoren (zoals een laag activiteitenniveau of juist een zeer hoog activiteitenniveau) (El-Metwally et al. 2004). Daarnaast zijn er nog andere factoren die de kans op het optreden van beperkingen bij pijn bepalen. Zo bleken ook een hoge mate van catastroferen (Vervoort et al. 2010), pijngerelateerde angst (Breivik et al. 2006), pijnintensiteit en depressie (Gauntlett-Gilbert en Eccleston 2007) voorspellend te zijn voor de mate waarin een jongere zich beperkt voelt ten gevolge van de pijnklachten.

Vooral bij jonge adolescenten (<14 jaar) is ook de impact van de mate van catastroferen door de ouders op het uiteindelijke functioneren aanzienlijk. Zo bleek uit een studie van Caes en anderen dat catastroferende moeders die hun zoon/dochter observeren tijdens het uitvoeren van een fysieke taak (een zesminutenlooptest), hun kind eerder willen laten stoppen dan moeders die niet catastroferen (Caes et al. 2011). Als dit een afspiegeling is van de werkelijkheid, zou het betekenen dat catastroferende moeders hun kinderen eerder restricties ten aanzien van fysieke activiteiten zullen opleggen dan niet-catastroferende moeders. Uit een onderzoek van Logan en anderen bleek bijvoorbeeld dat bij het verklaren van het uiteindelijke functioneren op school (kwaliteit: behaalde cijfers, en kwantiteit: mate van schoolverzuim) van jongeren met pijn, kindfactoren als pijnintensiteit en depressieve symptomen van belang zijn. Ook ouderfactoren, zoals de mate van catastroferen door de ouders en de mate van het tonen van een beschermende respons, hadden echter een belangrijke invloed op het uiteindelijke functioneren op school (Logan et al. 2012). Het is kortom van belang een goed beeld te krijgen van de mate van catastroferen door de jongere met pijn zelf én zijn ouders om de impact op het beperkingenniveau te kunnen inschatten.

## 8.2 Impact van hypermobiliteit

Een opvallende bevinding bij jongeren die gespecialiseerde zorg zoeken voor chronische pijn, is dat 40 tot 55 % van hen voldoet aan de criteria voor hypermobiliteit (Inocencio 1998; Gedalia et al. 1993). Dit percentage is aanzienlijk hoger dan het prevalentiepercentage van 27,5 voor hypermobiliteit in de algemene bevolking (Inocencio 1998). Hypermobiliteit is een benigne variant in het bindweefsel, gekarakteriseerd door een verhoogde laxiteit van het bindweefsel die onder andere een verminderde stabiliteit van de gewrichten veroorzaakt. Mensen die hypermobiel zijn, zijn over het algemeen veel leniger dan anderen. Dat heeft voordelen: het hypermobiel zijn faciliteert in een basisvoorwaarde om goed te kunnen presteren bij sporten zoals turnen en dansen. Mensen met hypermobiliteit kunnen de verhoogde gewrichtsinstabiliteit compenseren met de inzet van spierkracht en kunnen zo in principe zonder problemen functioneren. Hypermobiliteit kan echter ook nadelen hebben. Mensen met hypermobiliteit rapporteren echter vaker dan gemiddeld gewrichtsklachten. Als de hypermobiliteit gepaard gaat met pijn, spreekt men van het hypermobiliteitssyndroom. Bij dit syndroom worden klachten omschreven als gewrichtspijn, pijnklachten aan de weke delen en het gevoel van gewrichtsinstabiliteit. De aan het hypermobiliteitssyndroom gerelateerde klachten kunnen uiteindelijk weer leiden tot een toename van functionele problemen zoals een verminderde spierkracht, coördinatie en balans, waardoor een vicieuze cirkel ontstaat (Kleef et al. 2009; Rombaut et al. 2010, 2011; Sahin et al. 2008). En het hebben van een optimale spierkracht is nu juist zo'n belangrijk compensatiemechanisme voor de grotere gewrichtsinstabiliteit bij personen met hypermobiliteit. Daarnaast, of mogelijk daarom, rapporteren mensen met hypermobiliteit een hogere valfrequentie en minder zelfvertrouwen tijdens het uitvoeren van activiteiten die een hoge mate van balans vereisen (Rombaut et al. 2011).

## 8.3 Intake revalidatiearts

Wanneer de impact van pijn op het functioneren groot is, met als consequentie bijvoorbeeld schoolverzuim, is verwijzing naar een (kinder)revalidatiearts zeker een optie. Dat geldt voor jongeren met een chronisch aspecifiek pijnsyndroom en ook voor jongeren met langdurige pijnklachten passend bij orthopedische, neurologisch of reumatologische problematiek.

Allereerst is het van groot belang de medische situatie goed in kaart te brengen. De revalidatiearts doet dat op basis van een anamnese en lichamelijk onderzoek. Tevens wordt eerdere diagnostiek (röntgenfoto's, laboratoriumonderzoek, MRI-scans) bestudeerd en ook verslagen van andere hulpverleners die al bij de jongeren betrokken waren. Als al deze informatie samen duidt op een pijnsyndroom, zal de revalidatiearts bij de jongere en zijn ouders toetsen wat hun idee is over de duiding van de klachten. Al op dit moment is het van belang goed te checken of er onduidelijkheden bestaan over de uitkomsten van diagnostiek of de interpretatie van de diagnose/het label dat aan de klachten is toegekend. Als er naast een chronisch pijnsyndroom ook sprake is van een onderliggend medisch lijden, zoals juveniele idiopathische artritis (JIA), is het extra belangrijk om met de jongere en zijn ouders goed te bespreken hoe beperkingen in het dagelijks leven kunnen worden verklaard.

De revalidatiearts maakt op basis van de anamnese en het lichamelijk onderzoek een inschatting van de rol die psychosociale factoren spelen bij het ervaren beperkingenniveau. Bij jongeren worden, net als bij volwassenen, de ervaren beperkingen en de rol die psychosociale factoren spelen bij het in stand houden van deze beperkingen in het dagelijks leven, uitgedrukt op basis van de WPN-classificatie (►H. 2). Uiteraard zijn beperkingen gerelateerd aan de leeftijdsfase. Schoolverzuim is dan ook een belangrijke graadmeter voor de beperkingen in het dagelijks leven. Tijdens de consultatie vindt een eerste inventarisatie plaats van de specifieke rol die angst voor pijn/letsel speelt in de ervaren beperkingen. De inschatting van de invloed van pijn op het dagelijks leven kan worden ondersteund door het gebruik van een meetinstrument. De Functional Disability Inventory (FDI; Claar en Walker 2006) kan worden gebruikt om de ervaren beperkingen als gevolg van pijn weer te geven. De FDI, in het Nederlands de Vragenlijst Lichamelijke Beperkingen geheten, bestaat uit vijftien items die de ernst van de impact van pijn op het dagelijks functioneren van de jongere meten. Er zijn twee versies: een voor de jongere en een voor de ouders. De jongere of ouder geeft voor elk item op een vijfpuntenschaal aan in welke mate de jongere als gevolg van lichamelijke problemen belemmerd wordt in het uitvoeren van een bepaalde activiteit, bijvoorbeeld 'meehelpen in het huishouden'/'de hele dag op school blijven'. Een hogere score betekent dat er meer beperkingen zijn.

De FDI heeft een goede betrouwbaarheid en validiteit (Walker en Greene 1991) en er is zoals gezegd een officieel vertaalde Nederlandse versie beschikbaar (Crombez et al. 2003). Deze is echter nog niet onderzocht op de belangrijke meetkwaliteiten (zoals validiteit, betrouwbaarheid en responsiviteit).

Ook de motivatie tot verandering van zowel de jongere als de ouders moet goed in kaart worden gebracht. Als de jongere samen met zijn ouders daadwerkelijk wil werken aan het anders 'omgaan met pijnklachten', zal het effect van behandeling het grootst zijn. Maakt de revalidatiearts de inschatting dat er mogelijk een indicatie bestaat voor revalidatiebehandeling, dan wordt deze voorlopige indicatiestelling verder uitgediept door een multidisciplinaire screening. Het multidisciplinaire team dat deze screening uitvoert, bestaat uit een psycholoog/gedragstherapeut, een fysiotherapeut en een ergotherapeut. Ook een orthopedagoog of maatschappelijk werker kan hierbij worden betrokken om onder meer de rol van het gezinssysteem extra goed in kaart te kunnen brengen.

## 8.4 De multidisciplinaire screening

Het doel van de screening is inzicht krijgen in factoren die van invloed zijn op de chronische pijnklachten en ervaren beperkingen. Dit zijn, zoals weergegeven in de informatie over de screening bij volwassenen (►H. 2), lichamelijke, cognitieve, emotionele en gedragsmatige factoren. De sociale factoren spelen zich echter veelal af in een andere context dan bij volwassenen: schoolgerelateerde factoren zijn bij jongeren van groot belang. Daarnaast is de rol van systemische factoren, op basis van de invloed van het gezin waar de jongere deel van uitmaakt, vaak aanzienlijk. De screening bij jongeren met pijn is dan ook anders dan bij volwassenen: de jongere wordt samen met zijn ouder(s) gezien door het multidisciplinaire team. Er vindt een gezamenlijk gesprek plaats met alle betrokkenen. De screening bestaat uit een semigestructureerd interview waarin alle teamleden vragen stellen om de impact van pijn op de jongere en zijn systeem in kaart te brengen. Daarnaast wordt een fysiotherapeutisch onderzoek verricht waarin het bewegingsgedrag wordt geobserveerd. Parallel aan dit fysiotherapeutisch onderzoek vindt een oudergesprek plaats. Na afloop van het screeningsgesprek volgt overleg met de revalidatiearts en wordt op basis van de verkregen informatie een definitieve indicatiestelling met uitgewerkt behandeladvies geformuleerd.

### 8.4.1 Beloop van de pijnproblematiek

Het is aan te bevelen het semigestructureerde interview te starten met het inventariseren van de huidige pijnklachten (zoals aard van de klachten, beloop in de tijd, intensiteit en optreden gerelateerd aan bewegen). Het is van belang de jongere het gevoel te geven dat de pijnklachten serieus worden genomen. Daarnaast wordt aandacht besteed aan eerder doorlopen behandeltrajecten. Jongeren hebben vaak al verschillende trajecten doorlopen, veelal met als eerste doel pijnvermindering. Jongeren die in aanmerking komen voor een behandeltraject gericht op het herwinnen van 100 % functioneren, hebben gemeen dat geen enkel eerder doorlopen behandeltraject heeft opgeleverd wat ze hadden verwacht, namelijk pijnvermindering. Als pijnvermindering of verder onderzoek naar een mogelijke medische oorzaak voor de pijn in deze fase nog steeds op de voorgrond staat, is een behandeltraject gericht op 100 % functioneren niet passend.

### 8.4.2 Pijngerelateerde cognities, emoties en gedrag

Een essentieel onderdeel van de screening is inventarisatie van de pijngerelateerde cognities. Enkele voorbeeldvragen om hier meer inzicht in te krijgen zijn: Waar komt de pijn vandaan? Hoe komt het dat de jongere pijn voelt? Wat gebeurt er in het lichaam wanneer de pijn optreedt? Hoe valt dat te verklaren? Waarom gebeurt dat dan zo? Men kan vragen naar de impact die een jongere nu ervaart en in de toekomst zal ervaren van de pijnklachten. Het opsporen van mogelijke irreële gedachten is daarbij van belang (bijvoorbeeld: 'als ik ga belasten met mijn pijnklachten, kom ik in een rolstoel'). Bij jongeren met pijn is het van groot belang om ook de gedachten van de ouders goed in beeld te krijgen. Voor de graded-exposurebehandeling is het essentieel dat er angstgerelateerde cognities ten aanzien van pijn aanwezig zijn: 'als ik dit doe, ben ik bang dat er meer schade komt'. Het bespreken van cognities is bij (vooral jongere) jongeren met pijn lastiger dan bij volwassenen. Slechts een enkele jongere zal dit direct als angst herkennen. Om die reden is het woord angst ook niet de focus, maar worden omschrijvingen gebruikt die passend zijn bij de emotie angst, zoals 'niet durven'. Activiteiten niet durven betekent dat de jongere activiteiten vermijdt of deze aangepast uitvoert. Bij het uitvragen van pijngerelateerde cognities, emoties en gedragingen is het zaak vooral door te vragen tot duidelijk is welke gedachten er spelen rondom pijn, in hoeverre angst een rol speelt bij het uitvoeren van activiteiten en in welke mate de jongere zich anders is gaan gedragen.

### 8.4.3 Ervaren beperkingen in het dagelijks functioneren

Vanuit catastroferende gedachten en angst voor schade is de jongere zich anders gaan gedragen waardoor hij beperkingen ervaart. Dit kunnen beperkingen zijn in het lichamelijk functioneren (conditie, kracht), maar ook in schoolse (verzuim) en sociale activiteiten (minder vaak afspreken met vrienden). Dit kan ook invloed hebben op de dagindeling, het activiteitenniveau, maar ook het slaap-, eet- en drinkpatroon. Zo worden er vaker rustmomenten genomen, de jongere gaat eerder naar bed of staat later op, omdat naast de pijn ook vermoeidheid een beperkende rol speelt. Het laten beschrijven van een doordeweekse dag en een weekenddag geeft in dit kader vaak waardevolle informatie.

De impact van pijn op sociaal en emotioneel vlak kan voor jongeren aanzienlijk zijn. Zo geven sommige jongeren aan dat ze te moe zijn om 's avonds samen met het gezin te eten, of dat ze zich afzonderen op hun kamer (Eccleston et al. 2008). Een dergelijke situatie kan leiden tot verdriet, boosheid en zich somber voelen (Stommen et al. 2015). Ook frustratie, eenzaamheid en onbegrip worden veel genoemd. De pijn leidt op deze manier niet alleen tot beperkingen in het activiteitenniveau, maar ook tot een verminderde stemming. Doorvragen naar depressieve symptomen en ervaren lijdensdruk is daarom van belang. Ook andere psychologische factoren, die vooral in de onzekere fase van de adolescentie een grotere invloed kunnen hebben dan in andere leeftijdsfasen, moeten goed geïnventariseerd worden. Te denken valt aan de mate van perfectionisme, faalangst, controlebehoefte en het hebben van problemen met het zelfbeeld. Mogelijke eetproblematiek wordt eveneens uitgevraagd. Maladaptief perfectionisme kan namelijk ook geassocieerd zijn met eetproblemen, zoals anorexia nervosa (Wonderlich et al. 2005). Het is daarom van belang altijd alert te zijn op het bestaan hiervan. Bij aanwijzingen hiervoor is doorverwijzing naar de psychiatrie noodzakelijk.



### 8.4.4 Negatieve bekrachtigers

Naast negatieve gevolgen, zoals ervaren beperkingen en een verminderde stemming, kan pijn voor sommige jongeren ook positieve gevolgen hebben. Het vermijden of aangepast uitvoeren van situaties of activiteiten die niet leuk zijn, kan ook iets opleveren. Dit is een vorm van negatieve bekrachtiging. Consequenties voor school zijn hiervan een voorbeeld. Schoolverzuim kan niet alleen leiden tot een achterstand in de educatieve ontwikkeling, maar ook belangrijke sociale situaties kunnen erdoor worden gemist. Rationeel gezien is dit geen wenselijke situatie, maar bijvoorbeeld bij een mismatch op onderwijsniveau (gekozen schooltype sluit niet aan bij de cognitieve mogelijkheden van de jongere waardoor hij constant op de tenen moet lopen), of als de sociale aansluiting bij leeftijdsgenoten lastig is of de jongere zelfs gepest wordt, dan is het niet meer naar school hoeven vanwege pijn een negatieve bekrachtiger: de pijn neemt een vervelende situatie weg (Forgeron et al. 2011). Er zijn ook bekrachtigers die op de korte termijn voor de jongere wel een positieve invloed lijken te hebben maar op de lange termijn het pijnprobleem mede bestendigen. Zo kan pijn tot extra aandacht van ouders leiden, kan het meer tijd op de computer opleveren omdat ouders minder streng zijn voor de jongere met pijn, kan het op school een liftpasje mogelijk maken of het verspreid mogen maken van proefwerken. Dergelijke voordelen noemt men ook wel ziektewinst. Het is van belang bij de screening iedere vorm van ziektewinst in kaart te brengen. Vooral bij de jonge adolescent kan dit mechanisme een rol spelen, zonder dat de ouders zich hiervan bewust zijn.

### 8.4.5 Rol van de ouders

In het gesprek met de ouders moeten hun visie op het pijnprobleem, de ontwikkeling van de jongere en de manier waarop zijzelf omgaan met de pijn van de jongere aan de orde komen. Daarbij komt ook de ontwikkeling van de jongere in de loop der tijd ter sprake. Wanneer deze volgens ouders niet 'normaal' is verlopen, kan het zijn dat zij de jongere eerder als een 'zorgenkind' zien en hem ook op die manier bejegenen. Dit kan gepaard gaan met meer catastrofale cognities bij de ouders en hierdoor leiden tot meer beschermend gedrag. Enkele voorbeelden van beschermend gedrag zijn: de jongere naar school brengen met de auto, eerder thuislaten van school, lagere verwachtingen hebben enzovoort. Het is daarom van belang door te vragen naar de cognities van de ouders zelf en daaraan gerelateerde emoties en gedragingen, om zo een goede indruk te krijgen van de invloed van de ouder op de instandhouding van de chronische pijnklachten en beperkingen. Op basis van alle informatie wordt een beeld verkregen van het pedagogisch handelen van de ouders in het algemeen en in de specifieke situatie van pijn. Het feit dat in gezinnen met een jongere met chronische pijn in ongeveer de helft van de gevallen ook een van de ouders chronische pijn heeft, weerspiegelt het omgaan met klachten in het systeem (Stommen et al. 2012).

### 8.4.6 Fysiotherapeutisch onderzoek en observatie beweeggedrag

Het fysiotherapeutisch onderzoek heeft als eerste doel mogelijke lichamelijke contra-indicaties die in de therapie belemmerend kunnen werken, op te sporen (bijvoorbeeld een hernieuwde check van een specifieke oorzaak van pijnklachten of andere problematiek die van invloed is op het bewegingsapparaat). Tijdens de screening wordt ook het beweeggedrag geobserveerd. Door het observeren van bepaalde activiteiten (lopen, traplopen, tillen, bukken, reiken enzovoort) wordt een indruk verkregen over veiligheidsgedrag, compensatiegedrag en de bereidheid tot bewegen met pijnklachten. Door voorzichtige blootstelling tijdens dit onderzoek aan activiteiten die mogelijk als spannend worden ervaren, kan veel aanvullende informatie worden verkregen ten aanzien van angstgerelateerde cognities.

### 8.4.7 Hulpvraag, doelen en motivatie

Nadat de pijnproblematiek en de factoren die hierop mogelijk van invloed zijn, in kaart zijn gebracht, wordt ter afsluiting gevraagd naar de hulpvraag en de verwachtingen van zowel de jongere als de ouders. Wat verwachten zij van een revalidatietraject en wat zijn de doelen die de jongere zou willen bereiken tijdens een revalidatietraject? Het is cruciaal dat de doelen die de jongere aangeeft, in het revalidatietraject te benaderen zijn. Met behulp van de Canadian Occupational Performance Measure (COPM, ▶H. 3) worden potentiële doelen voor een mogelijk behandeltraject opgesteld (▶box 8.2). We benadrukken in deze fase, vóór het definitieve besluit tot het starten van het traject, nog eens extra hoe belangrijk het is dat de jongere zich volledig inzet tijdens de therapie. De verantwoordelijkheid voor het slagen van het revalidatietraject ligt bij de jongere zelf!

**Uitkomst en scores van eerste afname COPM, casus Teddy**

Eerste onderzoek:

| problemen in het dagelijks handelen | uitvoering[a] | tevredenheid[a] |
|---|---|---|
| dansen | 1 | 1 |
| fietsen naar school | 3 | 6 |
| traplopen | 4 | 4 |
| chillen met vrienden | 5 | 5 |
| wandelen met de hond | 2 | 4 |
| scores | 15/5 = 3 | 20/5 = 4 |

[a] schaal is 1–10



### 8.4.8 Assessment door vragenlijsten

De indicatiestelling kan worden ondersteund door als screeningsteam gebruik te maken van vragenlijsten. In de behandelfase kunnen vragenlijsten veranderingen in belangrijke parameters goed in beeld brengen. Voor revalidatiebehandelteams voor jongeren met pijn bestaat de mogelijkheid gebruik te maken van een 'Module jongeren' in het pijndossier. Dit digitale vragenlijstsysteem bevat een set assessmentvragenlijsten om voor en na de behandeling af te nemen bij jongeren met pijn en daarnaast een set assessmentvragenlijsten voor en na behandeling voor de ouders. Als basis voor de samenstelling van de jongerenmodule in het pijndossier dienen de meetdomeinen die zijn opgesteld door PedIMMPACT (Pediatric Initiative on Methods, Measurement and Pain Assessment in Clinical Trials; McGrath et al. 2008). De door PedIMMPACT voorgestelde domeinen zijn: pijnintensiteit, fysiek functioneren, emotioneel functioneren, sociaal functioneren en slaap, en tevens symptomen en bijwerkingen tijdens behandeling, tevredenheid met behandeling en economische factoren. De jongerenmodule in het pijndossier bevat gevalideerde vragenlijsten voor deze doelgroep. De eerdergenoemde FDI is in digitale vorm opgenomen. Ook de Pain Catastrophizing Scale (PCS) en de Nederlandse versie van de Fear of Pain Questionnaire (FOPQ-D) zijn onderdeel van de assessmentset. Daarnaast worden aanvullende vragen gesteld om alle PedIMMPACT-domeinen goed in kaart te brengen. In ►H. 9 wordt dieper ingegaan op de meetinstrumenten uit deze assessmentset die specifiek zijn gericht op angst en catastroferen.

Meer informatie over het gebruik van de assessmentset 'Module jongeren' vindt u bij het Expertisecentrum Pijn en Revalidatie Adelante ►https://www.adelante-zorggroep.nl/nl/expertisecentrum-pijn-en-revalidatie/gegevensverzameling-dataset-pijnrevalidatie/.

## 8.5 Indicatiestelling

Na afloop van de screening wisselen de revalidatiearts en therapeuten hun bevindingen uit en op basis hiervan wordt een advies gegeven voor behandeling/indicatiestelling.

Positieve factoren ten aanzien van de indicatiestelling:

- Er is sprake van een ernstige beperking in het uitvoeren van voor de leeftijd adequate activiteiten.
- Er bestaan langdurige klachten (minimaal 3 maanden) van het houdings- en bewegingsapparaat.
- Psychosociale factoren lijken een rol te spelen in het ervaren beperkingenniveau.

Negatieve factoren ten aanzien van de indicatiestelling:

- De pijnklachten hebben een duidelijke lichamelijke oorzaak, die medisch kan worden behandeld.
- Er is onvoldoende onderzoek verricht naar een lichamelijke oorzaak van de klachten.
- Er is sprake van een ernstige taalbarrière.
- Er is een te geringe veranderbereidheid of mogelijkheid tot veranderen bij de jongere en zijn ouders.
- Er is belemmerende psychiatrische problematiek aanwezigheid.

Als uit de screening blijkt dat er sprake is van pijngerelateerde angst, dat er aanzienlijke beperkingen zijn in het uitvoeren van dagelijkse activiteiten en dat de jongere en het systeem aan de genoemde positieve factoren voldoen, dan is er een indicatie voor graded-exposurebehandeling.

De uitkomst van de screening wordt met de jongere en zijn ouders besproken. Dit kan worden gedaan door de revalidatiearts alleen, of in een gezamenlijke sessie met het team. Dit is ook het moment om alvast te starten met educatie over pijn. Als zowel de jongere zelf als de ouders achter de keuze van behandeling staan, wordt het traject ingezet. Nu moet ook het belang van continuïteit/aanwezigheid tijdens de sessies gedurende de behandeling worden benadrukt en moeten hierover duidelijke afspraken worden gemaakt.

## Literatuur

Breivik H, Collett B, Ventafridda V, Cohen R, Gallacher D. Survey of chronic pain in Europe: prevalence, impact on daily life, and treatment. (Research Support, Non-U.S. Gov't). Eur J Pain. 2006;10(4):287–333.

Caes L, Vervoort T, Eccleston C, Vandenhende M, Goubert L. Parental catastrophizing about child's pain and its relationship with activity restriction: the mediating role of parental distress. (Research Support, Non-U.S. Gov't). Pain. 2011;152(1):212–22.

Claar RL, Walker LS. Functional assessment of pediatric pain patients: psychometric properties of the functional disability inventory. Pain. 2006;121(1–2):77–84.

Crombez G, Bijttebier P, Eccleston C, Mascagni T, Mertens G, Goubert L, et al. The child version of the pain catastrophizing scale (PCS-C): a preliminary validation. Pain. 2003;104(3):639–46.

Eccleston C, Wastell S, Crombez G, Jordan A. Adolescent social development and chronic pain. Eur J Pain. 2008;12(6):765–74.

El-Metwally A, Salminen JJ, Auvinen A, Kautiainen H, Mikkelsson M. Prognosis of non-specific musculoskeletal pain in preadolescents: a prospective 4-year follow-up study till adolescence. (Comparative Study Research Support, Non-U.S. Gov't). Pain. 2004;110(3):550–9.

Forgeron PA, McGrath P, Stevens B, Evans J, Dick B, Finley GA, et al. Social information processing in adolescents with chronic pain: my friends don't really understand me. (Research Support, Non-U.S. Gov't). Pain. 2011;152(12):2773–80.

Gauntlett-Gilbert J, Eccleston C. Disability in adolescents with chronic pain: patterns and predictors across different domains of functioning. Pain. 2007;131(1–2):132–41.

Gedalia A, Press J, Klein M, Buskila D. Joint hypermobility and fibromyalgia in schoolchildren. Ann Rheum Dis. 1993;52(7):494–6.

Hanewinkel-van Kleef YB, Helders PJ, Takken T, Engelbert RH. Motor performance in children with generalized hypermobility: the influence of muscle strength and exercise capacity. Pediatr Phys Ther. 2009;21(2):194–200.

Inocencio J de. Musculoskeletal pain in primary pediatric care: analysis of 1.000 consecutive general pediatric clinic visits. Pediatrics. 1998;102(6):E63.

Logan DE, Simons LE, Carpino EA. Too sick for school? Parent influences on school functioning among children with chronic pain. (Research Support, N.I.H., Extramural). Pain. 2012;153(2):437–43.

McGrath PJ, Walco GA, Turk DC, Dworkin RH, Brown MT, Davidson K, et al. Core outcome domains and measures for pediatric acute and chronic/recurrent pain clinical trials: PedIMMPACT recommendations. J Pain. 2008;9(9):771–83.

Palermo TM. Impact of recurrent and chronic pain on child and family daily functioning: a critical review of the literature. (Case Reports Review). J Dev Behav Pediatr. 2000;21(1):58–69.

Palermo TM, Eccleston C. Parents of children and adolescents with chronic pain. Pain. 2009;146(1–2):15–7.

Perquin CW, Hazebroek-Kampschreur AA, Hunfeld JA, Bohnen AM, Suijlekom-Smit LW van, Passchier J, et al. Pain in children and adolescents: a common experience. Pain. 2000;87(1):51–8.

Perquin CW, Hunfeld JA, Hazebroek-Kampschreur AA, Suijlekom-Smit LW van, Passchier J, Koes BW, et al. Insights in the use of health care services in chronic benign pain in childhood and adolescence. Pain. 2001;94(2):205–13.

Rombaut L, Paepe A de, Malfait F, Cools A, Calders P. Joint position sense and vibratory perception sense in patients with Ehlers-Danlos syndrome type III (hypermobility type). Clin Rheumatol. 2010;29(3):289–95.

Rombaut L, Malfait F, Wandele I de, Thijs Y, Palmans T, Paepe A de, et al. Balance, gait, falls and fear of falling in women with the hypermobility type of ehlers-danlos syndrome. Arthritis Care Res (Hoboken). 2011;63(10):1432–9.

Sahin N, Baskent A, Cakmak A, Salli A, Ugurlu H, Berker E. Evaluation of knee proprioception and effects of proprioception exercise in patients with benign joint hypermobility syndrome. Rheumatol Int. 2008;28(10):995–1000.

Stommen NC, Verbunt JA, Gorter SL, Goossens MEJB. Physical activity and disability among adolescents and young adults with non-specific musculoskeletal pain. Disabil Rehabil. 2012;34(17):1438–43.

Stommen NC, Verbunt JA, Goossens ME. Future goals of adolescents and young adults with chronic musculoskeletal pain. 1. Eur J Pain. 2016;20(4):564–72.

Vervoort T, Eccleston C, Goubert L, Buysse A, Crombez G. Children's catastrophic thinking about their pain predicts pain and disability 6 months later. Eur J Pain. 2010;14(1):90–6.

Walker LS, Greene JW. The functional disability inventory: measuring a neglected dimension of child health status. J Pediatr Psychol. 1991;16(1):39–58.

Wonderlich SA, Lilenfeld LR, Riso LP, Engel S, Mitchell JE. Personality and anorexia nervosa. (Review). Int J Eat Disord. 2005;37 Suppl:S68–71; discussion S87–69.

# Assessment catastroferen en angst bij jongeren

*J.A. Verbunt en M.E.J.B. Goossens*




J.A. Verbunt, R.J.E.M. Smeets (Red.), *Graded Exposure*, DOI 10.1007/978-90-368-1106-4_9

## 9.1 Inleiding

Jongeren met chronische pijn hebben meer last van angstige gevoelens en gedachten dan hun 'gezonde' leeftijdsgenoten. Het emotioneel functioneren heeft een enorme invloed op de prognose van de pijnproblematiek en wordt dan ook als een belangrijk aandachtspunt gezien bij een revalidatiescreening, bij het opstellen van de revalidatiebehandeling en ter beoordeling van het effect van een multidisciplinaire revalidatiebehandeling. Een lacune bij de meeste meetinstrumenten op het domein emotioneel functioneren was tot voor kort dat deze meetinstrumenten niet specifiek zijn ontwikkeld voor de groep kinderen en adolescenten met chronische pijn, maar voor gezonde kinderen of kinderen met specifieke emotionele problematiek. Gelukkig zijn er steeds meer meetinstrumenten voorhanden die wel specifiek zijn ontwikkeld voor jongeren met pijn. Belangrijke constructen in dit kader zijn pijncatastroferen, angst voor pijn en angst voor letsel. Het betreft vragenlijsten en meetinstrumenten die kunnen worden gebruikt bij de indicatiestelling en de behandeling.

## 9.2 Het meten van catastroferen en angst

### 9.2.1 Catastroferen



Een van de belangrijkste variabelen in het begrijpen van het ontwikkelproces van acute naar chronische pijn en de gevolgen daarvan, is catastroferen over pijn, ofwel doemdenken. Het is dan ook heel belangrijk om bij een jongere en zijn ouders goed helder te krijgen wat de invloed van catastroferen is in de individuele situatie. Dit is tijdens de anamnese niet gemakkelijk. Als hulpmiddel kan dan worden gekozen voor een vragenlijst. Er is een Nederlandstalige vragenlijst beschikbaar voor het objectiveren van de mate van catastroferen van jongeren met pijn: de Pain Catastrophizing Scale–Children (PCS-C) (Crombez et al. 2003) (◘fig. 9.1). Deze vragenlijst meet in dertien items de catastroferende gedachten en gevoelens over pijn. De PCS-C bevat drie subschalen: magnificatie (het uitvergroten van de dreigwaarde en negatieve effecten van pijn), ruminatie (het piekeren over pijn) en hulpeloosheid (de overtuiging dat men zelf niets aan de pijn kan veranderen). De jongere scoort hoe frequent hij de gepresenteerde gedachte/het gevoel ervaart op een vijfpuntsschaal (0–4). De totaalscore wordt berekend door de scores op te tellen. De PCS-C is een valide en betrouwbaar meetinstrument voor het meten van catastroferen bij jongeren (Crombez et al. 2003).

Naast de kindversie is van de PCS ook een ouderversie (PCS-P) voorhanden (Goubert et al. 2006). De PCS-C of -P kan bijvoorbeeld worden gebruikt tijdens een poliklinisch spreekuur om een eerste indruk te krijgen van de mate van catastroferen van de jongere dan wel de ouder.

### 9.2.2 Angst voor letsel

Zoals beschreven in ►H. 2 Is het meten van het construct angst voor letsel niet gemakkelijk. Voor volwassenen met chronische pijn is om dit construct te kunnen meten de PHODA ontwikkeld (zie ►H. 2). De PHODA meet de mate waarin een persoon ervaart dat een bepaalde beweging schade kan toebrengen aan het pijnlijke lichaamsdeel.

Voor jongeren met pijn is in dit kader de PHODA-Youth ontwikkeld (◘fig. 9.2). In vergelijking met de volwassenen-PHODA bevat de PHODA-Youth specifieke leeftijdgebonden

De volgende vragen gaan over wat je denkt en voelt als je pijn hebt. Hieronder staan 13 zinnen die daar iets over zeggen. Probeer aan te geven hoe goed elke zin weergeeft wat jij denkt en voelt als je pijn hebt.
Kruis bij elke zin het hokje aan dat het beste past bij wat jij denkt.

| | | helemaal niet | een beetje | nogal | erg | heel erg |
|---|---|---|---|---|---|---|
| 1 | Als ik pijn heb, vraag ik mij voortdurend af of de pijn wel zal ophouden. | ☐ | ☐ | ☐ | ☐ | ☐ |
| 2 | Als ik pijn heb, voel ik dat het zo niet verder kan. | ☐ | ☐ | ☐ | ☐ | ☐ |
| 3 | Als ik pijn heb, is dat verschrikkelijk en denk ik dat het nooit beter zal worden. | ☐ | ☐ | ☐ | ☐ | ☐ |
| 4 | Als ik pijn heb, is dat afschuwelijk en voel ik dat de pijn mij helemaal de baas is. | ☐ | ☐ | ☐ | ☐ | ☐ |

**Figuur 9.1** Voorbeeldvragen uit de PCS-C

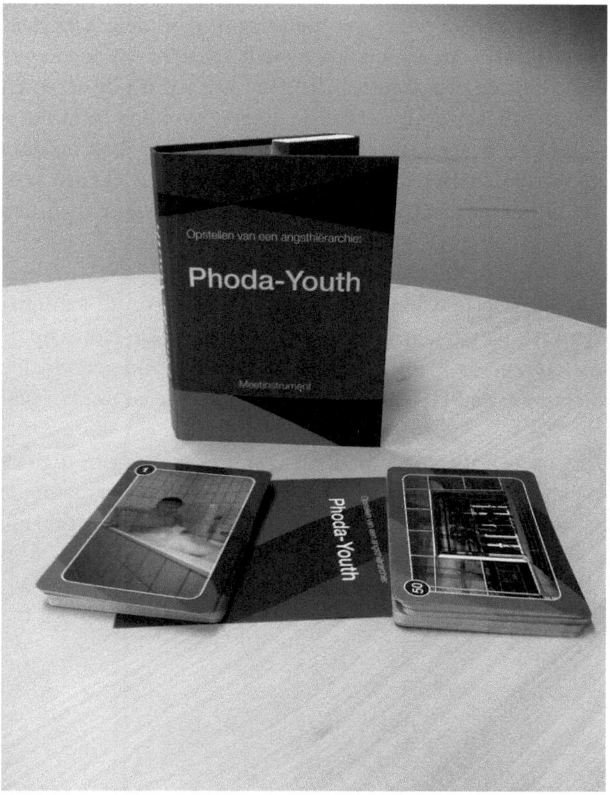


**Figuur 9.2** De PHODA-Youth

**Tabel 9.1** Scores op de PHODA-Youth

| PHODA-Youth | mogelijke range van de score | gemiddelde | standaarddeviatie |
|---|---|---|---|
| totale score | 0–510 | 228,6 | 113,4 |
| schaal 1: ADL | 0–130 | 47,4 | 33,7 |
| schaal 2: intensieve fysieke activiteiten | 0–270 | 149,8 | 70,9 |
| schaal 3: sociale activiteiten | 0–110 | 30,7 | 23,3 |

activiteiten. Tevens zijn er, in tegenstelling tot de volwassenenversie die uitsluitend bewegingen en fysieke activiteiten bevat, in de PHODA-Youth ook sociale activiteiten opgenomen.

De versie van de PHODA-Youth voor behandelaars bestaat uit een box met alle benodigdheden voor het gebruiken van de PHODA-Youth in de screening/behandeling van jongeren met pijn. De box bevat een gebruiksaanwijzing, een schaalverdeling, een set van 51 foto's en een scoreformulier.

Het afnemen van de PHODA-Youth wordt uitgevoerd in een vraaggesprek met de jongere. De jongere wordt gevraagd iedere foto op een thermometer lijkende schaalverdeling te plaatsen aan de hand van het antwoord op de vraag: in hoeverre durf jij deze activiteit/beweging niet uit te voeren vanwege je pijnklachten? Een score van 0 betekent dat de jongere de activiteit helemaal niet spannend vindt en een score van 10 betekent dat hij de activiteit nooit zou doen, omdat hij deze heel spannend vindt. Nadat de jongere de foto's heeft neergelegd, wordt gevraagd naar zijn cognities daarbij. Waarom legt hij deze foto juist op deze plaats neer? Tijdens de behandeling wordt de jongere achtereenvolgens blootgesteld aan activiteiten/situaties die hij zo hoog op de meter plaatste dat ze als spannend kunnen worden gezien.

Wanneer de PHODA-Youth als meetinstrument wordt gebruikt, wordt een subscore berekend door scores van foto's per subschaal op te tellen. Er zijn drie PHODA-Youth-subschalen: (1) ADL-activiteiten, (2) fysiek zware activiteiten, (3) sociale activiteiten. De scores op de alle foto's bij elkaar vormen de totaalscore op de PHODA-Youth. In tab. 9.1 zijn gemiddelde scores van jongeren met chronische pijn op de PHODA-Youth (de totaalscore en de subschalen) weergegeven.

Naast de papieren versie, gericht op gebruik in de patiëntenzorg, is er ook een digitale versie van de PHODA-Youth beschikbaar. In deze digitale versie worden tijdens afname de scores per foto automatisch geregistreerd. Deze versie is dus uitermate geschikt voor gebruik in wetenschappelijk onderzoek.

**PHODA-Youth: de wetenschappelijk achtergrond**

Bij de ontwikkeling van de PHODA-Youth werd begonnen met het samenstellen van een lijst van 171 activiteiten die, op basis van een literatuurstudie, relevant zijn voor de doelgroep 12–21-jarigen (stap 1). Een groep gezonde jongeren uit deze leeftijdscategorie selecteerde 142 activiteiten die zij van belang vonden. Uit focusgroepinterviews met 12 jongeren met chronische musculoskeletale pijn kwamen nog 15 aanvullende activiteiten en sociale situaties naar voren. De totale lijst van 157 activiteiten en sociale situaties werd vervolgens (stap 2), voorgelegd aan een delphipanel van 35 Nederlandse experts in de behandeling van jongeren met pijn (revalidatieartsen, fysiotherapeuten, ergotherapeuten, psychologen en onderzoekers). Iedere delphideelnemer scoorde voor alle items: (1) of jongeren met pijn volgens hem worden beperkt in het uitvoeren van de gepresenteerde activiteit, en (2) of het moeten uitvoeren van de gepresenteerde activiteit angst zal opwekken bij een jongere met pijn. Items waarvoor beide vragen positief werden beantwoord door minstens 70 % van de deelnemers, werden geselecteerd. Dit leidde tot een totaal van 89 activiteiten/sociale situaties. Deze werden gefotografeerd door een professionele fotograaf en vormden samen de fotoset van de PHODA-Youth-conceptversie (stap 3).

De kwaliteit, ofwel de klinimetrische eigenschappen, van de conceptversie werd vervolgens getoetst in een groep van 71 jongeren met chronische pijn (stap 4). De gemiddelde leeftijd van de populatie was 17 ($\pm$3) jaar. Het merendeel van de deelnemers, namelijk 65, waren meisjes. De gemiddelde duur van de pijnklachten was 4,3 $\pm$ 3,9 jaar. Deze deelnemers vulden een onlineversie van de PHODA-Youth-conceptversie in. De volgende psychometrische eigenschappen van het instrument werden getoetst: betrouwbaarheid (interne consistentie, identificatie van de factorstructuur en test-hertestbetrouwbaarheid) en constructvaliditeit. Voor het bepalen van de test-hertestbetrouwbaarheid werd de PHODA-Youth vier weken na de eerste afname nogmaals ingevuld, waarna de samenhang tussen beide scores werd onderzocht. Voor het testen van de constructvaliditeit werd de samenhang in de uitkomst van het nieuwe instrument gemeten met de uitkomsten van de PCS-C, pijnintensiteit (gemeten met een VAS-schaal), depressie (gemeten met de Child Depression Inventory CDI) en ervaren beperkingen in het dagelijks leven (Functional Disability Index FDI). De bruikbaarheid werd daarnaast onderzocht met enkele zelfgeconstrueerde vragen.

De resultaten van deze studie lieten een structuur van drie factoren zien, met als subschalen: 'ADL-activiteiten' (13 vragen), 'intensieve fysieke activiteiten' (27 vragen) en 'sociale activiteiten' (11 vragen). De interne consistentie van de drie subschalen inclusief de totaalscore is hoog (respectievelijk: subschaal 1: 0,94; subschaal 2: 0,97; subschaal 3: 0,90). De test-hertestbetrouwbaarheid bleek eveneens hoog ($r = 0{,}94$). De constructvaliditeit van de PHODA-Youth wordt onderbouwd door een goede samenhang van de PHODA-Youth met de constructvariabelen catastroferen ($\beta = 0{,}25$; $p = 0{,}02$) en ervaren beperkingen ($\beta = 0{,}71$; $p < 0{,}001$). De bruikbaarheid van het instrument kon worden bevestigd op basis van de vragenset. De resultaten rechtvaardigen de conclusie dat de PHODA-Youth een betrouwbaar en valide meetinstrument is om de ervaren schadelijkheid van activiteiten bij jongeren met pijn te meten.

Meer informatie over de psychometrische eigenschappen van de PHODA-Youth is te vinden in Verbunt et al. 2015.

| | in hoge mate mee oneens | mee oneens | onzeker | mee eens | in hoge mate mee eens |
|---|---|---|---|---|---|
| 1. Mijn pijn beheerst mijn leven. | ☐ | ☐ | ☐ | ☐ | ☐ |
| 2. Ik begin te trillen als ik een activiteit doe die de pijn verergert. | ☐ | ☐ | ☐ | ☐ | ☐ |
| 3. Ik kan niet alles doen wat gewone mensen doen, omdat ik te gemakkelijk letsel oploop. | ☐ | ☐ | ☐ | ☐ | ☐ |
| 4. Als ik pijn voel, ben ik bang dat er iets ergs zal gebeuren. | ☐ | ☐ | ☐ | ☐ | ☐ |
| 5. De pijn laat mijn hart sneller kloppen. | ☐ | ☐ | ☐ | ☐ | ☐ |

**Figuur 9.3** Voorbeeldvragen uit de FOPQ-D

9

### 9.2.3 Angst voor pijn

In 2011 is de Fear of Pain Questionnaire (FOPQ) beschikbaar gekomen (Simons et al. 2011). Deze vragenlijst, bestaande uit 23 items, meet pijngerelateerde angst. Ook van deze lijst is zowel een kindversie als een ouderversie beschikbaar. De kindversie bestaat uit twee subschalen: 'vermijden van activiteiten' en 'angst voor pijn'. De ouderversie bevat naast deze twee schalen nog een derde schaal: 'schoolverzuim'. De interne consistentie en validiteit van de originele Engelstalige versie van FOPQ bleken goed (Simons et al. 2011). Recent is een crossculturele validering van de Nederlandstalige versie (FOPQ-D) uitgevoerd. De kwaliteit van de Nederlandstalige lijst is vervolgens getest in een cohort van 86 Nederlandse jongeren met pijn die een revalidatieafdeling bezochten in verband met beperkingen bij pijn. De tweefactorenstructuur (met de schalen 'vermijden van pijn' en 'angst voor pijn') werd ook in de Nederlandse versie bevestigd. De FOPQ-D bleek over adequate psychometrische eigenschappen te beschikken, waardoor hij kan worden toegepast in de Nederlandse praktijk (Dekker et al. 2016). Figuur 9.3 is een weergave van voorbeeldvragen uit de FOPQ-D.

De PHODA-Youth en de FOPQ-D zijn verkrijgbaar bij het Expertisecentrum Pijn en Revalidatie Adelante. (▶www.adelante-zorggroep.nl/nl/expertisecentrum-pijn-en-revalidatie/kennisoverdracht/).

### Literatuur

Crombez G, Bijttebier P, Eccleston C, Mascagni T, Mertens G, Goubert L, et al. The child version of the pain catastrophizing scale (PCS-C): a preliminary validation. Pain. 2003;104(3):639–46.

Dekker C, Bastiaenen CHG, Vries JE de, Goossens MEJB, Simons LE, Verbunt JA. Dutch version of the fear of pain questionnaire for adolescents with chronic pain. Submitted. 2016.

Goubert L, Eccleston C, Vervoort T, Jordan A, Crombez G. Parental catastrophizing about their child's pain. The parent version of the pain catastrophizing scale (PCS-P): a preliminary validation. Pain. 2006;123(3):254–63.

Simons LE, Sieberg CB, Carpino E, Logan D, Berde C. The Fear of Pain Questionnaire (FOPQ): assessment of pain-related fear among children and adolescents with chronic pain. J Pain. 2011;12(6):677–86.

Verbunt JA, Nijhuis A, Vikstrom M, Stevens A, Haga N, Jong J de, et al. The psychometric characteristics of an assessment instrument for perceived harmfulness in adolescents with musculoskeletal pain (PHODA-Youth). Eur J Pain. 2015;19(5):695–705.

# De educatie voor jongeren

*E.M. Spek, A. Nijhuis-Mares en M. van Beugen*




J.A. Verbunt, R.J.E.M. Smeets (Red.), *Graded Exposure*, DOI 10.1007/978-90-368-1106-4_10

Dit hoofdstuk bevat achtergrondinformatie over de educatie bij jongeren en biedt een praktische leidraad voor de uitvoering van zowel de medische educatie als de educatie over de behandelrationale. Deze achtergrondinformatie is voor een deel een samenvatting van de informatie beschreven in ►H. 3. Aanvullend hierop gaan we in dit hoofdstuk dieper in op specifieke aandachtspunten bij de educatie voor jongeren.

## 10.1 Inleiding

Graded exposure is een behandeling waarbij de jongere zichzelf blootstelt aan bewegen en specifiek aan die bewegingen waarbij hij pijn ervaart. Het doel van de graded-exposurebehandeling is de pijngerelateerde angst te verminderen. Wanneer een jongere negatieve verwachtingen heeft over de gevolgen van bewegen, zal hij deze bewegingen niet zonder meer willen uitvoeren. Vandaar dat de jongere voorafgaand aan de daadwerkelijke graded exposure uitleg dient te krijgen *wat* hij op medische gronden mag wat het belasten van zijn lichaam betreft en *waarom* blootstelling aan activiteit of beweging noodzakelijk is. De uitleg bestaat uit twee delen: een medische educatie en uitleg over de instandhouding van de pijnklachten aan de hand van het persoonlijk vreesvermijdingsmodel (►H. 1, ◘fig. 10.1).

Het doel van de medische educatie is de jongere goed te informeren over zijn pijnprobleem en eventueel onderliggend lijden, en over de consequenties die dit heeft voor het uitvoeren van activiteiten. Dit gebeurt door de jongere informatie te geven over wat pijn is en hoe het pijnsysteem werkt. Verder moet de jongere gaan begrijpen dat hij niet voorzichtig hoeft te doen om verdere schade en verergering van klachten te voorkomen, zelfs als hij door de activiteit of beweging meer pijn ervaart. Ook is het van belang dat de behandelaars de jongere laten blijken dat zij weten dat de pijn echt is en een serieus probleem vormt. De jongere moet zich begrepen voelen en vertrouwen hebben in de behandelaars. Om deze reden start de medische educatie in de spreekkamer van de revalidatiearts.



Wanneer het voor de jongere eenmaal duidelijk is dat de pijn niet (alleen) wordt veroorzaakt door onderliggende medische pathologie, of dat de eventueel aanwezige pathologie niet wordt verergerd door het uitvoeren van activiteiten, volgt de tweede stap. In dit tweede deel van de educatie construeert de psycholoog of paramedicus samen met de jongere het op hem toegesneden vreesvermijdingsmodel. Dit model dient als verklaring voor het voortbestaan van de chronische pijnklachten en daarmee samenhangende beperkingen. Het gaat erom dat de jongere na de educatie in staat is te exploreren en ervaren of het reduceren van pijngerelateerde angst uiteindelijk een betere manier van omgaan met pijn en beperkingen oplevert.

## 10.2 Medische educatie door revalidatiearts

Het doel van medische educatie is de jongere en zijn ouders te voorzien van informatie over de pijnklachten en bevindingen uit het lichamelijk onderzoek en het diagnostisch materiaal (röntgenfoto's, MRI enzovoort) te bespreken. Vanuit een biopsychosociale visie wordt uitleg gegeven over de pijnklachten en geruststelling geboden, en wordt een behandeling voorgesteld gericht op het leren omgaan met pijn en beter functioneren en niet op vermindering van de pijnklachten.

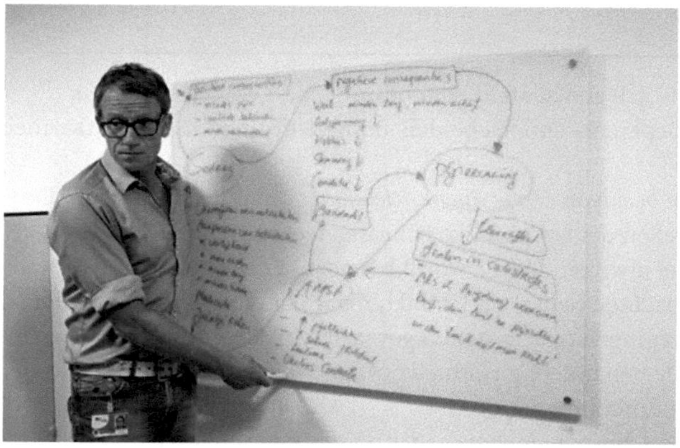

**Figuur 10.1** De educatiecirkel, uitgelegd door de gedragstherapeut

### 10.2.1 Voorbereiding

Het is belangrijk de medische educatie goed voor te bereiden, voordat de jongere hiervoor bij de revalidatiearts in de spreekkamer zit.

- Benadruk dat de aanwezigheid van beide ouders (naast uiteraard de aanwezigheid van de jongere zelf) bij dit consult van meerwaarde is. In ►H. 12 zal nader worden ingegaan op de rol van de ouders.
- Zorg dat alle medische informatie over de jongere aanwezig is. Wanneer de jongere al bekend is in een ander ziekenhuis, vraag de daar beschikbare informatie dan op en neem die vooraf goed door.
- Zorg, wanneer er beeldvormende diagnostiek is verricht, dat deze beschikbaar is tijdens de educatie. Vraag ook beeldmateriaal op dat in andere ziekenhuizen is gemaakt.
- Zorg dat er anatomische modellen of tekeningen beschikbaar zijn om een goede illustratie te kunnen geven van de anatomie van een lichaamsdeel.
- Haal uit het eerste consult terug welke ideeën de jongere zelf heeft over wat er in zijn lichaam aan de hand is, wat er gebeurt bij bewegen en bij het voelen van de pijn. Vraag specifiek of de jongere denkt dat er nog verdere diagnostiek of verder onderzoek nodig is, zodat hier nader op kan worden ingegaan.
- Vaak heeft de jongere van eerdere hulpverleners adviezen en uitleg gekregen over het functioneren van het lichaam en hoe te handelen bij pijn. Deze adviezen kunnen strijdig zijn met de aanpak die bij graded exposure wordt toegepast en zijn soms ook niet gebaseerd op wetenschappelijk bewijs. Het is van belang te beoordelen of deze adviezen echt zo strikt moeten worden opgevolgd, of misschien moeten worden genuanceerd. Een enkele keer is het verstandig de andere behandelaar expliciet te laten bevestigen wat er (niet) aan de hand is en dat het volledig veilig is om activiteiten uit te voeren.
- Zorg dat de educatie geen eenrichtingsverkeer wordt, maar vraag bij aanvang aan de jongere waarover hij nog vragen of twijfels heeft, zodat daar specifiek op kan worden ingegaan.

### 10.2.2 Uitvoering

Gedurende de medische educatie wordt een aantal zaken besproken.

Ten eerste zijn drie hoofdgroepen te onderscheiden binnen de pijnklachten waarmee jongeren worden verwezen.

1. *Er is geen specifieke diagnose en beeldvormende diagnostiek laat geen afwijkingen zien.* De revalidatiearts kan duidelijk stellen dat het pijnlijke lichaamsdeel er normaal uitziet en qua structuur en stevigheid niet afwijkend is. Er wordt benadrukt dat het logisch is dat de jongere op basis van zijn pijnklachten beperkt is geraakt, maar dat er geen enkele reden is aan te nemen dat pijnlijke bewegingen of activiteiten gevaarlijk of schadelijk zijn voor de jongere. Hierdoor ontstaat in de behandeling ruimte voor meer bewegen en activiteiten en daardoor verbetering in het functioneren.
2. *Er zijn afwijkingen te zien bij beeldvormende diagnostiek, maar deze verklaren niet volledig de pijn.* Het is hier van belang aan te geven dat de afwijkingen er wel zijn, maar dat deze geen directe relatie hebben met de pijnklachten. Door dit te benadrukken wordt een opening gecreëerd om in de behandeling de jongere uit te dagen tot bewegen en activiteiten.
3. *Er is wel een specifieke diagnose en bij beeldvormende diagnostiek zijn afwijkingen te zien die de klachten kunnen verklaren, maar er bestaat geen oorzakelijke behandeling voor de afwijkingen.* Jongeren vallen maar zelden in deze groep. Wanneer een jongere met een specifieke diagnose wordt gezien, is het van belang te bepalen of dit consequenties heeft voor diens mogelijkheden en of dit een reden is bepaalde bewegingen en activiteiten af te raden. De activiteiten of bewegingen die niet mogen worden uitgevoerd (bijvoorbeeld springen, extreme extensie- of rotatiebewegingen), worden de 'rode zones' genoemd. Indien nodig worden deze beperkingen bepaald in overleg met andere behandelende medisch specialisten. Het is belangrijk deze rode zones dan ook duidelijk te formuleren: welke bewegingen/activiteiten *mogen om medische redenen* niet worden uitgevoerd.



Verder wordt uitleg gegeven over het onderscheid tussen acute en chronische pijn, zodat de jongere beter begrijpt waarom chronische pijn anders moet worden benaderd dan acute pijn (►H. 3, box 3.1).

Aan de jongere en zijn ouders wordt uitgelegd dat gedurende deze behandeling (vooral in het begin) de pijn kan toenemen, maar dat deze geleidelijk zal terugkeren naar het oude niveau. Benadruk dat deze pijntoename geen teken is van letsel of schade. Het is een logisch gevolg van het gebruik van spieren die lange tijd niet zijn gebruikt.

Vraag aan het eind van de medische educatie altijd of de jongere begrijpt dat hij zijn lichaam normaal mag belasten binnen de kaders zoals uitgelegd.

## 10.3 Educatie door psycholoog en paramedicus

Het doel van de educatie door psycholoog en paramedicus is om de jongere en zijn ouders inzicht te geven in het verschil tussen acute en chronische pijn, in factoren die een rol spelen bij het ervaren van pijn en in factoren die de chronische pijnproblematiek in stand houden.

### 10.3.1 Voorbereiding

- De jongere wordt expliciet gevraagd bij de educatiesessie zijn ouders mee te nemen. De ouders zijn al goed voorbereid; ze hebben de algemene educatie immers al bij de ouderbijeenkomsten gehad (►H. 12), waardoor zij de jongere kunnen ondersteunen en waar nodig kunnen aanvullen.
- Een gedegen voorbereiding van het behandelteam op de educatiesessie komt de kwaliteit van de uitleg ten goede. Door de gegevens uit screening/intake en PHODA nog eens door te nemen. kan de educatie individueel worden ingekleurd, bijvoorbeeld met de specifieke verwachtingen, angsten en doelen van de jongere. Juist het gebruiken van eigen uitspraken maakt de educatie vaak heel herkenbaar en begrijpelijk. Voorbereiding helpt ook om duidelijk te krijgen op welke delen van de uitleg de jongere met weerstand of afwijzing/ontkenning kan reageren, zodat de behandelaar hier alvast op kan anticiperen.
- Ervan uitgaande dat de educatie van het behandelteam ongeveer een uur in beslag neemt, is het voor te stellen dat de jongere deze hoeveelheid informatie niet volledig kan opnemen, laat staan onthouden. Daarom wordt een whiteboard of flipover gebruikt om de uitleg visueel te ondersteunen. De informatie uit de educatie loopt als een rode draad door de behandeling, daarom is het belangrijk dat de jongere de informatie terug kan lezen. Het is aan te raden de educatie mee te geven op papier, of laat de jongere een foto maken van whiteboard/flipover op zijn telefoon of tablet.
- Om een visie met de jongere te kunnen delen die behoorlijk afwijkt van wat hij tot dan toe heeft gehoord, is een gelijkwaardige behandelrelatie gewenst. Dit betekent dat de behandelaars niet alleen uitleggen maar vooral ook vragen stellen, waardoor de jongere zelf tot inzichten komt.

### 10.3.2 Algemene educatie over pijn

#### Acute versus chronische pijn

Voordat de jongere uitleg krijgt over de rol van angst, is het van belang dat hij weet dat er acute en chronische pijn bestaat en dat hij inzicht heeft in de verschillen. De inhoud van de educatie over acute en chronische pijn volgt in principe de lijn van de educatie zoals weergegeven in ►H. 3. Wel is het van belang het taalgebruik af te stemmen op de leeftijd van de jongere. Het gebruik van metaforen in de uitleg kan daarbij soms helpen. Bijvoorbeeld de metafoor van een te scherp afgesteld brandalarm kan helpen uitleg te geven over het fenomeen centrale sensitisatie. In dit deel van de educatie geldt dat de behandelaar vragen stelt waarop de jongere zelf de antwoorden kan geven. Dit draagt bij aan een goed inzicht bij de jongere.

#### Pijnervaring

De pijnervaring wordt bepaald door drie verschillende aspecten van pijn: een biologisch, een psychisch en een sociaal aspect.

Met het *biologische aspect* bedoelen we dat lichamelijke oorzaken een rol kunnen spelen bij pijn.

Met het *psychische aspect* wordt bedoeld iemands gevoelens, de betekenis die we geven aan wat iemand voelt, en iemands karakter. Ook persoonlijkheid of karakter hoort bij het psychische aspect van pijn. Iedereen heeft gedachten over de pijn. Gedachten en ideeën over pijn worden vaak gekleurd door eerdere ervaringen. Pijn is een natuurlijk beschermingsmechanisme dat het lichaam waarschuwt voor gevaar en zorgt voor een gepaste reactie van het lichaam om te kunnen overleven. Dit proces verloopt bij acute pijn op de juiste manier. Bij chronische pijn kan het alarmsysteem echter overgevoelig zijn: er is geen goede relatie meer tussen de prikkel en de schade. Een niet-schadelijke prikkel wordt door de hersenen in deze situatie beoordeeld als gevaarlijk en kan daardoor pijn veroorzaken. Iemands gedachten en ideeën zijn aangepast aan eerdere ervaringen met pijn en niet aan de nieuwe chronische pijnervaring. Omdat er veel onderzoek is gedaan naar de gedachten van mensen met chronische pijn, weten we dat gedachten een belangrijke rol spelen bij het in stand houden van pijn. Zo kunnen gedachten en angsten, of angst voor herhaling van een pijnlijke ervaring, ervoor zorgen dat iemand meer pijn ervaart.

Met het *sociale aspect* bedoelen we de manier waarop pijn wordt geuit, die verschilt per persoon. De omgeving waarin iemand opgroeit, kan van invloed zijn op hoe hij pijn beleeft. Gezinsleden, vrienden of andere mensen uit de omgeving kunnen daardoor ook een rol spelen. Mensen uit verschillende culturen reageren vaak verschillend op pijn: daar waar Nederlanders in het algemeen de neiging hebben zich niet te uiten over hun pijn, lijkt het in de Marokkaanse cultuur bijvoorbeeld veel gebruikelijker de pijn juist wel aan anderen te tonen. Of denk aan de Italianen, die vanuit hun cultuur gewend zijn hun gevoel vooral te uiten naar de omgeving, dus ook pijn!



Chronische pijn heeft steeds opnieuw negatieve gevolgen voor de jongere, maar ook voor zijn familie en vrienden. De invloed van chronische pijn op het leven is vaak groot en kan ervoor zorgen dat een heleboel dagelijkse activiteiten anders zijn (minder naar school, minder sporten of andere hobby's uitoefenen, minder contacten met vrienden). De pijn lijkt het leven steeds meer te beïnvloeden en te bepalen welke acties worden genomen (rust, medicatie, hulp vragen). Dit alles kan leiden tot een sombere stemming, het gevoel alleen te staan, of juist tot boosheid of verdriet. Niet alleen voor de jongere, ook voor zijn familie en vrienden veranderen er dingen door. Ze maken zich misschien wel veel zorgen over de jongere, kunnen heel behulpzaam zijn en dingen voor de jongere doen, of juist niet.

### 10.3.3 Individuele educatie over pijn

Het vreesvermijdingsmodel geeft een verklaring voor de ervaren beperkingen van de jongere. In ►H. 3 is dit model al uitgebreid aan bod geweest. In dit hoofdstuk gaan we daarom in op de specifieke aandachtspunten bij deze uitleg voor jongeren. De educatie start met het informeren naar het educatieve gesprek met de revalidatiearts. Dit geeft de mogelijkheid eventuele resterende misvattingen te ontdekken en alsnog te herstellen. Tevens wordt hiermee het pijnprobleem erkend en wordt gecontroleerd of de jongere (en ouders) de uitleg van de revalidatiearts heeft begrepen. Besteed (nogmaals) zorg aan de boodschap dat de afwezigheid van een biomedische verklaring niet betekent dat de pijn tussen de oren zit. Uitgangspunt is dat de jongere inderdaad last heeft van lichamelijke pijnklachten en dat de pijn serieus wordt genomen. Sluit hierbij goed aan bij de specifieke bewoordingen van de jongere en spreek niet van angst of vrees (maar bijvoorbeeld over 'bang voor' of 'niet durven') wanneer dit voor de jongere niet als zodanig herkenbaar is. Wees vooral interactief. Laat de jongere zo veel mogelijk zelf verwoorden en ontdekken. Zo nodig kunnen ook de ouders hierbij worden betrokken. Het is van belang dat zowel de jongere als de ouders de insteek van de therapie begrijpen en zich kunnen vinden in de verklarende theorie, en dat ze zich bewust zijn van de mogelijke negatieve gevolgen van de pijn. Geef aan het begin van de behandeling aan dat dit vooral belangrijk is bij een eventuele pijntoename, bijvoorbeeld tijdens de therapie. Familieleden reageren daar namelijk vaak bezorgd op. Wanneer zij hierop zijn voorbereid en worden betrokken bij de behandeling, is de ervaring dat zij de jongere kunnen motiveren om ondanks pijntoename door te gaan en te werken aan het uiteindelijk bereiken van functionele doelen. Daarnaast kunnen partners of belangrijke anderen met een adequaat inzicht de jongere in de toekomst ondersteunen bij een mogelijke terugval.

#### ▪ Het vreesvermijdingsmodel individueel toegepast in de educatie

Bij de detailbespreking van de individuele versie van het vreesvermijdingsmodel doorlopen we alle onderdelen van dit model en sluiten hierin vervolgens aan bij de individuele situatie van de jongere. Zo komen achtereenvolgens de volgende thema's aan bod:

*Pijn.* Dit is het centrale probleem voor de jongere. Schrijf dit daarom als eerste op. Geef hierbij aan dat de oorzaak van de pijn niet (volledig) bekend is, maar dat er andere aspecten in kaart gebracht zullen worden die met de pijn kunnen samenhangen.

*Vermijding.* Informeer welke dagelijkse activiteiten de jongere niet meer doet of op een andere manier uitvoert vanwege de pijn, maar die hij graag door de therapie verbeterd wil zien.

*Catastrofale gedachten.* Informeer naar de redenen waarom de jongere bepaalde activiteiten niet meer uitvoert en welke gedachten er bestaan ten aanzien van de pijn. (Betekent pijn dat er schade of letsel kan optreden? Wat zou er kunnen gebeuren als de jongere de activiteit toch zou uitvoeren ondanks de pijn?).

*Bewegingsangst.* Hoe voelt de jongere zich bij zulke gedachten? Wanneer de jongere denkt dat de consequenties van bewegingen schadelijk kunnen zijn, wordt hij dan ongerust, gespannen of angstig wanneer hij deze wel zou uitvoeren? Van hieruit kan een verband worden gelegd met vermijding (gevolg van vrees). Ook kan er een verband worden gelegd tussen de catastroferende gedachten over pijn en de ongerustheid of vrees ten aanzien van bewegingen.

*Rol van aandacht* (hypervigilantie). In de uitleg over de rol van aandacht kan een parallel worden getrokken met bijvoorbeeld angst voor spinnen: 'Wanneer je ergens bang voor bent, is het brein erop gebrand het mogelijke gevaar (de spin) zo snel mogelijk te detecteren om eraan te kunnen ontsnappen.' Jongeren kunnen vaak benoemen dat degene die bang is voor spinnen een eventuele spin ook als eerste zal opmerken. Voor deze persoon is het belangrijk de spin waar te nemen. Iemand die niet bang is, ziet de spin misschien niet eens;, voor hem is de spin onbelangrijk. Hoe zou dit werken als er sprake is van pijngerelateerde angst? Verschil is daarbij nog dat ontsnappen aan een spin mogelijk is (het is een *externe* trigger voor de angst), bij pijn kan dat niet (*interne* trigger voor de angst) waardoor die constante onbewuste aandacht heel veel energie kost. Eventueel kan hier een link worden gelegd met de concentratie- en geheugenproblemen die jongeren met pijn vaak ervaren. Belangrijk is dat je als behandelaar niet suggereert dat de jongere zijn aandacht *bewust* op de pijnklachten richt, het is een automatisch proces dat door de angst wordt ingegeven. Omdat dit een van de moeilijkste onderdelen is, wordt hier bij voorkeur op ingegaan op het moment dat de jongere hier zelf een opening voor geeft. Te denken valt aan piekergedrag, ervaren problemen met concentratie en geheugen, en het monitoren/scannen van lichamelijke sensaties. Wanneer de jongere geen aanleiding geeft de rol van aandacht te bespreken, kan dit aan het einde van de educatiesessie worden besproken als de link van de negatieve gevolgen naar de pijnervaring is gelegd. Hierbij kan dan worden aangeven/vermeld dat de angst nog een tweede mechanisme in gang zet, en kan de jongere worden gevraagd of hij enig idee heeft hoe dit zou kunnen werken.

*Positieve gevolgen van vermijdingsgedrag.* Net als volwassenen ervaren ook jongeren vaak positieve gevolgen van vermijdingsgedrag, namelijk een gevoel van controle over de pijn en het ervaren van minder pijn (►H. 3). Bij jongeren lijken deze positieve gevolgen van vermijdingsgedrag echter uitgesprokener dan bij volwassenen. Deze positieve gevolgen houden mogelijk de pijnproblematiek en de ervaren negatieve gevolgen in stand. Wanneer vanuit de screening en de intake vermoedens zijn ontstaan van mogelijke positieve gevolgen, is het van belang deze bij de educatie al te benoemen. Wanneer het benoemen van positieve gevolgen nog te gevoelig blijkt, kan ervoor worden gekozen deze als mogelijke positieve gevolgen te benoemen. Of dit kan pas later in het behandeltraject aan de orde worden gesteld, wanneer de behandelaars de positieve gevolgen hebben geobjectiveerd en de therapeutische behandelrelatie sterker is geworden. Voorbeelden van positieve gevolgen zullen in ►H. 11 nog nader aan bod komen.

*Negatieve gevolgen van vermijdingsgedrag.* Wat gebeurt er met de jongere wanneer hij langdurig activiteiten vermijdt en daardoor verminderd lichamelijk actief is? De fysieke conditie neemt af, de stemming versombert en er ontstaat overmatige aandacht voor pijn. Ondersteun dit met voorbeelden die voor de jongere herkenbaar zijn. Vanuit hier kan een link worden gelegd naar de pijn, aangezien de pijnervaring kan worden versterkt door deze consequenties van langdurige vermijding.



Wanneer de cirkel rond is, check dan of de jongere het model heeft begrepen door hem te laten samenvatten wat er op het bord staat (zie ◘fig. 10.1). Elk antwoord is goed, zolang de jongere inziet dat hij is terechtgekomen in een vicieuze cirkel waarop hij zelf invloed kan uitoefenen. Stel de vraag wat de jongere denkt dat belangrijk is om in de therapie te gaan aanpakken; alles behalve 'pijn' is hierbij een goed antwoord. Bij voorkeur ziet de jongere ook dat angst en gedachten belangrijk zijn, zodat een vertaalslag kan worden gemaakt naar de werkwijze tijdens de behandeling; het blootstellen aan bedreigende bewegingen en activiteiten, waarbij wordt getoetst of de negatieve verwachting/gedachte ook werkelijkheid wordt. De jongere wordt in deze sessie gestimuleerd na te denken over de manier waarop deze visie op pijn en beperkingen door pijn positief kan bijdragen aan het behalen van de gestelde doelen op het gebied van beter functioneren: minder angst is meer controle over je gedrag en dus beter functioneren. Probeer tijdens de gehele educatie de jongere steeds actief te betrekken in het leggen van verbanden tussen de verschillende onderdelen van de cirkel en hem zelf het circulaire verband te laten ontdekken. Stuur bij waar nodig, of gebruik de ouders hierbij, maar wees niet te directief.

Probeer de jongere zelf te laten formuleren wat er moet veranderen om de gestelde doelen te bereiken. Benadruk dat het vermijden van activiteiten en het nemen van rust averechts werkt en daarom dient te worden doorbroken. Verantwoorde activering zal leiden tot een vermindering van de ervaren beperkingen. Benadruk dat deze therapie is gericht op het weer leren functioneren ondanks de pijn, en niet op pijnvermindering. Leg uit dat de jongere tijdens de therapie activiteiten zal gaan uitvoeren waarvan hij bang is dat ze schadelijk kunnen zijn. Door het uitvoeren van deze activiteiten en bewegingen en het opdoen van de ervaring dat de angstige verwachtingen niet uitkomen, zal de bezorgdheid of angst verminderen. Dit zal bij voorkeur geleidelijk gebeuren, beginnend met activiteiten die weinig zorgen baren en opbouwend tot steeds heviger gevreesde activiteiten. Controleer regelmatig de intrinsieke en extrinsieke motivatie: is de jongere (en ouders) bereid actief mee te werken en wil hij zich elke dag inzetten voor de therapie? Is de jongere bereid geleidelijk activiteiten te gaan uitvoeren ondanks de pijnklachten?

## 10.4 De behandelaar en educatie

Een goede relatie tussen de behandelaar, de jongere en zijn familie is tijdens de educatie van groot belang. Basis hiervoor is een empatische grondhouding. De therapeut moet zich kunnen verplaatsen in de jongere, dus kunnen aansluiten bij de leeftijd en het emotionele niveau van de jongere en de sociaaleconomische status van de jongere/het gezin. De basis voor een goede samenwerking tussen de jongere, zijn gezin en de therapeut is dat de therapeut goed 'invoegt' bij het gezin: zich verplaatst in ieder gezinslid (ze kunnen allen hun eigen, verschillende ideeën en opvattingen hebben over pijn). Het is gewenst dat de jongere de behandelaar als bondgenoot gaat ervaren, als iemand die hem kan helpen.

Het is ook belangrijk om hoop te geven op verandering en verbetering, maar daarin dient wel het eigen aandeel van de jongere te worden benadrukt. Om het vertrouwen in het eigen kunnen van de jongere te vergroten en te zorgen dat hij het uitvoeren van lastige activiteiten durft aan te gaan, moet het team deskundigheid tonen. Dat kan door goed uit te leggen hoe de therapie werkt en welke effecten ermee zijn bereikt, bijvoorbeeld bij andere jongeren.

De basis van de gedragstherapie, de bekrachtiging van positief gedrag, is ook tijdens de educatie van belang. Benoem steeds wat de jongere/ouders hebben gedaan en geef complimenten. Luister goed naar hun input tijdens de educatie en verwerk die meteen in het persoonlijke model.

In principe geeft de gedragstherapeut/psycholoog het niet-medische deel van de educatie. De paramedicus ondersteunt op momenten dat de jongere zich niet lijkt te herkennen in het model, door bijvoorbeeld een praktisch voorbeeld te bespreken. Hierbij kan dankbaar gebruik worden gemaakt van de eerder afgenomen PHODA-Youth (zie ►H. 9). Extra belangrijk is dat door het gezamenlijk geven van de educatie de gezamenlijke visie van de behandelaars duidelijk wordt. De paramedicus zal de educatie op papier tevens vastleggen, zodat de jongere deze op een later tijdstip nog een keer kan bekijken en de informatie kan delen met anderen (familie, leraren, vrienden, hulpverleners enzovoort).

Het komt voor dat jongeren de educatie interpreteren als 'de pijn zit tussen de oren', in de betekenis van 'ik beeld me de pijnklachten in' of 'ik stel me aan'. Belangrijk is dat de jongere de ruimte voelt om dit te bespreken. Leg dan uit dat pijn en uiteindelijk alles wat we waarnemen inderdaad tussen de oren zit, namelijk in ons brein. Dat wil niet zeggen dat het dan is ingebeeld, of dat de jongere zich aanstelt; benadruk dat iedereen in de vicieuze cirkel van chronische pijn terecht kan komen. Pijn is een serieus probleem en deze uitleg is juist bedoeld om daar meer inzicht in te geven. Ook willen we als behandelteam de jongere een kans presenteren om de geconstateerde beperkingen te verminderen.

Samenvattend kunnen we stellen dat een goede educatie een belangrijke voorwaarde is om daadwerkelijk te kunnen beginnen aan de graded-exposuresessies waarin het uitvoeren van bedreigende bewegingen en activiteiten centraal staat. Een goede educatie zorgt ervoor dat de jongere *begrijpt* waarom de behandeling nodig is, en vervolgens een *weloverwogen keuze maakt* om de behandeling aan te gaan, zelfs als dat gepaard gaat met een tijdelijke toename van de pijn. Uit onderzoek is gebleken dat de educatie al een reductie in pijngerelateerde angst kan bewerkstelligen, maar dat daadwerkelijke blootstelling noodzakelijk is om verbetering te geven in relevante functionele activiteiten (Jong et al. 2005).

## Literatuur

Jong JR de, Vlaeyen JW, Onghena P, Goossens MEJB, Geilen M, Mulder H. Fear of movement/(re)injury in chronic low back pain: education or exposure in vivo as mediator to fear reduction? Clin J Pain. 2005;21(1):9–17; discussion 69–72.

# Graded exposure in de praktijk: de behandeling bij jongeren

*E.M. Spek, D.A.J. van Menxel, B.J.A.G. Ummels, T. van Meulenbroek en J.A. Verbunt*




J.A. Verbunt, R.J.E.M. Smeets (Red.), *Graded Exposure*, DOI 10.1007/978-90-368-1106-4_11

## 11.1 Inleiding

In dit hoofdstuk wordt de behandeling van graded exposure bij jongeren met chronische pijnklachten beschreven en komen vooral aandachtspunten aan bod die bij jongeren specifiek van belang zijn.

Het behandeltraject van graded exposure bij jongere kent drie fasen:
1. startfase: intakegesprek met afname van de PHODA-Youth en het geven van de educatie;
2. uitvoering van gedragsexperimenten;
3. aandacht voor generalisatie en terugvalpreventie.

Het behandeltraject duurt in totaal zeven weken, waarin de jongere tweemaal per week een uur worden begeleid door een gedragstherapeut en een fysio- of ergotherapeut. Als er sprake is van het hypermobiliteitssyndroom wordt de behandeling uitgebreid met een extra module (zie ►par. 11.5). Ouders worden begeleid tijdens het ouderprogramma, waarover we in ►H. 12 uitgebreidere informatie verstrekken.

## 11.2 Startfase

Het behandeltraject start met een intakegesprek voor behandeling met de jongere en zijn ouders. Tijdens dit gesprek wordt eerder verzamelde informatie vanuit de screening aangevuld met nieuwe informatie van de jongere en/of zijn ouders, zoals informatie over veranderingen die na de eerste kennismaking hebben plaatsgevonden, nieuwe klachten die zijn ontstaan of informatie naar aanleiding van tussentijds bezoek aan artsen en andere behandelaars.



Daarna wordt de PHODA-Youth afgenomen (zie ►par. 9.2.2). ◘Figuur 11.1 laat de foto's zien die Teddy uit de casusbeschrijving aan het begin van ►H. 8 heeft weggelegd tijdens de afname van haar PHODA-Youth.

### ▪ Educatie

In de tweede behandelsessie wordt uitgebreid aandacht besteed aan de educatie van de jongere (zie ►H. 10). De gedragstherapeut legt eerst het verschil uit tussen acute en chronische pijn, om vervolgens aan de hand van het vreesvermijdingsmodel inzicht te geven in de manier waarop de klachten interfereren met het dagelijks functioneren van de jongere. Dit wordt inzichtelijk gemaakt met een gepersonaliseerde weergave van het model op een whiteboard. Ook voor Teddy werd een eigen vreesvermijdingsmodel getekend (zie ◘fig. 11.2). Gedurende de educatie wordt de jongere actief betrokken om het model zo representatief mogelijk te maken in een vorm die overeenkomt met de belevingswereld van de jongere. Dat kan door bijvoorbeeld eigen uitspraken van de jongere te integreren in het model.

### ▪ Doelen stellen

Na de educatie is het van belang samen met de jongere doelen te formuleren. Het hoofddoel van de behandeling is maximaal functioneren, ondanks de pijnklachten. Persoonlijke doelen van de jongere zijn hierbij leidend en zijn vaak afgeleid van de probleemdomeinen in het functioneren zoals weergegeven in de COPM (zie ►box 11.1). Daarnaast kan ook de

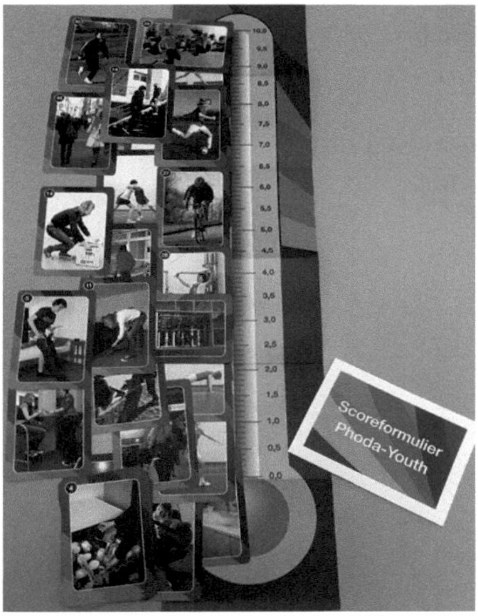


**Figuur 11.1** PHODA-Youth uit de casus van Teddy

PHODA-Youth bijdragen tot een verbreding en/of verdieping. Het bekijken van de concrete activiteiten die staan afgebeeld op de foto's hebben, behalve dat het confronterend is, vaak ook een positieve invloed op de motivatie. De jongere kan zich zo nog beter voorstellen wat na het behandeltraject allemaal mogelijk zou kunnen zijn. Zelf gekozen doelstellingen zijn een voorwaarde voor een succesvolle behandeling. Soms is het functioneren echter al zo lang en zo ingrijpend veranderd door de pijn dat het voor de jongere lastig is te bedenken wat hij vóór het ontstaan van de pijnklachten ook weer deed. Een ondersteunende vraag om tot doelen te komen kan dan zijn: 'Stel dat je nu geen pijn meer zou hebben, welke activiteiten zou je dan meteen weer willen gaan doen?' Op het moment dat de jongere niet zijn eigen doelen nastreeft maar die van zijn ouders, is de intrinsieke motivatie tot verandering vaak veel geringer en verloopt de gedragsverandering moeizamer. Dit is bijvoorbeeld het geval als ouders aangeven dat ze het belangrijk vinden dat de jongere met de fiets naar school gaat, terwijl de jongere best elke dag gebracht wil worden. De gedragsverandering zal dan moeizamer gaan.

Box 11.1

**Voorbeeld: Teddy's doelen tijdens de therapie**

1. Samen met vriendinnen naar school fietsen.
2. Thuis traplopen zonder daarbij gebruik te maken van de leuningen.
3. Regelmatig na school of in het weekend afspreken met vriendinnen om te chillen of naar de stad te gaan.
4. Twee keer per week kunnen deelnemen aan de danslessen bij de dansschool.
5. Elke dag 15 min met de hond wandelen.

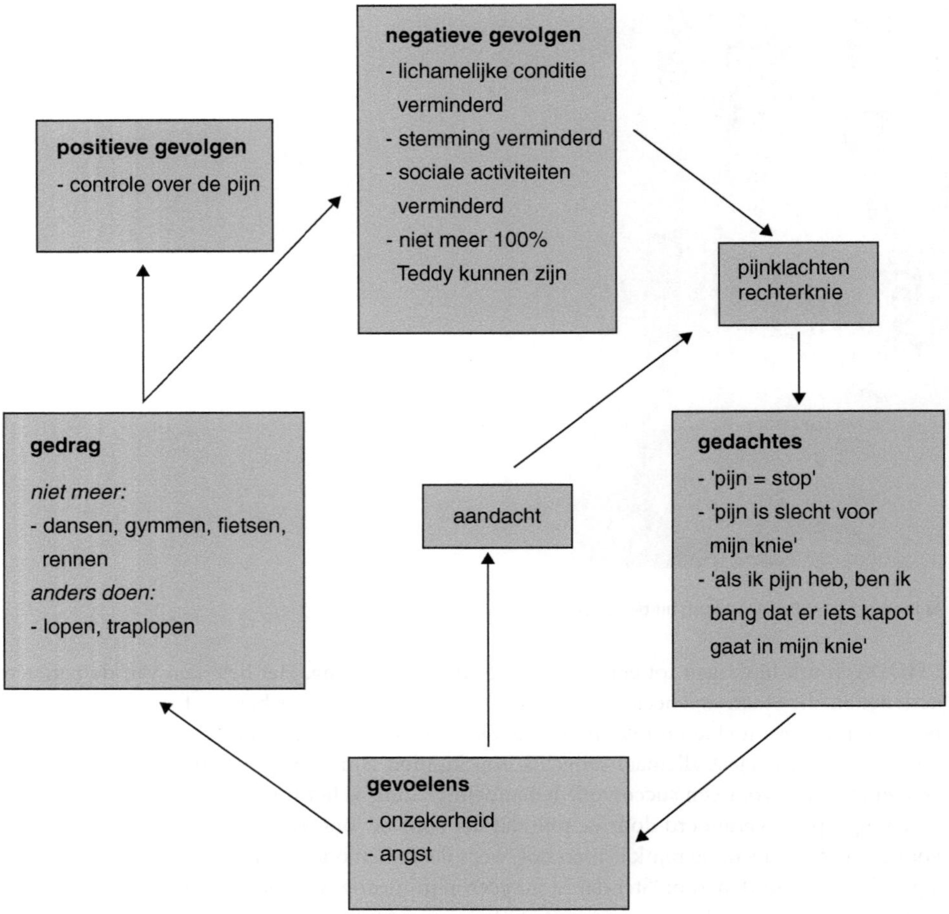


**Figuur 11.2** Vreesvermijdingsmodel uit de casus van Teddy

### Motivatie tot gedragsverandering

Tijdens de intake en de educatie wordt duidelijk benoemd dat het behandeltraject als zwaar kan worden ervaren. Factoren als spanning, pijntoename, reacties uit de omgeving, of verlies van privileges kunnen de motivatie voor verandering op een negatieve manier beïnvloeden. De positieve gevolgen van weer beter functioneren moeten opwegen tegen de mogelijke pijntoename en de mogelijk negatieve gevolgen van weer beter kunnen functioneren.

Om de motivatie tijdens het hele traject te bestendigen is een aantal punten van belang.

1. *Check: waarom?* Bij aanvang van het daadwerkelijke oppakken van de activiteiten is het essentieel dat jongere en ouders begrijpen waarom deze behandeling is gekozen. Deze check blijft gedurende het traject steeds terugkomen, zodat de jongere en de ouders de rationale achter de therapie begrijpen.
2. *Check intrinsieke motivatie.* Gedurende het behandeltraject wordt de motivatie regelmatig opnieuw gecheckt. Bij bijna iedere sessie worden de jongere vragen gesteld om de motivatie te testen. In de praktijk blijkt namelijk dat de motivatie om naar de therapie te komen minder wordt naarmate het functioneren verbetert en de jongere al minder beperkingen

gaat ervaren. Dat is natuurlijk heel positief, maar het is wel van belang het traject af te maken om juist nog aandacht te kunnen geven aan terugvalpreventie.

3. *Succeservaring.* Wanneer een uit te voeren activiteit heel spannend is, maar toch ook leuk om te doen, kan dit een positieve invloed hebben op de motivatie: het levert de jongere écht iets op. Ook als een negatieve catastrofale verwachting uitblijft tijdens de uitvoering van de activiteit, kan dit leiden tot een verrassingsmoment. Deze succeservaring zal de jongere motiveren om ook andere activiteiten op te pakken. Als er toch wordt gekozen voor een activiteit die de jongere als minder leuk of belangrijk ervaart, dan wordt deze keuze altijd uitgelegd. Het uitdagen van de cognitie gaat dan boven de waarde van de activiteit. De activiteiten worden samen met de jongere gekozen, waarbij de mate van spanning die de activiteit oproept, wordt geïnventariseerd. Ook hier wordt, net als bij de behandeling van volwassenen, in het traject een weloverwogen opbouw gemaakt in activiteiten. Het is bij jongeren van belang het element plezier in de behandeling te integreren. Plezier ondersteunt de motivatie.
4. *Eigen verantwoordelijkheid.* Vanaf het begin van de behandeling wordt de jongere verteld dat het 'zijn traject' is: 'Jij bent de baas, de therapeuten sturen bij waar nodig'. Het is van belang dat de jongere zich medeverantwoordelijk voelt; de jongere heeft de regie en een bepaalde controle over het revalidatietraject. Door het gevoel te geven dat het 'zijn traject' is, trachten we de betrokkenheid en daarmee de intrinsieke motivatie te vergroten. Dat kan door: eigen doelen stellen en nastreven, activiteiten kiezen tijdens therapiesessies en huiswerkopdracht uitvoeren. Uiteraard wordt hierbij rekening gehouden met de leeftijd.
5. *Nadruk op samen.* Behalve dat het van belang is dat de jongere de behandeling als zijn eigen traject ziet, is het ook van belang dat hij het gevoel heeft dat dat traject samen wordt doorlopen. Samen betekent: de jongere, de ouders en de therapeuten. In de praktijk houdt dit in dat zowel de ouders als de therapeuten mét de jongere worden blootgesteld aan de activiteit of situatie: therapeuten doen de activiteit of situatie eerst voor en daarna wordt deze door de jongere en zijn ouder(s) gezamenlijk uitgevoerd. Op deze wijze kan de jongere checken of anderen het ook spannend vonden. Mogelijk leidt het uitvoeren van een activiteit ook tot pijn(toename) bij een ander. Het zien van de reactie van de ander kan leiden tot meer reële gedachten en verwachtingen.
6. *Benadering.* Tijdens de sessies gebruiken we een eerlijke en open manier van communicatie. Het doel van het behandeltraject is inzicht krijgen in waarom iemand zich zo anders is gaan gedragen door de pijn, om vervolgens tijdens het behandeltraject een gedragsverandering te bewerkstelligen. Er wordt getracht zo veel mogelijk aan te sluiten bij de belevingswereld van de jongere; bijvoorbeeld wordt de taal van de jongere gebruikt zodat die zich gemakkelijker durft te uiten.
7. *Ruimte voor pubergedrag.* Binnen de behandelsessies moet rekening worden gehouden met pubergedrag. Dwarsliggen, geen zin hebben om iets te doen, of het hebben van een weerwoord; het hoort er allemaal bij. Buig in zekere mate mee met dit gedrag en geef vertrouwen. Spanning kan dit gedrag nog eens extra versterken. Uiteraard is voor extreme vormen van dergelijk gedrag geen plaats.
8. *Veiligheidsgedrag.* Bij veiligheidsgedrag introduceert iemand bepaalde aanpassingen in het uitvoeren van activiteiten zodat het toch mogelijk wordt ze uit te voeren (zie ►H. 3). Bijvoorbeeld: gebruikmaken van een andere rugzak, op een elektrische fiets naar school gaan, of het dragen van een niet noodzakelijke brace tijdens het sporten. Het is goed hierover met de jongere in gesprek te gaan, zodat de motivatie groeit om te verandering naar normaal functioneren, zonder veiligheidsgedrag.

## 11.3 Uitvoering van gedragsexperimenten

De behandeling van de jongere is erop gericht hem in staat te stellen zijn functioneren te verbeteren ondanks de pijn. Nadat de startfase is afgerond (intake, PHODA-Youth en educatie), richt de behandeling zich op het verminderen van de pijngerelateerde vrees door blootstelling aan de gevreesde situaties die de jongere voorheen vermeed (zie ◘fig. 11.3). Jongeren zelf spreken vaker van 'onzekerheid' of 'spanning' dan van vrees.

Het belangrijkste facet van de exposurebehandeling voor jongeren is, net als bij volwassenen, de uitvoering van een set gedragsexperimenten (zie ►H. 4). De jongere wordt uitgedaagd de in het verleden vermeden of aangepaste activiteiten weer op de 'normale' wijze uit te voeren. Hierbij dient ook te worden gelet op veiligheidsgedrag. Naarmate de behandeling vordert, gaat de jongere steeds beter functioneren. Om dit te optimaliseren wordt de jongere aan de activiteiten blootgesteld op verschillende manieren en in meerdere situaties. Denk hierbij aan het hardlopen op de loopband, dat als minder spannend wordt ervaren dan buiten hardlopen, of het als minder spannend ervaren van het fietsen op een hometrainer dan buiten fietsen. De gestelde doelen van de jongere staan centraal, niet alleen binnen de behandelsessies, maar ook bij het uitvoeren van huiswerkopdrachten. Hierbij wordt gestreefd naar het (grotendeels) behalen van de doelen binnen de duur van het totale behandeltraject.

Het behandeltraject is erop gericht in een korte periode een zo'n groot mogelijke gedragsverandering in het omgaan met pijn te bewerkstelligen en terug te keren naar normaal functioneren (zie ◘fig. 11.4). Dat betekent een positieve invloed op de verminderde fysieke conditie, de mogelijk verminderde stemming en de ervaren beperkingen. Het uiteindelijke streven is dat een jongere weer 100 % zichzelf kan zijn. De toename van mogelijkheden om actief te zijn heeft echter mogelijk ook andere consequenties, waar misschien niet direct aan wordt gedacht.



### ▪ Impact van de behandeling op positieve bijeffecten van pijn

Zoals reeds kort belicht in ►par. 8.4.4. Kan het vervelende probleem pijn voor jongeren ook positieve gevolgen hebben, die vervolgens het in stand houden van de klachten kunnen bevorderen. Als het doel van het behandeltraject is een verandering in het omgaan met pijn te bewerkstelligen, zou dit kunnen betekenen dat deze positieve bijeffecten verloren gaan en er weer een confrontatie komt met wat zo moeilijk was. Het gaat daarbij bijvoorbeeld om:

1. *Reacties van de omgeving.* Wanneer een jongere al langere tijd wordt beperkt door pijnklachten, raakt ook de sociale omgeving hieraan gewend (zie box 11.2). De sociale omgeving (familie, vrienden/vriendinnen, klasgenoten enzovoort) gaat de jongere zien als 'de jongere met pijn', die daardoor sommige dingen niet kan of niet mag. Gedurende de therapie gaat de jongere steeds meer activiteiten ondernemen en de sociale omgeving kan hierop soms negatief reageren: 'Hoe kan het nu dat je dit ineens wel weer kunt?'. Dit kan ertoe leiden dat de jongere zich niet serieus genomen voelt in zijn klachten, wat de motivatie tot gedragsverandering weer negatief kan beïnvloeden. Het is belangrijk dit te signaleren, zodat het bespreekbaar kan worden gemaakt. Denk hierbij aan het geven van een spreekbeurt op school of het meenemen van een vriend of vriendin naar de therapie. Op deze manier proberen we ook vanuit de sociale omgeving een positieve reactie op de gedragsverandering te bevorderen.

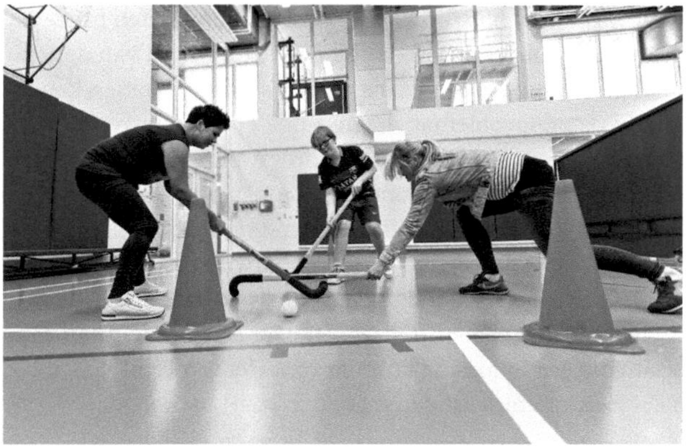

**Figuur 11.3** Een gevreesde situatie aanbieden in spelvorm

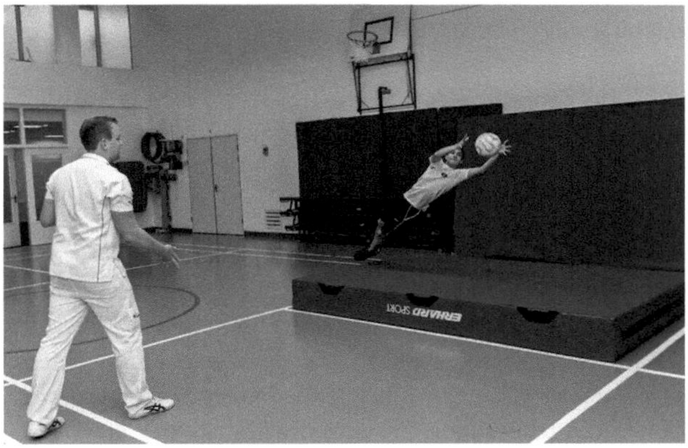

**Figuur 11.4** Weer alles kunnen: dus ook werken aan je terugkeer als keeper van je voetbalelftal

Box 11.2

**Voorbeeld: reactie omgeving op situatie van Teddy**
Teddy spreekt regelmatig af met haar vriendinnen om samen naar de bioscoop te gaan of te gaan shoppen in de stad. Vriendinnen vragen haar nu echter minder vaak omdat Teddy regelmatig afspraken afzegt. En áls ze samen iets ondernemen, moet iedereen rekening met haar houden.

2. *Terugkeer naar school: confrontatie met pesten.* Gepest worden, niet goed in een groep passen of bij geen enkele groep aansluiting kunnen vinden, levert stress op. En we weten dat stress een negatieve impact kan hebben op pijn. Gepest worden kan dan ook als een in stand houdende factor fungeren: de jongere kan zich bijvoorbeeld op basis van pijnproblematiek onttrekken (ontsnappen) aan de negatieve situatie van het pesten op school door thuis te blijven. Als een revalidatiebehandeling zorgt dat de jongere weer actief wordt, zal de confrontatie met de negatieve situatie, het pesten, zich opnieuw voordoen bij het terugkeren naar school en/of sport. In de behandeling is dit een onderwerp van gesprek, om zo de jongere en zijn omgeving inzicht te geven. Eventueel kan worden overwogen na de revalidatiebehandeling een weerbaarheidstraining/begeleiding te gaan volgen bij een psycholoog.

3. *Terugkeer naar school: confrontatie met een te hoog schoolniveau.* Ook het moeten functioneren op een te hoog schoolniveau (gerelateerd aan de cognitieve capaciteit van de jongere) met als gevolg een als hoog ervaren druk ten aanzien van schoolprestaties, kan een in stand houdende factor zijn in de pijnproblematiek (zie ►box 11.3). Jongeren met pijn gaan minder vaak naar school, krijgen langer de tijd voor proefwerken of mogen deze soms zelfs thuis maken. Het weer normaal gaan functioneren ondanks pijn kan ook leiden tot een hernieuwde toename van de druk door terugkeer naar dezelfde school. Een te hoog schoolniveau kan ook als gevolg hebben dat de jongere faalangst ontwikkelt. Dat kan nog eens extra optreden bij perfectionistisch ingestelde jongeren. Binnen de behandeling wordt dit besproken en eventueel volgt overleg met school. Teruggaan naar een lager niveau van onderwijs zou in een dergelijke situatie een oplossing kunnen zijn. Het is hierbij zaak de verwachting van de ouders ten aanzien van hun kinderen goed in kaart te brengen.

Box 11.3

**Voorbeeld: te hoog schoolniveau bij Teddy**
Teddy zit in 3 gymnasium. Ze gaat graag naar school maar haar cijfers zijn aan de lage kant, ondanks vele uren per dag studeren. Het contact met medescholieren is goed en Teddy wil daarom koste wat het kost bij ze in de klas blijven. Teddy verzuimt gemiddeld een dag per week.

4. *Terugkeer in topsport.* Naast een te hoog schoolniveau is ook het beoefenen van topsport mogelijk een in stand houdende factor bij jongeren met pijnklachten. Extreme verwachtingen van de jongere zelf, of de perceptie dat ouders, teamgenoten en trainers verwachtingen hebben waaraan vanuit de optiek van de jongere slecht kan worden voldaan, kunnen hierbij een belangrijke negatieve rol spelen, net als perfectionisme. Perfectionisme wordt ook wel gedefinieerd als: overafhankelijk zijn van zelfevaluatie in het nastreven van je eigen veeleisende standaarden bij het bereiken van je persoonlijke doelen, ondanks nadelige gevolgen (Shafran 2002). Bij jongeren is dit vooral merkbaar aan de wil om de best mogelijke prestatie neer te zetten. Wanneer dit dan niet lukt, kan dit als een tegenslag of teleurstelling worden ervaren. Wanneer een jongere het moeilijk vindt om met teleurstelling en/of tegenslagen om te gaan, kan dit negatieve gevolgen hebben en leiden tot ander gedrag. Binnen de behandeling dient dit mechanisme aan bod te komen, door de jongere en de ouders inzicht te geven in de invloed van het (moeten) leveren van prestaties op het functioneren.
5. *Verlies van privileges.* Het ervaren van beperkingen betekent ook vaak het krijgen van privileges om zo goed mogelijk te kunnen functioneren met pijn. Dit kunnen privileges zijn op school en in de thuissituatie. Op school kan worden gedacht aan het gebruikmaken van een laptop of liftpasje, kortere schooldagen of langer de tijd krijgen voor het maken van een proefwerk. In de thuissituatie kan het betekenen: het niet hoeven doen van huishoudelijke klusjes, overal met de auto naartoe gebracht worden of niet naar school hoeven en dus thuis kunnen blijven om 'leuke' activiteiten te doen. Denk hierbij aan gamen of langer in bed blijven liggen. Binnen de behandeling worden de voor- en nadelen van deze privileges besproken. Het streven van het behandeltraject is 100 % functioneren, dus het logische gevolg zal zijn dat de jongere deze privileges gaat verliezen.

Aan het eind van het traject worden de PHODA-Youth en de COPM nogmaals afgenomen om het behaalde resultaat objectief in beeld te brengen (zie ►box 11.4).

Box 11.4

**Herafname COPM: casus Teddy**

| | eerste onderzoek | | herhalingsonderzoek | |
|---|---|---|---|---|
| | uitvoering 1 | tevredenheid 1 | uitvoering 2 | tevredenheid 2 |
| dansen | 1 | 1 | 7 | 6 |
| fietsen naar school | 3 | 6 | 9 | 8 |
| traplopen | 4 | 4 | 8 | 8 |
| chillen met vrienden | 5 | 5 | 9 | 10 |
| wandelen met de hond | 2 | 4 | 9 | 8 |
| **scores** | **15/5 = 3** | **20/5 = 4** | **42/5 = 8,4** | **40/5 = 8** |

## 11.4 Aandacht voor generalisatie en terugvalpreventie

In de laatste twee sessies wordt samen met de jongere en de ouders een terugvalpreventieplan opgesteld. Hierin komt aan bod hoe de jongere het best kan handelen als er weer een onverklaarbare toename van klachten is. Ook bespreken we welke rol de ouders hierbij spelen. Dit onderdeel van de behandeling wordt ook wel 'Tips voor dips' genoemd. We maken hiervoor gebruik van het zogenoemde 5G-model. De vijf G's in dit model staan voor: gebeurtenis, gedachten, gevoelens, gedragingen en gevolgen (zie ►box 11.5). In ►H. 12, waarin we uitgebreid ingaan op de begeleiding van ouders, komt dit model uitgebreid aan bod.

Box 11.5

**Teddy's tips voor dips**

| gebeurtenis | gedachten | gevoelens | gedragingen | gevolgen |
|---|---|---|---|---|
| toename van pijn in de rechterknie | 'pijn is slecht voor mijn knie, er kan iets kapot gaan' | angstig, onzeker | niet meer dansen, meedoen aan gym en fietsen | minder conditie, minder sociale activiteiten, niet meer 100 % Teddy kunnen zijn |
| wat zou je kunnen doen om deze dip te voorkomen? | | | | |
| | 'pijn is niet slecht voor mijn knie, er kan niets kapot gaan' | minder angstig, minder onzeker | gewoon alles blijven uitvoeren | geen gevolgen |

Tijdens het samen doornemen van de tips voor dips wordt de jongere en zijn ouders gevraagd situaties te bedenken die zouden kunnen leiden tot een terugval. In de bovenste kolom worden dan de gedachten, gevoelens, gedragingen en gevolgen hiervan voor de therapie geplaatst. Deze komen veelal overeen met de verschillende onderdelen van het vreesvermijdingsmodel. In de onderste kolom worden gedachten, gevoelens, gedragingen en gevolgen genoteerd zoals de jongere ze tijdens de therapie heeft ervaren. Het tips voor dips-model geeft houvast om na de behandelperiode zelfstandig verder te kunnen gaan.

## 11.5 Hypermobiliteit

Hypermobiliteit wordt gedefinieerd als een grotere laxiteit van het bindweefsel waardoor de gewrichten een vergrote bewegingsuitslag toelaten (Grahame 2000). Wanneer er naast hypermobiliteit tevens sprake is van symptomen zoals langer dan drie maanden bestaande gewrichtsklachten in vier of meer gewrichten, dan spreken we van het hypermobiliteitssyndroom (zie box 11.5). Met behulp van de gevalideerde Brighton-criteria kunnen hoofd- en nevenkenmerken van het hypermobiliteitssyndroom worden geïdentificeerd (Grahame 2000). Hypermobiliteit komt bij jongeren met chronische pijn vaker voor dan bij jongeren in de algemene bevolking (Inocencio 1998; Gedalia et al. 1993).



**Box 11.5**

**Casus Jessica**

Jessica is 17 jaar en heeft al anderhalf jaar pijnklachten aan haar nek, onderrug, heupen en knieën. Daarnaast heeft ze veel vermoeidheidsklachten die haar functioneren belemmeren. Ze is gestopt met kickboksen, spreekt minder af me vriendinnen en is niet in staat volledig naar school te gaan. Ze heeft ook haar bijbaantje in het zorgcentrum opgezegd. Jessica is bekend met hypermobiliteit. Hierdoor verzwikt ze regelmatig haar enkels en heeft ze in verleden een paar keer een subluxatie van haar schouder gehad. Jessica is bij verschillende specialisten geweest, maar diagnostiek geeft geen andere verklaring voor haar pijnklachten. Jessica heeft geen vertrouwen meer in de gezondheidszorg en voelt zich onbegrepen en verdrietig. Ook haar vriendinnen begrijpen het niet meer, hoe moet dit nu verder?

Het hypermobiliteitssyndroom kan leiden tot lichamelijke problemen zoals verminderde spierkracht (Kleef et al. 2009; Jensen et al. 2013; Scheper et al. 2013), verminderde balans (Rombaut et al. 2011), verminderde propriocepsis (Fatoye et al. 2009; Keer en Simmonds 2011; Sahin et al. 2008) en verminderde *core stability* (Hakim et al. 2010; Keer en Simmonds 2011). Naast de lichamelijke gevolgen wordt bij hypermobiliteit ook een verhoogde incidentie van psychiatrische symptomen beschreven, zoals angststoornis (Eccles et al. 2011), paniekstoornis (Bulbena et al. 2011; Campayo et al. 2010) en depressie (Grahame 2000; Smith et al. 2014).

De invloed van hypermobiliteit op het dagelijks functioneren laat zich echter niet volledig verklaren door de mate van hypermobiliteit alleen. Mensen met hypermobiliteit hebben vaak een voorkeur voor activiteiten zoals fietsen en vermijden vaker extreme buitenactiviteiten (Scheper et al. 2015). Ook hebben mensen met hypermobiliteit een grotere kans op het krijgen van blessures tijdens sporten (bijvoorbeeld omzwikken van een enkel). Dit kan tot angst voor blessures/vermijding van specifieke activiteiten leiden, met een minder actieve leefwijze tot gevolg. En dit laatste is bij hypermobiliteit nu juist niet wenselijk: afname van de spierkracht kan namelijk leiden tot het falen van het compensatiemechanisme dat een adequate spierkracht biedt voor de relatief instabiele gewrichten. Bij hypermobiliteit zou dit ertoe kunnen leiden dat het activiteitenniveau vermindert, de bewegingsangst verder toeneemt en vervolgens ook de motivatie tot bewegen verder afneemt. Zo ontstaat door de negatieve invloed van de hypermobiliteit een vicieuze cirkel.

Binnen de behandeling van jongeren met hypermobiliteit komen beide aspecten (angst en fysiek functioneren) aan bod. Om te kunnen compenseren voor een verminderde spierkracht, aeroob vermogen, balans en core stability, wordt bij aanwezigheid van een hypermobiliteitssyndroom voorafgaand aan de graded-exposurebehandeling voorwaardenscheppend getraind. Het doel is om gedurende een trainingsprogramma van acht weken (2 × 2 uur/week) inclusief huiswerkoefeningen een verbetering te bewerkstelligen van de lichamelijke functies zoals spierkracht, balans, core stability en aeroob vermogen (zie box 11.6). Een combinatieprogramma van spierkracht en aeroob vermogen is het effectiefst (Faigenbaum et al. 2009; Faigenbaum en Myer 2010). Core stability is noodzakelijk voor een goede houding en gerichte aansturing van de perifere spiergroepen. Training van propriocepsis bij hypermobiliteit leidt niet tot een vermindering van de laxiteit van de actieve structuren, maar heeft wel een positief effect op de spierstructuur, de balans, het bewegingsgevoel en de stabiliteit (Fatoye et al. 2009; Ferrell et al. 2004, 2007).

Box 11.6

**Casus Jessica: na afronding van de trainingsmodule**

Jessica is nu acht weken in revalidatie en heeft de trainingsmodule net afgerond. Ze heeft hard getraind en voelt zich fysiek sterker. Haar vertrouwen in haar lichaam is gegroeid. Ze is echter nog steeds angstig om te kickboksen. Fysiek denkt ze dat ze er klaar voor is, maar wat als ze tijdens het kickboksen meteen weer een blessure krijgt? Deze week start ze met het traject graded exposure en ze hoopt daardoor zelfvertrouwen te kunnen opbouwen, zodat ze straks weer terug kan naar haar oude kickboksclub!

Na afronding van de trainingsmodule start de graded-exposurebehandeling zoals eerder is beschreven. Hierbij wordt specifiek ingegaan op bestaande angstgerelateerde cognities en irreële verwachtingen ten aanzien van pijn en eventuele schade.

Een gedetailleerd behandelprotocol, *Graded exposure voor jongeren*, is verkrijgbaar bij het Expertisecentrum Pijn en Revalidatie Adelante (▶www.adelante-zorggroep.nl/nl/expertisecentrum-pijn-en-revalidatie/kennisoverdracht/).

## Literatuur

Bulbena A, Gago J, Pailhez G, Sperry L, Fullana MA, Vilarroya O. Joint hypermobility syndrome is a risk factor trait for anxiety disorders: a 15-year follow-up cohort study. Gen Hosp Psychiatry. 2011;33(4):363–70.

Eccles J, Harrison N, Critchley H. Joint hypermobility syndrome. Psychiatric manifestations. BMJ. 2011;342:d998.

Faigenbaum AD, Myer GD. Pediatric resistance training: benefits, concerns, and program design considerations. Curr Sports Med Rep. 2010;9(3):161–8.

Faigenbaum AD, Kraemer WJ, Blimkie CJ, Jeffreys I, Micheli LJ, Nitka M, et al. Youth resistance training: updated position statement paper from the national strength and conditioning association. J Strength Condit Res. 2009;23(5 Suppl):S60–79.

Fatoye F, Palmer S, Macmillan F, Rowe P, Linden M van der. Proprioception and muscle torque deficits in children with hypermobility syndrome. Rheumatology (Oxford). 2009;48(2):152–7.

Ferrell WR, Tennant N, Sturrock RD, Ashton L, Creed G, Brydson G, et al. Amelioration of symptoms by enhancement of proprioception in patients with joint hypermobility syndrome. Arthritis Rheum. 2004;50(10):3323–8.

Ferrell WR, Tennant N, Baxendale RH, Kusel M, Sturrock RD. Musculoskeletal reflex function in the joint hypermobility syndrome. Arthritis Rheum. 2007;57(7):1329–33.

Garcia Campayo J, Asso E, Alda M, Andres EM, Sobradiel N. Association between joint hypermobility syndrome and panic disorder: a case-control study. Psychosomatics. 2010;51(1):55–61.

Gedalia A, Press J, Klein M, Buskila D. Joint hypermobility and fibromyalgia in schoolchildren. Ann Rheum Dis. 1993;52(7):494–6.

Grahame R. Pain, distress and joint hyperlaxity. Joint Bone Spine. 2000;67(3):157–63.

Hakim A, Keer R, Grahame R. Hypermobility, fibromyalgia and chronic pain. 1st ed. Edinburgh: Churchill Livingstone Elsevier; 2010.

Hanewinkel-van Kleef YB, Helders PJ, Takken T, Engelbert RH. Motor performance in children with generalized hypermobility: the influence of muscle strength and exercise capacity. Pediatr Phys Ther. 2009;21(2):194–200.

de Inocencio J. Musculoskeletal pain in primary pediatric care: analysis of 1000 consecutive general pediatric clinic visits. Pediatrics. 1998;102(6):E63.

Jensen BR, Olesen AT, Pedersen MT, Kristensen JH, Remvig L, Simonsen EB, et al. Effect of generalized joint hypermobility on knee function and muscle activation in children and adults. Muscle Nerve. 2013;48(5):762–9.

Keer R, Simmonds J. Joint protection and physical rehabilitation of the adult with hypermobility syndrome. Curr Opin Rheumatol. 2011;23(2):131–6.

Rombaut L, Malfait F, Wandele I de, Thijs Y, Palmans T, Paepe A de, et al. Balance, gait, falls, and fear of falling in women with the hypermobility type of Ehlers-Danlos syndrome. Arthritis Care Res (Hoboken). 2011;63(10):1432–9.

Sahin N, Baskent A, Cakmak A, Salli A, Ugurlu H, Berker E. Evaluation of knee proprioception and effects of proprioception exercise in patients with benign joint hypermobility syndrome. Rheumatol Int. 2008;28(10):995–1000.

Scheper M, Vries J de, Beelen A, Vos R de, Nollet F, Engelbert R. Generalized joint hypermobility, muscle strength and physical function in healthy adolescents and young adults. Curr Rheumatol Rev. 2015;10(2):117–25.

Scheper MC, Vries JE de, Vos R de, Verbunt JA, Nollet F, Engelbert RH. Generalized joint hypermobility in professional dancers: a sign of talent or vulnerability? Rheumatology (Oxford). 2013;52(4):651–8.

Shafran R, Cooper Z, Fairburn CG. Clinical perfectionism: A cognitive-behavioural analysis. Behav Res Ther. 2002;40:773–91.

Smith TO, Easton V, Bacon H, Jerman E, Armon K, Poland F, et al. The relationship between benign joint hypermobility syndrome and psychological distress: a systematic review and meta-analysis. Rheumatology (Oxford). 2014;53(1):114–22.

# Begeleiding ouders

*M.E.J.B. Goossens en E.M. Spek*




J.A. Verbunt, R.J.E.M. Smeets (Red.), *Graded Exposure*, DOI 10.1007/978-90-368-1106-4_12

## 12.1 Inleiding

De begeleiding van ouders van jongeren met chronische pijn die een graded-exposurebehandeling volgen, gebeurt op twee manieren:

1. begeleiding tijdens de behandelsessies van de jongere.
2. in het ouderprogramma TOP, waarbij TOP staat voor Tips voor het Omgaan met Pijn.

In de praktijk bleek bij de behandeling van jongeren dat ouders een invloed hebben op het anders omgaan met pijnklachten. Deze ervaring werd ondersteund vanuit het nieuwste wetenschappelijke inzicht dat ouders een belangrijke rol spelen bij het omgaan met chronische pijn (Goubert en Simons 2013). Het ouderprogramma is daarom ontwikkeld om ouders actief onderdeel te maken van het behandeltraject van hun kind, om gedragsverandering te bewerkstelligen bij zowel ouders als jongere. Aan ouders wordt het belang uitgelegd van actieve deelname aan het behandeltraject door het bijwonen van de behandelsessies en het volgen van het ouderprogramma. Deelname wordt echter niet verplicht gesteld. In dit hoofdstuk zal nader worden ingegaan op de begeleiding van ouders, zowel in de behandelsessies als bij het ouderprogramma.

## 12.2 Theoretische achtergrond

De interactie tussen een jongere met pijnklachten en zijn omgeving (gezin, school, vrienden) kan een grote invloed hebben op de pijnervaring van de jongere en ook op het pijngedrag en de mate van beperkingen bij de jongere (Palermo et al. 2005, 2009, 2014). Studies hebben laten zien dat er een relatie bestaat tussen het (beschermende) gedrag van de ouders (bijvoorbeeld toestemmen in thuisblijven van school, naar school brengen met de auto) en de mate van pijn, functionele beperkingen en negatieve emoties bij de jongere, en ook schoolverzuim en algehele kwaliteit van leven (Lynch-Jordan et al. 2013; Logan et al. 2012; Caes et al. 2011; Pielech et al. 2014; Walker et al. 2002). Deze beïnvloedende factoren kunnen worden ingedeeld in gezinsfactoren, zoals het functioneren van het gezin (organisatie, communicatie, affectieve omgeving, probleemoplossend vermogen) en ouderfactoren, zoals de emoties van ouders, hun gedrag (versterkend of beschermend) en hun gezondheid (pijngeschiedenis). Met al deze factoren dient rekening te worden gehouden bij de screening van de jongere en het opstellen van het behandelingsplan.

Op basis van bovenstaande bevindingen is het vreesvermijdingsmodel van Vlaeyen (Vlaeyen en Linton 2000) uitgebreid met de ouder-kindinteractie, wat weer heeft geleid tot het interpersoonlijke vreesvermijdingsmodel (Goubert en Simons 2013; zie ◘ fig. 12.1). Net als bij volwassenen is ook bij jongeren de rol van catastroferen rond pijn van groot belang in de verklaring van de ervaren beperkingen.

## 12.3 Doelen van de ouderbegeleiding

Het belangrijkste doel van het begeleiden van ouders (zowel tijdens de sessies als bij het ouderprogramma) is om hen te ondersteunen en handvatten te bieden zodat zij in staat zijn hun kind op een positieve manier te bijstaan in het omgaan met pijnklachten. Om dit te kunnen bereiken, worden de ouders zo actief mogelijk betrokken bij het behandeltraject. Zij worden bijvoorbeeld uitgenodigd om zelf ook deel te nemen aan het uitvoeren van het

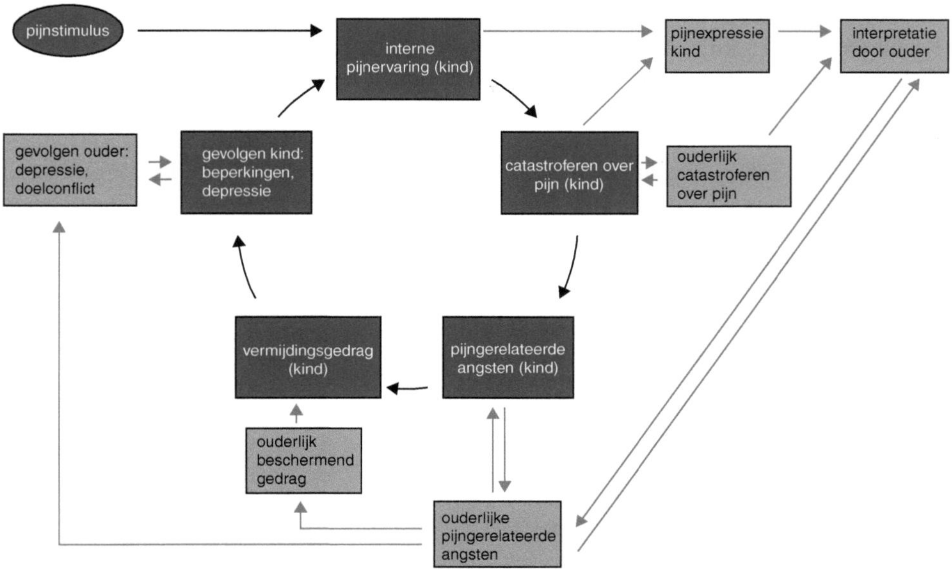


**Figuur 12.1** Interpersoonlijk model van pijngerelateerde vrees (aangepast naar Goubert en Simon 2013)

exposure-experiment met de voor hun kind bedreigende activiteit (bijvoorbeeld samen voetballen). Of er wordt bijvoorbeeld tijdens een gesprek gericht naar hun beleving van klachten gevraagd. In de loop van de sessies komt aan bod wat ouders zouden kunnen doen om het omgaan met pijn van hun kind op een positieve manier te beïnvloeden. Daarnaast zal, parallel aan het behandeltraject van het, tijdens de bijeenkomsten van het ouderprogramma specifiek op gedragsverandering bij de ouders zelf worden ingezet. Zij krijgen dan zelf educatie over pijn en alle factoren die daarop van invloed zijn. Ook wordt hun uitleg gegeven over in de rol die het gezin kan spelen bij het omgaan met pijnklachten. Daarbij wordt gewerkt aan het vergroten van het inzicht in eigen handelen, communicatie en gedrag. Belangrijke hulpmiddelen tijdens het ouderprogramma TOP zijn het leren van andere ouders in de groep en elkaar aanvullen en onderling ondersteunen.

Ouders vullen ter voorbereiding op de screening ook zelf een vragenlijst in. In deze oudervragenlijst zijn vragen opgenomen over de mate van angst (FOPQ-P) en catastroferen (PCS-P) bij hun kind (►H. 9). De uitkomsten van deze vragenlijst bieden het behandelteam aanvullende inzichten in de manier waarop de ouders kijken naar pijnklachten. Deze informatie kan de wijze waarop de begeleiden van de ouders tijdens het traject wordt vormgegeven, faciliteren.

## 12.4 Begeleiding ouders tijdens de behandelsessies

### 12.4.1 Aanwezigheid en actieve participatie

Het is zeer gewenst dat beide ouders aanwezig zijn bij de behandelsessies. Op deze manier zien ze wat er tijdens de behandeling gebeurt en kunnen ze ook deelnemen aan de activiteiten tijdens de behandeling. Ouders die eerder het programma volgden, gaven aan dat het daadwerkelijk zien wat er gebeurt in een behandelsessie hen extra inzicht heeft gegeven. Door het uitgevoerd zien worden van de gedragsexperimenten gaan ze de therapie beter begrijpen en krijgen ze een beter inzicht waar de jongere eigenlijk toe in staat is. Daarnaast wordt het actief meedoen van de ouders met de jongere tijdens de behandelsessies als positief ervaren. Ze worden daarbij blootgesteld aan activiteiten die voor de jongere spannend zijn; de jongere observeert hoe zijn ouders hiermee omgaan en kan daar weer van leren. De jongere krijgt mogelijk erkenning voor de moeilijkheidsgraad van de taak, de mate van spanning die deze oproept en de uitdaging die deze voor de jongere vormt. De aanwezigheid van de ouder bij de behandelsessies kan bovendien informatie geven over de interactie tussen de jongere en zijn ouders (zie ►box 12.1 voor voorbeelden). Het is dan ook zaak ook de ouders tijdens de behandelsessies goed te observeren. Het is altijd van belang met ouders in gesprek te gaan om de eigen interpretatie van de observatie te toetsen!

Box 12.1

**Voorbeelden van observaties**

- Een ouder die ervoor kiest niet mee te gaan naar de behandelsessie (werk, niet belangrijk, vermijding vanuit spanning?).
- Een ouder die tijdens de behandelsessie niet toekijkt, maar een boek leest of bezig is op iPad of telefoon (niet belangrijk/vermijding?).
- Een ouder die opspringt of een bezorgde reactie toont op spannende activiteiten (bezorgdheid?).
- Een ouder die de competitie aangaat met de jongere tijdens activiteit (Stimuleren? Of speelt deze competitieve instelling mee als in stand houdende factor?).



## 12.4.2 Handvatten/tips voor ouders

Om de uiteindelijke gedragsverandering bij de jongere daadwerkelijk te kunnen bereiken en op de lange termijn te kunnen bestendigen, moeten ouders inzicht krijgen in de manier waarop ze zelf omgaan met de pijnklachten van hun kind. Bijvoorbeeld moeten ze ook gaan inzien welke impact hun eigen manier van handelen heeft op het kind. Dit handelen kan stimulerend en faciliterend, maar juist ook (onbedoeld) remmend werken. Vooral het herkennen van dit laatste kan erg confronterend zijn voor ouders. Het bespreken van dit thema en het geven van adviezen voor mogelijke alternatieven kan gevoelig liggen. Waar de ene ouder hier duidelijk open voor staat en zelf actief om advies vraagt, kan een andere ouder afhoudend reageren of geen herkenning ervaren bij het bespreken van een observatie van de therapeut.

Het geven van adviezen aan ouders kan dus een gevoelige snaar raken en de wijze waarop dit gebeurt vergt aandacht. Extra aandacht voor communicatie is hier van belang. Want hoe geef je ouders die er zelf niet om vragen, gepaste adviezen in het belang van de jongere? Gedragsverandering bij de jongere is namelijk alleen mogelijk als de ouders ook meegaan in die verandering. Gedragsverandering van de ouders is zelfs een belangrijke voorwaarde voor effect van deze behandeling, op de korte, maar vooral de lange termijn.

**Tabel 12.1** De planning van de TOP-ouderbijeenkomsten in de exposurebehandeling van de jongere

| week 1 | week 2 | week 3 | week 4 | | week 5 | week 6 | week 7 |
|---|---|---|---|---|---|---|---|
| TOP 1: educatie/ inzicht geven | exposure-sessie 1 + 2 | exposure-sessie 3 + 4 | TOP 2: het gezin en pijn | exposure-sessie 5 + 6 | exposure-sessie 7 + 8 | exposure-sessie 9 + 10 | TOP 3: terugval-preventie |

Hoe kun je ouders die niet zo openstaan voor adviezen, toch proberen te bereiken?

- *Bewust werken aan opbouwen therapeutische relatie.* Een empathische grondhouding, waarbij tijdens de eerste contactmomenten in de therapiesessies alleen open vragen worden gesteld en de antwoorden worden gezien als bron van informatie, werkt vaak faciliterend. Deze insteek betekent dat er in deze fase nog niet wordt ingegaan op de antwoorden. Na een aantal contactmomenten zal de therapeutische relatie al dusdanig zijn opgebouwd, dat de behandelaar een ingang kan creëren om waar nodig een meer adviserende houding aan te nemen.
- *Adviserende houding.* Van belang bij de adviserende houding is om het pedagogisch handelen van de ouders niet als negatief te beoordelen, als 'onjuist' of 'niet goed'. Het beschrijven van een andere aanpak zou als 'beter passend' of 'meer helpend' kunnen worden omschreven. Zo wordt er geen negatief oordeel geveld over het huidige pedagogisch handelen en wordt het geadviseerde als helpend gezien.
- *Eigen inzicht ouder.* De beste gedragsverandering treedt op wanneer de ouder zelf tot het inzicht komt dat ander gedrag wenselijker is. Wanneer een ouder zelf inziet dat het op een andere manier omgaan met bepaalde situaties beter is voor de jongere, versterkt dit vanzelfsprekend de mate van gedragsverandering en daarmee ook de gedragsverandering bij de jongere zelf.
- *Jongere adviseert ouder.* Het kan ook voorkomen dat de jongere zelf de ouder adviseert. Bijvoorbeeld als er bij de jongere al wel een gedragsverandering heeft plaatsgevonden, maar de ouder hierbij achterblijft. De jongere kan hier last van hebben en dit als beperkend ervaren. In deze situatie betreft het vaak een reactie van de jongere op beschermend gedrag van een ouder. De ervaring leert dat wanneer de jongere dit zelf met de ouder bespreekt, dit een grotere invloed lijkt te hebben dan wanneer de therapeuten dit doen.

## 12.5 Het ouderprogramma TOP

Daar het voor een blijvend langetermijneffect zo essentieel is dat ouders anders leren omgaan met de klachten van hun kind, besteden we hier niet alleen in onze behandelsessies aandacht aan. In een extra onderdeel van het behandeltraject, het ouderprogramma, leggen we hier zelfs volledig de nadruk op. De deelnemers aan het ouderprogramma TOP zijn ouders of opvoeders van de jongeren die deelnemen aan de exposurebehandeling. Bij voorkeur zijn beide ouders aanwezig, om de resultaten van het ouderprogramma te maximaliseren.

De bijeenkomsten van het ouderprogramma worden begeleid door verschillende teamleden: de revalidatiearts, de ergotherapeut en/of fysiotherapeut en de psycholoog/gedragstherapeut hebben allen een rol in een van de sessies. Bij ons fungeert de psycholoog/gedragstherapeut als coördinator. Het ouderprogramma TOP bestaat uit drie bijeenkomsten van twee uur in de avonduren. Bij voorkeur nemen minimaal drie en maximaal zeven ouderparen deel aan een cyclus. In tab. 12.1 is de structuur van het ouderprogramma TOP weergegeven.

### 12.5.1 Sessie 1 Kennismaking en educatie

Doelstellingen tijdens deze sessie zijn:
- onderlinge kennismaking van ouders en teamleden;
- bespreken van verwachtingen ten aanzien van de behandeling;
- educatie, ofwel inzicht geven in:
  - het verschil tussen acute en chronische pijn;
  - de factoren die van invloed zijn op de pijn;
  - de achtergrond van de behandelaanpak.

#### Kennismaking ouders en behandelaars en uitwisselen van verwachtingen

Kennismaken is een belangrijk aspect van de ouderbijeenkomsten. De behandelaars stellen zich voor en vertellen kort wat hun rol is tijdens de behandeling. Al in het begin van de sessie informeren we de ouders over het feit dat we als behandelaars in principe tijdens het ouderprogramma geen individuele problematiek van de jongeren (bijvoorbeeld medische achtergrond) gaan bespreken in de groep, maar ons vooral gaan richten op de consequenties die pijn kan hebben in het dagelijks leven. Alleen als een van de ouders een individueel probleem zelf expliciet ter bespreking inbrengt, gaan we hierop in. De ouder mag dus zelf bepalen welke aspecten hij wil delen of inbrengen tijdens de bijeenkomsten. De ervaring heeft geleerd dat ouders hier meestal ook gebruik van maken. Tijdens een voorstelrondje stelt elke ouder zich kort voor aan de overige groepsleden en vertelt kort over haar of zijn zoon of dochter. Daarnaast worden verwachtingen over de oudergroepssessies met elkaar uitgewisseld.

#### Educatie/Inzicht geven

Deze eerste sessie staat in het teken van educatie. Uitleg over pijn en de ervaring van pijn staan centraal. Ook het biopsychosociale model en het vreesvermijdingsmodel komen uitgebreid aan bod. De revalidatiearts geeft uitleg over pijn en belicht medische aspecten. De gedragstherapeut/psycholoog legt het vreesvermijdingsmodel uit door een fictieve casus te bespreken waarbij de impact van pijn in het model wordt geplaatst. Vervolgens vragen we ouders zelf aan de slag te gaan met een lege versie van het vreesvermijdingsmodel, waarin ze de situatie van hun zoon of dochter kunnen beschrijven. Deze individuele beschrijving door de ouders wordt later in de therapiesessies tijdens de educatie van de jongere samen met hem en zijn ouders besproken.

Aan het eind van de eerste TOP-ouderbijeenkomst blikken we alvast vooruit naar de behandeling die de jongere in de komende weken zal gaan volgen. Algemene doelstellingen worden uitgelegd. Het moet ouders na deze eerste bijeenkomst duidelijk zijn dat de behandeling zich vooral zal richten op het verhogen van het activiteitenniveau en het verbeteren van de kwaliteit van leven, en niet op het verminderen van de pijn. Ook moet duidelijk zijn dat elke jongere die meedoet aan het graded-exposureprogramma, alle activiteiten die we van hem vragen mag uitvoeren, zonder risico voor schade of letsel.

Het kan voorkomen dat ouders het mechanisme van het vreesvermijdingsmodel niet of onvoldoende herkennen in de situatie van hun kind. Bijvoorbeeld als ze nog vasthouden aan (het verder willen zoeken naar) een eenzijdige biomedische verklaring voor de pijnklachten, waardoor de angst voor het uitvoeren van activiteiten en het daarom vermijden van die activiteiten logisch lijkt. Het kan ook zijn dat ouders het idee hebben dat hun kind niet vermijdt en zich niet laat beperken door pijn. Het is daarom belangrijk ouders bij het invullen van het individuele vreesvermijdingsmodel voor hun kind goed te begeleiden en regelmatig te checken of zij de situatie van hun kind inderdaad herkennen. Als zij dit mechanisme van vrees en vermijding inderdaad herkennen bij hun kind, kunnen ze de jongere, als deze uitleg krijgt in een volgende behandelsessie, ondersteunen en waar nodig uitleg geven.

12

### 12.5.2 Sessie 2 Het gezin en pijn

Sessie 2 van het ouderprogramma heeft als doel op een interactieve manier inzicht te geven in de invloed die het gezin kan hebben op het in stand houden van de pijnklachten, het gedrag van de jongere en de beperkingen van de jongere. Dit wordt in het eerste deel van deze bijeenkomst gedaan aan de hand van een aantal wetenschappelijke feiten en het bespreken van het interpersoonlijke model van pijngerelateerde vrees (◘ fig. 12.1). In het tweede deel wordt aan de hand van een aantal stellingen gediscussieerd over praktijksituaties in een gezin met een jongere met pijn. Een voorbeeldstelling is: 'Als mijn kind 's ochtends aangeeft dat hij pijn heeft en vraagt of ik hem naar school kan brengen, dan doe ik dat.' Ouders bespreken in de groep welke invloed hun keuze in het beantwoorden van deze vraag heeft op de ervaren beperkingen van de jongere. De stellingen die aan bod komen zijn veelal afgeleid uit de dagelijkse praktijk van de deelnemers aan de sessies. Therapeuten bedenken de stellingen op basis van informatie uit de therapiesessies van de jongeren.

Waar de eerste sessie vooral is gericht op het geven van educatie en ouders hierin vaak een luisterende/meer passieve rol aannemen, is de tweede sessie er juist op gericht interactie uit te lokken. We willen het uitwisselen van ervaringen tussen ouders stimuleren. Er wordt dus een actieve bijdrage van de ouders verwacht. Sommige ouders hebben van nature al een actieve houding, anderen vinden dit wat minder gemakkelijk en zijn daardoor wat terughoudend met een actieve inbreng. Daarom moeten we binnen de groepsdynamiek een goede balans bewaken. Waar de ene ouder soms wat geremd moet worden, is het wenselijk de andere ouder wat gerichter te benaderen om hem of haar op deze wijze uit te nodigen input te geven. Het blijft daarin altijd van belang de privacy te waarborgen: de wens van een ouder om geen informatie te delen moet worden gerespecteerd. In de sessie streven we naar een onderlinge dynamiek die veilig voelt en waardoor diepgang in de discussie kan ontstaan. Ouders kunnen op deze wijze het meest van elkaar leren. Het blijft ook in deze tweede sessie van belang te anticiperen op de situatie dat ouders hun eigen rol in de ervaren pijnproblematiek van de jongere niet herkennen. Wanneer zij bijvoorbeeld geen blijk van herkenning geven bij het bespreken van het interpersoonlijk vreesvermijdingsmodel, wordt hieraan later, tijdens de individuele behandelsessies met de jongere, extra aandacht besteed. Zo zijn de voorbeelden sprekender en herkenbaarder, waardoor er meer ingang kan worden gecreëerd voor het interpersoonlijke vreesvermijdingsmodel als verklaring voor de ervaren beperkingen.

### 12.5.3 Sessie 3 Terugvalpreventie

Sessie 3 vindt plaats in de laatste week van de exposurebehandeling en is gericht op het voorkomen van een terugval na de behandeling. Het 5G-model vormt de basis van deze behandeling: Het leren herkennen en zich bewust worden van **g**edachten, **g**evoelens en **g**edragingen bij **g**ebeurtenissen gerelateerd aan pijn. En zich vervolgens realiseren welke **g**evolgen dit met zich mee brengt. Ook hier wordt gewerkt met stellingen die door de behandelaar worden ingebracht (Tips voor dips), maar ook met voorbeelden die de ouders zelf inbrengen (zie ◘ tab. 12.2).

Ouders geven bij deze laatste bijeenkomst vaker aan dat ze bang zijn voor terugval. De interactie met de behandelaars tijdens de therapieperiode heeft een gevoel van controle gegeven en dat is natuurlijk heel logisch. In relatief korte tijd is vaak ontzettend veel veranderd in het omgaan met pijn. Het is begrijpelijk dat wanneer de therapie in een afrondende fase komt, het mogelijk spannend is om er straks als gezin weer alleen voor te staan.

**Tabel 12.2** Het 5G-model, ingevuld met voorbeelden die ouders hebben gegeven en zouden kunnen geven

| **gebeurtenis** | **gedachte** | **gevoel** | **gedrag** | **gevolgen** |
|---|---|---|---|---|
| mijn kind geeft aan een toename van pijn te ervaren<br>ik zie aan mijn kind dat hij pijn heeft en zich moe voelt | 'dan doet mijn kind vast te veel'<br>'als mijn kind zo doorgaat, kan het alleen maar erger worden'<br>'dit is echt een signaal om het rustiger aan te gaan doen' | bezorgdheid<br>angst | de keuze maken om de jongere te ontlasten door het vermijden of anders uitvoeren van activiteiten te bekrachtigen, bijvoorbeeld thuis houden van school, minder laten sporten, minder taken in huis<br>uitspraken doen als 'zou je dat nou wel doen, want straks maak je het alleen maar erger'<br>'doe nou voorzichtig'<br>'doe maar rustig aan' | conditie zal achteruitgaan<br>minder sociale contacten<br>verzuim op school<br>mogelijk verminderde stemming<br>catastroferen, angst en pijngedrag worden bekrachtigd, in tegenstelling tot het beoogde einddoel van het behandeltraject |
| **wat zou u als ouder kunnen doen om een dip te voorkomen?** | | | | |
| *gebeurtenis* | *gedachte* | *gevoel* | *gedrag* | *gevolgen* |
| mijn kind geeft aan een toename van pijn te ervaren<br>ik zie aan mijn kind dat hij pijn heeft en zich moe voelt | 'dit is een normale reactie op wat mijn kind heeft gedaan'<br>'een toename van pijn kan bij het verloop van chronische pijn passen, niets om mij zorgen over te maken'<br>'pijn is geen signaal om mij zorgen over te maken' | geen bezorgdheid<br>geen angst | de jongere bekrachtigen in het continueren van activiteiten, waar nodig stimuleren en aansporen<br>mogelijk ook operante conditionering toepassen, gewenst gedrag belonen | de jongere zal ondanks de ervaren pijnklachten het normale activiteitenpatroon voortzetten<br>het beoogde einddoel van het behandeltraject wordt hiermee bekrachtigd |

Het bespreken van 'tips voor dips' is bedoeld om het gevoel van controle en vertrouwen in de periode na de behandeling te geven. Het blijft echter een spannende fase die nu ingaat. De ouders weten dat er een terugkomdag wordt gepland (ongeveer acht weken na de laatste behandelsessie) waarop ze hun bevindingen en ervaringen kunnen bespreken met de behandelaars. Daarnaast kunnen ouders en jongere in de tussenliggende periode voor vragen terecht bij behandelteam of revalidatiearts. De ervaring leert dat het achter de hand hebben van deze mogelijkheid al voldoende is voor de ouders. Er wordt slechts zelden gebruikgemaakt van deze contactoptie.

Wanneer een jongere weer beter gaat functioneren en zich minder beperkt voelt, kan er veel veranderen. De jongere gaat weer meer naar school, is minder afhankelijk van vervoer door ouders, zit beter in zijn vel en spreekt weer meer af met vrienden. Kortom, er is minder zorg en aandacht nodig. Dit betekent ook voor de ouders een grote verandering. Voor sommige ouders hebben de voorafgaande jaren vooral in het teken gestaan van chronische pijnklachten en het rekening houden met die pijnklachten. De chronische pijn en beperkingen hebben jarenlang het gezinsleven bepaald, met bijvoorbeeld het effect dat moeder is gestopt met werken om voor de jongere te zorgen, of het aanpassen van vakantiebestemmingen. Een ouder kan deze verandering als positief ervaren, maar het komt ook voor dat dit juist als negatief wordt ervaren. De jongere wordt minder afhankelijk van de (zorg van de) ouder. Dit kan de ouder als een verlies ervaren, het zorgen voor de jongere kan ook een positief effect op de eigenwaarde hebben gehad.

## 12.6 Evaluatie

Elke cyclus met sessies van het ouderprogramma wordt inhoudelijk en praktisch geëvalueerd.

Na elke sessie krijgen de deelnemende ouders een korte vragenlijst voorgelegd. Het doel van de vragenlijst is om de sessies te kunnen bijstellen en te verbeteren indien nodig. Er wordt ouders gevraagd naar hun tevredenheid over het programma, de begeleiding door de behandelaars en de inhoud van de bijeenkomsten. Daarnaast mogen ze suggesties geven ter verbetering.

Tussen juli 2013 en juni 2015 zijn in het behandelteam revalidatie in het MUMC+ in Maastricht elf groepsprogramma's voor ouders aangeboden. Gemiddeld bestonden de groepen uit 4 ouders/paren met een range van 2 tot 5 ouders/paren. Van 33 jongeren waren beide ouders aanwezig bij de bijeenkomsten, van 6 jongeren kwam alleen de moeder en van 4 jongeren alleen de vader. De ouders beoordeelden de bijeenkomsten respectievelijk met gemiddeld een 8,0 (SD 0,77), een 7,8 (SD = 0,69) en een 7,8 (SD 0,90). De behandelaars werden als goed beoordeeld. Wat de inhoud betreft, gaven bijna alle ouders aan dat de uitleg over het vreesvermijdingsmodel en het interpersoonlijke vreesvermijdingsmodel (waarbij veel voorbeelden werden gegeven) zeer waardevol was. Zeer gewaardeerd werd ook de interactie met de andere ouders en het horen van hun ervaringen. Als minpunten werden genoemd; 'te veel informatie' (3 keer), 'niet herkenbaar' (4 keer) en 'veel informatie was reeds bekend' (3 keer).

Een gedetailleerd protocol, inclusief praktijkset PowerPoint-presentaties voor de sessies van het TOP-ouderprogramma, is verkrijgbaar bij het Expertisecentrum Pijn en Revalidatie Adelante (►www.adelante-zorggroep.nl/nl/expertisecentrum-pijn-en-revalidatie/kennisoverdracht/).

## Literatuur

Caes L, Vervoort T, Eccleston C, Vandenhende C, Goubert L. Parental catastrophizing about child's pain and its relationship with activity restriction: the mediating role of parental distress. Pain. 2011;152:212–22.

Goubert L, Simons L. Cognitive styles and processes in paediatric pain. In: McGrath P, Steven B, Walker S, Zempsky W, Editors. Oxford Textbook of Paediatric Pain. Oxford: Oxford University Press; 2013.

Logan DE, Simons L, Carpino EA. Too sick for school? Parent influences on school functioning among children with chronic pain. Pain. 2012;153:437–43.

Lynch-Jordan AM, Kashikar-Zuck A, Szabova A, Goldschneider KR. The interplay of parent and adolescent catastrophizing and its impact on adolescents' pain, functioning, and pain behavior. Clin J Pain. 2013;29:681–8.

Palermo TM, Chambers C. Parent and family factors in pediatric chronic pain and disability: an integrative approach. Pain. 2005;119:1–4.

Palermo TM, Eccleston C. Parents of children and adolescents with chronic pain. Pain. 2009;146:15–7.

Palermo TM, Valrie CR, Karlson CW. Family and parent influences on pediatric chronic pain: a developmental perspective. Am Psychol. 2014;69:142–52.

Pielech M, Ryan M, Logan D, Kaczynski K, White MT, Simons LE. Pain catastrophizing in children with chronic pain and their parents: proposed clinical reference points and reexamination of the pain catastrophizing scale measure. Pain. 2014;155:2360–7.

Vlaeyen JW, Linton SJ. Fear-avoidance and its consequences in chronic musculoskeletal pain: a state of the art. Pain. 2000;85:317–32.

Walker LS, Claar LR, Garber J. Social consequences of children's pain: when do they encourage symptom maintenance? 2002;27:689–98.

# Deel III Organisatie van zorg

# Graded exposure: organisatorische aspecten

*I.P.J. Huijnen, C.A.M.J. Loo, H. Veders en P.A.M. Kurvers*




J.A. Verbunt, R.J.E.M. Smeets (Red.), *Graded Exposure*, DOI 10.1007/978-90-368-1106-4_13

## 13.1 Inleiding

Zoals in de voorgaande hoofdstukken is beschreven, wordt graded exposure op dit moment aangeboden vanuit de interdisciplinaire pijnrevalidatie. De interdisciplinaire revalidatiegeneeskunde is een vakgebied dat wat financiering, inhoud en organisatie van zorg betreft al een aantal jaren sterk in beweging is (Eijndhoven et al. 2015). Toen de overheid enkele jaren geleden de financieringssystematiek aanpaste, na oplopende kosten en het dreigende gevaar van onbetaalbare zorg, werd tevens de marktwerking in de gezondheidszorg geïntroduceerd. Dit alles gebeurde om op macroniveau de kosten te beteugelen. Ook is er een eind gekomen aan de open-eindefinanciering van zorg. De RBU-financieringssystematiek, waarbij een uur revalidatiebehandeling (RBU = revalidatiebehandeluur) voor een patiënt werd betaald, los van waar deze zorg aan werd besteed, werd verlaten en de DBC-financieringssystematiek (DBC = diagnose-behandelcombinatie) werd geïntroduceerd. Hierdoor werd bewust stilgestaan bij welke zorg aan welke patiënt wordt besteed. Hiermee werd de focus verlegd van de patiënt die op enig moment in behandeling is, naar het nemen van verantwoordelijkheid voor de totale patiëntenpopulatie. De overgang van RBU naar DBC viel dan ook samen met ontwikkelingen voor verdere verbetering van de revalidatiegeneeskundige zorg op het gebied van inhoud en organisatie. Op landelijk niveau stelde de Nederlandse Vereniging van Revalidatieartsen (VRA) behandelkaders op voor een groot aantal diagnosegroepen, waaronder pijn (▶ https://revalidatiegeneeskunde.nl/behandelkaders). Deze behandelkaders zijn op instellingsniveau vertaald naar behandelprogramma's. Bij de implementatie in de dagelijkse praktijk bleek echter vaak dat het programma zoals beschreven, niet een-op-een te implementeren was. Op landelijk niveau heeft men dit probleem ook geconstateerd en op initiatief van de overheid is het project Revalidatie in Beweging (RiB) gestart. De algemene doelstelling van dit project was om bij 75 % van alle revalidatiecentra in Nederland binnen drie jaar aanzienlijke en aansprekende verbeteringen te realiseren voor patiënten en zorgaanbieders door toepassing van een verbeterde zorglogistiek.

Dit proces kan worden geconcretiseerd en vergemakkelijkt door gebruik te maken van de *lean*-principes (Aij et al. 2013; Kenney 2011). De doelstelling hiervan is de processen zodanig te herinrichten dat het behandelproces van de patiënt wordt geoptimaliseerd binnen de mogelijkheden van de behandelaars en de organisatie, waardoor zo min mogelijk verspilling (*waste*) plaatsvindt. Dit alles vanuit de wens de toegevoegde waarde van de behandeling voor de patiënt te vergroten en beter zichtbaar te maken en inefficiënties in de organisatie (waste) van het behandelproces te verminderen. Doel is in het zorgproces de patiënt centraal te stellen (*person-centred care*; Sila 2012) en samen met de patiënt te kijken welke behandeling het best aansluit bij de hulpvraag en de mogelijkheden van de patiënt (*shared decision making*; Rasmussen et al. 2014). Uitdaging hierbij is de best mogelijke behandeling aan te bieden in combinatie met het betaalbaar houden van de zorg. Bij de optimalisering van het behandelproces dient rekening te worden gehouden met de hulpvraag van de patiënt, evidence-based practice (EBP), kwaliteits- en veiligheidsaspecten, mogelijkheden en onmogelijkheden van patiënten en medewerkers en de financieringssystematiek.

Hierbij spelen aspecten een rol zoals:

- de logistiek van het behandelproces;
- de planning van het behandelproces;
- scholing en kwaliteitsbewaking.

In dit hoofdstuk worden deze aspecten besproken aan de hand van de ontwikkeling van het behandelprogramma graded exposure zoals toegepast binnen de Adelante afdelingrevalidatiegeneeskunde, locatie Maastricht UMC+.

## 13.2 Logistiek van het behandelproces

Bij een poliklinisch pijnrevalidatieprogramma dat gebruikmaakt van de principes van graded exposure binnen de revalidatiegeneeskunde, zijn de revalidatiearts, fysiotherapeut, ergotherapeut en gedragstherapeut betrokken. Alle disciplines hebben direct contact met de patiënt gedurende het behandelproces. Nadat de patiënt is verwezen naar de poli revalidatiegeneeskunde, ziet de revalidatiearts de patiënt op de polikliniek. Voorafgaand aan het eerste consult wordt de patiënt gevraagd een aantal vragenlijsten in te vullen (zie ►H. 2). Hiermee ontstaat inzicht in het functioneren van de patiënt met zijn pijnklachten en in hoeverre psychosociale factoren hierop van invloed zijn. Op basis van de gegevens uit de intake van de revalidatiearts en de resultaten verkregen uit de vragenlijsten wordt de complexiteit van de pijnproblematiek van de patiënt in kaart gebracht. Vanuit een stepped-caregedachte wordt vervolgens getracht iedere patiënt een passende behandeling aan te bieden. Deze behandeling is laag-intensief waar het kan en intensief waar het moet. Wanneer de complexiteit en de zorgvraag van de patiënt het best kunnen worden aangepakt met een graded-exposurebehandeling, wordt de patiënt door de revalidatiearts aangemeld en vervolgens ingepland voor een screening (zie voor meer details van de inhoud van dit onderdeel ►H. 2).

Een aantal jaren geleden was op de afdeling revalidatie in Maastricht UMC+ (nu Adelante locatie Maastricht UMC+) deze screening voor volwassenen verdeeld in aparte onderdelen:

1. screening door de behandelaars (fysiotherapeut, ergotherapeut en gedragstherapeut);
2. teambespreking met de fysiotherapeut, ergotherapeut, gedragstherapeut en revalidatiearts;
3. afspraak bij de revalidatiearts en uitleg over de behandelinhoud.

Deze aparte onderdelen werden chronologisch gepland. Voor de patiënt betekende dit vaak dat hij op verschillende dagen moest terugkomen. De totale tijd vanaf start screening tot aan start behandeling was aanzienlijk. Door gebruik te maken van de lean-principes werd het behandelproces van de patiënt geoptimaliseerd naar een situatie waarin zo min mogelijk verspilling plaatsvindt binnen dit proces. Dit resulteerde in een screening op één dag. In de oude situatie zaten er gemiddeld 69 dagen tussen van het moment van screenen en het moment van inhoudelijk toelichten van de behandeling en de keuze van de patiënt om deze al of niet aan te gaan. De belangrijkste verschillen tussen de oude en de nieuwe situatie worden gepresenteerd in ◘ tab. 13.1.

De screening op één dag voor volwassenen ziet er momenteel chronologisch als volgt uit:

1. Gestart wordt met individuele screeningen (45 min) door drie behandelaars uit verschillende disciplines. Eerst vindt een gedragstherapeutische screening plaats, gevolgd door de fysiotherapeutische en ergotherapeutische screening in willekeurige volgorde.
2. Vervolgens wordt specifiek aandacht besteed aan de rol van pijngerelateerde angst bij het ontstaan en in stand houden van de pijnklachten. Dit gebeurt door de afname van de Photograph Series of Daily Activities (PHODA) (30 min) (zie ook ►H. 3 en 4). De PHODA wordt afgenomen door een paramedicus (ergotherapeut of fysiotherapeut) en een gedragstherapeut/psycholoog.
3. Daarna volgt een teambespreking (30 min) van fysiotherapeut, ergotherapeut en gedragstherapeut en een revalidatiearts, bij voorkeur de revalidatiearts die de patiënt heeft aangemeld voor de screening. Dit is echter vaak lastig te plannen. Een collega-revalidatiearts is dan aanwezig bij de screening. De revalidatiearts baseert dan zijn mening op de verslaglegging van zijn collega. Hierbij is het essentieel dat de afweging bij aanmelding

**Tabel 13.1** Organisatie van de exposurebehandeling na de screeningsfase bij Adelante, locatie MUMC+

| | oude situatie | nieuwe situatie |
|---|---|---|
| contactdagen screening | 2–6 dagen | 1 dag |
| tijdsduur eerste contact tot duidelijkheid behandeltraject | gemiddeld 69 dagen | 1 dag |
| multidisciplinair teamoverleg | alle behandelaars aanwezig; ook de behandelaars niet betrokken bij patiënt | alleen behandelaars betrokken bij patiënt aanwezig |
| procedure | onduidelijke procedure; veel verschillen tussen behandelaars in uitvoering screening | uniformiteit in procedure |
| educatie | medische educatie en educatie over de behandelrationale werden op verschillende momenten gegeven | medische educatie en educatie over de behandelrationale worden achter elkaar in 1 educatiesessie aangeboden in aanwezigheid van twee behandelaars en een revalidatiearts |

voor de screening goed is gedocumenteerd in het elektronisch patiëntendossier. In de bespreking worden aan de hand van het verslag van de revalidatiearts en bevindingen uit de drie individuele screeningen de mate van motivatie bij de patiënt en bevorderende en belemmerende factoren voor een pijnrevalidatietraject vastgesteld. De behandeldoelen van de patiënt worden besproken. Op basis van deze gegevens stelt het behandelteam de mate van geschiktheid voor het behandeltraject vast. De patiënt zelf is niet aanwezig bij deze teambespreking.

13

4. Vervolgens geven de revalidatiearts en twee behandelaars (gedragstherapeut en een van de twee paramedici) de patiënt een medische educatie en educatie over de behandelrationale (zie ►H. 3). De revalidatiearts start (15 min) met het bespreken van de biomedische bevindingen en beantwoordt vragen van de patiënt (mogelijk naar voren gekomen tijdens screening). Vervolgens legt de gedragstherapeut met de paramedicus uit (45 min) hoe vanuit het team wordt aangekeken tegen het pijnprobleem, welke beïnvloedende factoren er bestaan en hoe deze bijdragen aan het voortduren van klachten. Nadat de patiënt verduidelijking heeft gekregen naar aanleiding van eventuele vragen en opmerkingen, wordt een voorstel voor behandeling gedaan. Dit voorstel bevat zowel de inhoudelijke toelichting als informatie over duur en intensiteit van de behandeling. Vervolgens zal de patiënt nagaan of dit aangeboden behandeltraject past binnen zijn eigen verwachtingen, hulpvraag en behandeldoelen en of dit het juiste moment is om een traject van deze omvang en intensiteit te starten gezien zijn huidige situatie. Factoren die hierin meewegen zijn bijvoorbeeld werk, opleiding, thuissituatie, vervoersmogelijkheden en de verplichting om tijd vrij te maken om actief aan het behandeltraject deel te nemen. Dit is geoperationaliseerd door inplanbaarheid van de behandeling gedurende zes dagdelen per week te verwachten. Meestal zal de behandeling worden gegeven gedurende twee dagdelen per week. Na het bespreken van deze organisatorische afspraken wordt de screening afgesloten.

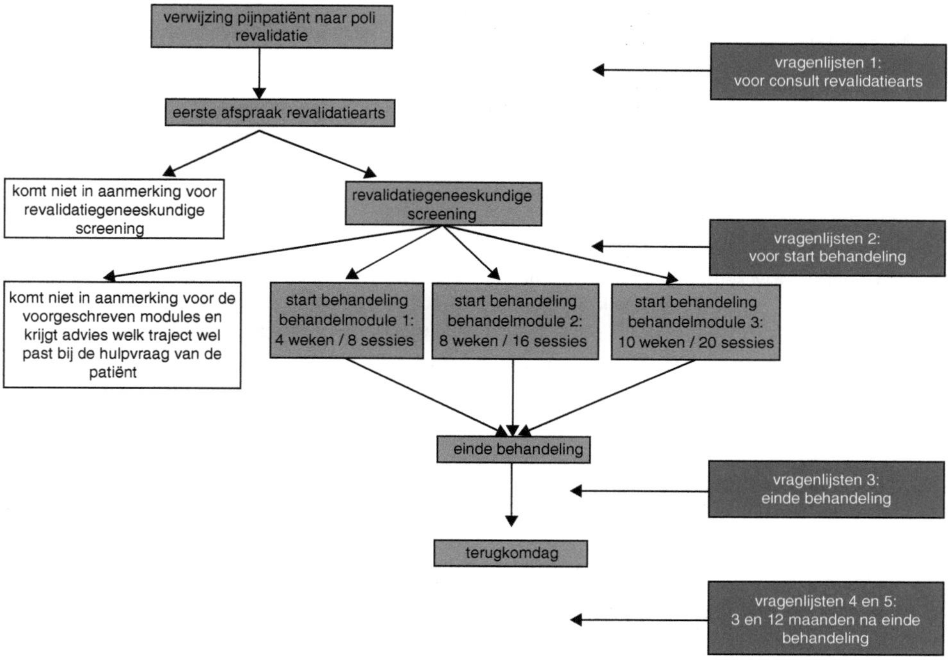


**Figuur 13.1** Visuele weergave van de logistiek van het behandelproces bij graded exposurebehandelproces

Een week later neemt een van de bij de screening betrokken behandelaars telefonisch contact op met de patiënt. Nog bestaande vragen worden bij deze gelegenheid beantwoord en tot slot wordt de patiënt gevraagd of hij met het voorgestelde behandelplan akkoord gaat. Is dat inderdaad het geval, dan geeft de behandelaar dit door aan de planner. De planner plaatst de patiënt vervolgens op de wachtlijst en zal het gekozen behandeltraject zo snel mogelijk inplannen.

Voordat het revalidatietraject daadwerkelijk start, ontvangt de patiënt via een baliemedewerker een link naar een web-based vragenlijstenprogramma met het verzoek een aantal vragenlijsten in te vullen (moment vragenlijsten 2 in fig. 13.1). Deze metingen worden meteen na afronding van het behandeltraject herhaald en nogmaals drie en twaalf maanden later. Hiermee kunnen ook de langetermijnresultaten van een behandeltraject inzichtelijk worden gemaakt voor zowel de patiënt, de behandelaars als de afdeling (kwaliteits- en stuurinformatie). Het is van belang de uitkomst ook met de patiënt te bespreken. Gebeurt dit bijvoorbeeld in de eerste fase niet, dan kan dit leiden tot het slechter invullen van de lijsten later in het traject, omdat de noodzaak van het invullen ervan voor de patiënt niet duidelijk is. Adequate logistiek rond monitoring is noodzakelijk om de compleetheid van metingen te verbeteren.

Tijdens een graded-exposurebehandeltraject wordt de patiënt bij Adelante locatie MUMC+ gezamenlijk gezien door twee behandelaars. Afhankelijk van de complexiteit van de psychosociale problematiek wordt tijdens de 'screening op één dag' beoordeeld of een gedragstherapeut aanwezig moet zijn bij de behandeling, of dat twee paramedici samen de behandeling gaan uitvoeren. De behandelingen worden altijd uitgevoerd in duo's van ofwel een gedragstherapeut en een paramedicus, ofwel twee paramedici (zie tab. 13.2).

**Tabel 13.2** Organisatie van exposurebehandeling na de screeningsfase bij Adelante, locatie MUMC+

| opties | aantal weken | frequentie per week | duur sessie | inzet disciplines | teambespreking | consult revalidatiearts |
|---|---|---|---|---|---|---|
| behandelmodule 1 | 4 weken | twee keer per week | 1 uur | FT/ET/GDT[a] twee behandelaars per sessie | 1 keer (week 3) | 1 keer (week 3) |
| behandelmodule 2 | 8 weken | twee keer per week | 1 uur | FT/ET/GDT[a] twee behandelaars per sessie | 2 keer (week 3 en 7) | 2 keer (week 3 en na einde traject) |
| behandelmodule 3 | 10 weken | twee keer per week | 1 uur | FT/ET/GDT[a] twee behandelaars per sessie | 2 keer (week 3 en 7) | 2 keer (week 3 en na einde traject) |

[a] *FT* fysiotherapie, *ET* ergotherapie, *GDT* gedragstherapie.

Nadat het behandeltraject is afgesloten, wordt een terugkomdag gepland. In de laatste teambespreking voor einde behandeling wordt besproken of deze terugkomdag plaatsvindt bij het behandelteam of bij de revalidatiearts. In ◘fig. 13.1 wordt het behandelproces visueel weergegeven.

## 13.3 Planning van het behandelproces

Het plannen van de afspraken conform de afgesproken behandelmodule is een complex proces waarbij de planner wekelijks rekening dient te houden met verschillende factoren. Deze factoren zijn:

1. *Beschikbaarheid van de patiënt.*

Alle patiënten worden poliklinisch behandeld. Het is erg belangrijk dat voor aanvang van het traject een minimale beschikbaarheid voor therapie met de patiënt wordt afgesproken, zodat dit past binnen het planproces van de afdeling en hiermee ook rekening kan worden gehouden in de planning. De patiënt dient minimaal zes dagdelen per week beschikbaar te zijn voor behandeling. Als de patiënt niet voldoende tijd kan vrijmaken om aanwezig te zijn tijdens het hele traject, kan geen behandeltraject worden gestart. Als een patiënt twee keer afwezig is tijdens het behandeltraject, wordt contact met hem opgenomen. De reden voor afwezigheid wordt gecheckt. Als wordt verwacht dat de patiënt het traject niet tot het eind toe kan voortzetten, wordt het traject gestaakt en vindt evaluatie plaats tussen patiënt en de revalidatiearts.

2. *Beschikbaarheid van behandelaars en behandelruimtes.*

Door het aanbieden van vraaggerichte zorg is een zo flexibel mogelijk behandelteam gewenst om adequaat aan de vraag van de patiënten te kunnen voldoen. Voor de start van het modulair inrichten van het behandelproces was een maximale behandelcapaciteit beschikbaar. Deze behandelcapaciteit moet uiteraard zo volledig mogelijk worden ingezet. Hierbij dient een strikte vakantieplanning te worden gehanteerd waarbij gedurende het hele jaar voldoende behandelaars per discipline aanwezig zijn om de gevraagde zorg te kunnen leveren.

13

Het is belangrijk dat de verhouding tussen behandeldisciplines goed aansluit bij de patiëntenprofielen die worden aangemeld voor een graded-exposuretraject. Hierbij is een bepaalde mate van flexibiliteit van het behandelteam gewenst. Indien complexere psychosociale problematiek bij de patiënt aanwezig is, is gedurende het behandeltraject de inzet van gedragstherapie noodzakelijk. Per behandeldiscipline zijn afspraken gemaakt over de verhouding directe en indirecte behandeltijd en over de voorwaardenscheppende tijd (niet gerelateerd aan een patiënt). Daarnaast moet de behandelcapaciteit optimaal worden verdeeld over de behandelweek, zodat het plannen van duo's constant mogelijk is en de behandelmodule volgens planning kan worden uitgevoerd.

3. *Mutaties in het behandelplan.*

Sinds het behandelproces modulair wordt ingericht, is het niet meer mogelijk vanuit het behandelteam per patiënt mutaties door te voeren in het behandelproces. Voordat het behandelproces modulair was ingericht, kon elke behandelaar wekelijks meerdere mutaties doorgeven. Dit maakte de planning van patiënt en behandelaars zeer complex. In de modulaire structuur plant de planner de geprotocolleerde module voor de gehele periode in, zodat helder is hoe vaak per week een behandeling dient te worden gepland en hoe lang het behandeltraject duurt (zie ook ◘tab. 13.2). Hierdoor kan ook op een eerder moment aan nieuwe patiënten worden doorgegeven wanneer hun behandeltraject gaat starten, omdat eenvoudig verder vooruit kan worden gepland.

4. *Planningshorizon.*

Aangezien het behandelproces modulair is ingericht, zijn na de screening de duur en intensiteit van het traject voor de patiënt duidelijk. De planner kan het hele traject overzien, waardoor het eenvoudiger is alle activiteiten volgens de module te plannen. De exacte planning wordt twee weken vooruit (planningshorizon) gemaakt. Dit geeft de planner de ruimte om wel nog rekening te houden met de beschikbaarheid van medewerkers en de patiënt gedurende het traject. De patiënt weet steeds twee weken vooruit wanneer de afspraken precies zijn gepland. Doordat de patiënt in zijn eigen agenda rekening kan houden met de duur en intensiteit van het traject, wordt het aantal afmeldingen en no-shows geminimaliseerd.

## 13.4 Scholing en kwaliteitsbewaking

### 13.4.1 Scholing

Het adequaat verzorgen van een graded-exposurebehandeling, en vooral het begeleiden van patiënten die activiteiten moeten gaan uitvoeren waarvoor zij angstig zijn, stelt bijzondere eisen aan de kennis en vaardigheden van de behandelaar. De meeste nieuwe medewerkers hebben geen specifieke ervaring op het gebied van de graded-exposurebehandeling zoals die wordt gegeven op de afdeling Revalidatiegeneeskunde Adelante, locatie MUMC+. Iedere nieuwe medewerker op de afdeling volgt daarom een inwerkprogramma waarin hij in de eerste fase kennismaakt met graded exposure. Daarnaast wordt vanuit de afdeling regelmatig (in ieder geval tweejaarlijks) een scholing in exposure georganiseerd, gedoceerd door gedragstherapeuten en zo nodig aangevuld met paramedici en een revalidatiearts van de afdeling, om de theoretische achtergrond van de behandeling toe te lichten en met behulp van rollenspellen patiëntsituaties te kunnen simuleren (zowel medische educatie als educatie over de behandelrationale, afname PHODA en uitvoeren van experimenten tijdens behandelsessies). Hierbij worden alle medewerkers actief betrokken. Het geven van graded exposure kan niet worden geleerd door alleen het lezen van een boek; vaardigheden dienen te worden geoefend. Het volgen van een scholing is dan ook essentieel om deze vaardigheden goed te kunnen aanleren (zie ►H. 17). En het aanleren van de principes is één ding, het bestendigen van de vaardigheden die nodig zijn om graded exposure te kunnen blijven uitvoeren is een tweede. Om de week vindt er bij Adelante locatie MUMC+ een discussiebijeenkomst ofwel intervisie plaats, voorgezeten door een senior gedragstherapeut. Doel hiervan is het bespreken van knelpunten en van de kwaliteit van de geleverde zorg door het gehele team. Tijdens deze bijeenkomst discussieert het hele behandelteam (inclusief minimaal een revalidatiearts) over aandachtspunten bij verschillende patiëntcasussen, waarbij de nadruk ligt op casussen die worden begeleid door twee paramedici. Hiermee wordt getracht de competenties van alle behandelaars en vooral de paramedici te vergroten, zodat een optimale kwaliteit van zorg kan worden geleverd.

### 13.4.2 Kwaliteitsbewaking

Zoals gepresenteerd in ◘fig. 13.1, wordt gedurende het hele behandelproces aan de patiënt gevraagd vragenlijsten in te vullen (weergegeven in groene blokjes). De vragenlijsten ingevuld voor het consult van de revalidatiearts hebben ten doel de diagnostiek te ondersteunen. Het behandelteam krijgt hiermee extra inzicht in onder andere het zorggebruik, hoeveel pijn een patiënt ervaart, hoe de patiënt functioneert met deze pijn, of – en in welke mate – psychosociale factoren invloed hebben op het functioneren en of mogelijk belemmerende factoren aanwezig zijn die een succesvol revalidatietraject in de weg kunnen staan, zoals een depressieve stemming. De vragenlijsten voor de start van het traject brengen de stand van zaken op dat moment (na screening en educatie) in kaart. Naast het fysieke functioneren en de ervaren pijn, worden ook de verwachtingen en de mening van de patiënt over de geloofwaardigheid van het graded-exposuretraject geïnventariseerd. De vragenlijsten die direct na afloop van het behandeltraject en drie en twaalf maanden daarna worden afgenomen, hebben ten doel de individuele behandeluitkomst objectief in kaart te brengen. Deze informatie wordt op patiëntniveau gebruikt om te bespreken in hoeverre de behandeling effect heeft gehad op bijvoorbeeld het functioneren van de patiënt en in hoeverre beïnvloedende factoren zoals de negatieve gedachten zijn veranderd. Ook worden deze uitkomsten gebruikt om op populatieniveau verandering na het aanbieden van een graded-exposurebehandeling op afdelingsniveau te meten.

Als procesevaluatie worden tevens de wachttijden voor poli-afspraak, tussen poli-afspraak en screening en tussen screening en start behandeling in kaart gebracht. Het aantal keren dat een patiënt niet aanwezig was op een behandelafspraak wordt geteld (*no show*). Ten slotte worden ook de resultaten uit patiënt- en medewerkers-tevredenheidsonderzoeken gebruikt om het proces te blijven optimaliseren.



## Literatuur

Aij K, Lohman B, Fest P, Geloven M van. L2 Zorg: Lean leiderschap in de praktijk. Den Haag: Boom Lemma Uitgevers; 2013.

Eijndhoven M van, Gaasbeek-Janzen M, Latta J, Wit J de. Medisch-specialistische revalidatie; Zorg zoals revalidatieartsen plegen te bieden; Duidingsrapport uitgebracht aan de minister van volksgezondheid, welzijn en sport.

Kenney C. Transforming health care: virginia mason medical center's pursuit of the perfect patient experience. Boca Raton: CRC Press; Taylor & Francis Group.
Rasmussen E, Jørgensen K, Leyshon S. Person-centred care. Sustainia: Co-creating a healthcare for the future; 2014.
Sila D da. Evidence: helping people share decision making. A review of evidence considering whether share decision making is worthwile. London: The Health Foundation; 2012.

# Groepsbehandeling graded exposure

*M.B. van Melick, M.L. den Hollander, T.E.W. Hermans en R.J.E.M. Smeets*




J.A. Verbunt, R.J.E.M. Smeets (Red.), *Graded Exposure*, DOI 10.1007/978-90-368-1106-4_14

## 14.1 Inleiding

In dit hoofdstuk beschrijven we de inhoud van de groepsbehandeling 'Zien bewegen doet bewegen' en bespreken we de ervaringen van behandelaars, revalidatieartsen en patiënten met deze andere manier om graded exposure aan te bieden. De groepsbehandeling zoals hier beschreven richt zich op de behandeling van patiënten met rugklachten.

Uit de leertheoretische literatuur is bekend dat angst niet alleen wordt aangeleerd op basis van eigen ervaringen, maar ook door mondeling overgedragen informatie (Ash et al. 2008) en het observeren van anderen (Olsson en Phelps 2004) (zie ook ►H. 1). Dezelfde manieren van leren kunnen worden aangesproken om angstreductie te bewerkstellingen (Mineka en Sutton 2006). Binnen de individuele graded-exposurebehandeling wordt een beroep gedaan op deze verschillende vormen van leren; het aanbieden van mondelinge informatie door de behandelaar tijdens de educatiesessie (zie ►H. 3), het observeren van de behandelaar als deze de activiteit voordoet), en het zelf ervaring opdoen door de activiteit daadwerkelijk zelf uit te voeren en te ervaren dat de verwachte negatieve gevolgen niet optreden (zie ►H. 4).

Hoe observationeel leren door het observeren van andere patiënten een rol kan spelen binnen graded exposure voor pijngerelateerde angst, is nog niet in een klinische setting onderzocht. Het beschikbare onderzoek is experimenteel en is alleen uitgevoerd bij gezonde proefpersonen (Helsen et al. 2011, 2013).

Vanuit deze theoretische inzichten ontstond de behoefte te evalueren of graded exposure ook als groepsbehandeling kan worden aangeboden. De verwachting was dat het observeren van een *medepatiënt* een sterkere leerervaring geeft dan het observeren van de *behandelaar*, zoals dat gebeurt tijdens de individuele behandeling. Een andere reden was de toegevoegde waarde van groepsdynamiek, waardoor het uitdagen van irreële verwachtingen, een belangrijk onderdeel van de behandeling, mogelijk beter tot zijn recht komt. Uit onderzoek bij andere angstproblemen, zoals posttraumatische stressstoornis en sociale fobie, is namelijk gebleken dat graded exposure succesvol in groepsvorm kan worden aangeboden (Borgeat et al. 2009). Naast verwachtingen bestonden er ook twijfels over het aanbieden van graded exposure als groepsbehandeling; namelijk over de vraag of een groepsbehandeling voldoende tijd en ruimte biedt om de individuele patiënt zijn irreële verwachtingen te laten herkennen en benoemen. In de individuele behandeling vraagt het blootleggen van irreële cognities een op het individu afgestemd doorvragen. De verwachting was dat dit lastig, zo niet onmogelijk zou zijn bij meer patiënten tegelijkertijd. Ook bestond er twijfel of de groepsbehandeling praktisch gezien wel de mogelijkheid biedt persoonlijke doelen van de individuele patiënt uit te voeren, zoals weer durven fietsen, strijken of koken. De ervaring in de individuele behandelingsetting leert dat het, om generalisatie naar de thuissituatie te bewerkstelligen, niet alleen belangrijk is om irreële verwachtingen over bewegen uit te dagen, maar ook om deze verwachtingen te toetsen binnen voor de patiënt betekenisvolle activiteiten.

Een groepsbehandeling opzetten en uitvoeren vraagt om een gedegen klinische ervaring met graded exposure bij het behandelteam. Bij het lezen van dit hoofdstuk wordt de informatie uit de vorige hoofstukken dan ook als bekend verondersteld.



## 14.2 Ontwikkeling groepsbehandeling

De groepsbehandeling is ontwikkeld op basis van het bestaande individuele graded-exposurebehandelprotocol voor rugklachten, de laatste inzichten uit de literatuur ten aanzien van graded exposure en klinische expertise van het revalidatieteam.

### 14.2.1 Belangrijkste aandachtspunten vanuit de literatuur

In de literatuur is gezocht naar aanwijzingen voor het succesvol ontwikkelen en toepassen van een groepsbehandeling aan de hand van de vraag: 'Wat kunnen we leren van en toepassen uit bestaand onderzoek?'. Er werden drie domeinen gedefinieerd waarbinnen werd gezocht:

1. cognitief-gedragsmatige groepsbehandelingen bij chronische (rug)pijnklachten;
2. (groeps)exposure bij andere angststoornissen;
3. onderzoek naar observationeel leren in de context van pijngerelateerde angst.

Hieronder geven we een overzicht van de interpretaties van de gevonden literatuur en de vertaling naar de groepsbehandeling.

### 14.2.2 Aandachtspunten ten aanzien van observationeel leren

Om observationeel leren te stimuleren, wordt aanbevolen de samenstelling van de groep homogeen te houden wat diagnose betreft (Bliokas et al. 2007), maar juist gemengd wat geslacht betreft (Goubert et al. 2011). Om deze reden is gekozen voor patiënten met rugklachten en is gestreefd naar inclusie van minimaal twee mannen en twee vrouwen per groep.

Binnen cognitief-gedragstherapeutische groepsinterventies bij chronische pijn wordt, ongeacht de interventie die centraal staat, observationeel leren in relatie gebracht met het leren van 'lotgenoten' en benoemd als een belangrijke niet-specifieke interventie (Newton-John en Geddes 2008). Een patiënt leert beter omgaan met zijn pijn door zich te vergelijken met anderen (bijvoorbeeld: 'ik wil weer net zo fit worden als zij' of 'ik hoop dat ik niet zo veel over mijn pijn klaag als hij'), door zijn ervaringen met anderen te delen en door anderen te observeren tijdens het uitvoeren van activiteiten zoals oefenprogramma's of, specifiek binnen graded exposure, van gedragsexperimenten. Voorwaarde is een veilige, niet oordelende omgeving. Om deze redenen heeft het behandelteam zich verdiept in de dynamiek van groepsprocessen en vooral in manieren om patiënten te stimuleren van elkaar te leren.

Een patiënt die de behandeling succesvol heeft doorlopen, kan een voorbeeldfunctie vervullen. Dit pleit voor het betrekken van een ex-patiënt (Keefe et al. 2002).

### 14.2.3 Aandachtspunten ten aanzien van de behandelrationale

Recent experimenteel onderzoek naar pijngerelateerde angst wijst erop dat het beter is veiligheidsgedrag achterwege te laten (Volders et al. 2012). Veiligheidsgedrag is subtiel vermijdingsgedrag van de patiënt binnen de activiteit om te voorkomen dat zijn negatieve verwachtingen uitkomen. Een voorbeeld is de patiënt die door het bewust rechthouden van de rug tijdens het tillen, de negatieve uitkomst denkt te voorkomen dat zijn wervels verschuiven. Het negatieve effect van veiligheidsgedrag is dan ook dat deze patiënt als het tillen lukt, dit zal toeschrijven aan zijn veiligheidsgedrag en niet aan het feit dat bij tillen gewoon geen wervels verschuiven. In de groepsbehandeling wordt daarom specifiek aandacht besteed aan veiligheidsgedrag door het geven van een extra educatie halverwege de behandeling.

Het is belangrijk dat de patiënt bij een eventuele terugval de behandelrationale kan terughalen in zijn geheugen (Craske et al. 2014; Mystkowski et al. 2006). Daarbij kunnen tastbare hulpmiddelen helpen, zoals een schriftelijke weerslag van alle gegeven presentaties.

### 14.2.4 Aandachtspunten ten aanzien van gedragsexperimenten

Recente literatuur benadrukt het belang van inhibitorisch leren door het disconfirmeren van verwachtingen tijdens exposure. Het is belangrijk dat patiënten zich bewust worden van hun (irreële) verwachtingen. Dit kan door hen deze voorafgaand aan het uitvoeren van de activiteit te laten formuleren, zodat er vervolgens een 'mismatch' ontstaat tussen verwachting en uitkomst (Craske et al. 2014). In de groepsbehandeling is hiervoor nadrukkelijk tijd ingeruimd.

### 14.2.5 Aandachtspunten ten aanzien van facilitatie van persoonlijke doelen

Uit onderzoek blijkt dat het belangrijk is de patiënt erover te laten nadenken hoe hij zijn voorgenomen doelen daadwerkelijk in de praktijk kan realiseren. Door doelen te koppelen aan concrete activiteiten (wat), tijdstip (wanneer), plaats (waar) en manier van uitvoeren (Geelen et al. 2016), en door de patiënt zelf en zijn medepatiënten te laten nadenken over mogelijke problemen bij de realisatie, is de kans groter dat het doel wordt bereikt (Christiansen et al. 2010).

## 14.3 Inhoud groepsbehandeling

In de screening bepaalt het behandelteam of de patiënt individuele exposure krijgt aangeboden, of groepsbehandeling. Wanneer de patiënt niet openstaat voor behandeling in een groep, wordt individuele behandeling aangeboden. Exclusiecriteria voor deelname aan de groepsbehandeling zijn aanwezigheid van 'rode zones' (onderliggend medisch lijden waardoor de belastbaarheid tijdens de behandeling niet maximaal is en er dus beslist individueel moet worden afgestemd), psychiatrische problematiek (gegeneraliseerde angstklachten, klinische depressie of persoonlijkheidsproblematiek die interfereert met een groepsbehandeling) en een onvoldoende beheersing van de Nederlandse taal.

Het behandelteam bestaat uit een revalidatiearts, een gedragstherapeut/psycholoog en een paramedicus. Na een individuele intake volgen negen groepssessies en na verloop van tijd een terugkomsessie met de gehele groep. De afzonderlijke sessies worden hierna kort beschreven en de beschrijvingen worden aangevuld met aandachtspunten en/of tips.

14

### 14.3.1 Intake

**Intake**

| **inhoud** | **doel** | **thuisopdracht** |
|---|---|---|
| kennismakingsgesprek met therapeuten, waarin aandacht voor persoonlijk verhaal, doelen en opzet programma *individueel*, bij voorkeur met partner | – kennismaking<br>– formuleren van doelen m.b.v. COPM<br>– bespreken programma | – folder 'groepsbehandeling' lezen |

Een individueel kennismakingsgesprek is door de behandelaars als belangrijk ervaren om een vertrouwensrelatie te kunnen opbouwen.

### 14.3.2 Groepssessie 1

| Groepssessie 1 | | |
|---|---|---|
| **inhoud** | **doel** | **thuisopdracht** |
| presentatie opzet programma met:<br>- kennismaking a.d.h.v. kaarten<br>- presentatie over pijn<br>- afname PHODA<br>- uitleg gebruik joker | – oriëntatie op het programma<br>– voorstellen groepsleden<br>– veilige sfeer creëren<br>– kennis over bio-psychosociale model en het verschil tussen acute en chronische pijn<br>– inzicht krijgen in relatie tussen gedachten, angst/bezorgdheid en het uitvoeren van activiteiten | – samenvatting maken van PHODA |

Sessie 1 start met een kennismaking. Het gebruik van kaarten met afbeeldingen tijdens de kennismaking is bedoeld om patiënten uit te nodigen iets te vertellen over zichzelf en eventueel hun beleving ten aanzien van pijn, in plaats van het verhalen van hun gehele ziektegeschiedenis.

Het tweede onderdeel van deze eerste sessie is de afname van de PHODA: deze wordt afgenomen in de groep. Nadeel hiervan kan zijn dat er per activiteit onvoldoende aandacht kan worden geschonken aan ieders individuele gedachten. Het voordeel van het afnemen van de PHODA in een groep is dat patiënten die (nog) weinig inzicht in hun eigen angst hebben, mogelijk eigen irreële verwachtingen gaan herkennen door te luisteren naar andere patiënten die hun angst wél duidelijk kunnen verwoorden. De ervaring is dat het afnemen van de PHODA vooral goed verloopt als minimaal één patiënt duidelijke verwachtingen ten aanzien van schade heeft: 'als ik op de trampoline spring, verschuiven mijn wervels en dan kan ik niet meer recht komen'.

Hoe waarborgen we voldoende individueel contact in de groepsbehandeling? Daarvoor is een joker in de groep geïntroduceerd. De joker kan worden ingezet door een patiënt of door de behandelaars en geeft recht op een individuele sessie. Het inzetten van de joker blijkt een uitstekende manier om individuele accenten aan te brengen binnen de behandeling. Hij kan ook ingezet worden om een nieuw gesprek met revalidatiearts te vragen, om nogmaals extra informatie te geven of te vragen over de medische situatie, inclusief medicatie.

### 14.3.3 Groepssessie 2

| Groepssessie 2 | | |
|---|---|---|
| **inhoud** | **doel** | **thuisopdracht** |
| – medische educatie door revalidatiearts<br>– educatie vreesvermijdingsmodel door gedragstherapeut/psycholoog en paramedicus | – kennis over rugproblemen<br>– kennis en inzicht in de rationale achter graded exposure<br>– herkennen relaties eigen gedachten, angst/bezorgdheid, gedrag, gevolgen en pijnervaring | – eigen vreesvermijdingsmodel invullen c.q. afmaken |

Nog meer dan in de individuele behandeling wordt aandacht besteed aan de transitie van een biomedisch georiënteerde visie naar een biopsychosociale visie. De ervaring leert dat wanneer één patiënt vasthoudt aan een biomedische visie, dit de veranderingsbereidheid van de groep negatief kan beïnvloeden.

In de medische educatie wordt vooral datgene besproken wat de patiënten met elkaar verbindt, namelijk onbegrepen of onoplosbare rugklachten, bijbehorende zorgen en het effect hiervan op bewegen en het uitvoeren van activiteiten. Door afwisselend te focussen op cognities en emoties van de verschillende patiënten wordt geprobeerd het vreesvermijdingsmodel individueel te maken.

### 14.3.4 Groepssessie 3

**Groepssessie 3**

| inhoud | doel | thuisopdracht |
|---|---|---|
| evaluatie vorige sessie:<br>– educatie- gedragsexperiment m.b.v formulier 'uitdagen van verwachtingen'<br>– uitvoeren vab gedragsexperiment<br>– uitleg pijntoename | – herhalen rationale van graded exposure<br>– zich bewust worden van gedachten/verwachtingen en ervaren angst<br>– verminderen van negatieve gedachten en angst: ervaren van succes<br>– bewustwording van doelen (activiteiten thuis) | – het geleerde toepassen buiten de behandelcontext |

In deze derde sessie wordt een activiteit gekozen voor de eerste exposure *in vivo:* bij deze eerste activiteit is het van belang dat deze bij *alle* patiënten spanning oproept, zodat de angst voor iedereen voelbaar en herkenbaar wordt (bijvoorbeeld van een bank af springen). Bij voorkeur hebben minstens twee patiënten irreële verwachtingen die ter plekke te toetsen zijn, waardoor andere patiënten kunnen observeren dat de negatieve verwachtingen niet uitkomen.

Het is bij de eerste uitdagingen raadzaam eerst één patiënt de activiteit te laten voordoen. De ander zien bewegen blijkt voor sommige patiënten leerzamer dan wanneer een van de behandelaars het voordoet: het zien dat bijvoorbeeld het springen van een bank geen schade veroorzaakt bij een medepatiënt, vergroot de bereidheid om het zelf ook te doen (observationeel leren).

### 14.3.5 Groepssessie 4

| Groepssessie 4 | | |
|---|---|---|
| **inhoud** | **doel** | **thuisopdracht** |
| evaluatie vorige sessie:<br>– met extra aandacht voor pijntoename<br>– gedragsexperiment m.b.v. formulier<br>– uitvoeren van gedragsexperiment<br>– eventueel herhaling met andere uitdaging/activiteit | – zich bewust worden van gedachten/verwachtingen en ervaren angst, mogelijk door pijntoename<br>– verminderen van negatieve gedachten en angst: ervaren van succes | – het geleerde toepassen buiten de behandelcontext |

Het is normaal dat na een eerste experiment pijntoename optreedt. In een groep is de kans groter dat patiënten elkaar versterken in deze negatieve ervaring, waardoor de focus niet meer ligt op de succeservaring van de vorige keer. Een geruststellende houding van de behandelaars ten aanzien van deze pijntoename en uitleg waarom dit als normaal wordt gezien, vraagt extra aandacht. In een groep kan de aandacht voor de pijntoename die normaal gesproken optreedt na een eerste experiment, worden versterkt waardoor de focus van de patiënt weer op de pijn komt te liggen en de angst voor het uitvoeren van activiteiten toeneemt.

### 14.3.6 Groepssessie 5

| Groepssessie 5 | | |
|---|---|---|
| **inhoud** | **doel** | **thuisopdracht** |
| – doelen opstellen voor thuis m.b.v. het formulier 'het uitvoeren van activiteiten in de thuissituatie'<br>– verhaal van een ex-patiënt<br>– gedragsexperimenten<br>– introductie veiligheidsgedrag a.d.h.v. vragenlijst | – zich bewust worden van gedachten/verwachtingen en ervaren angst<br>– toetsen van negatieve verwachtingen en ervaren van succes<br>– bewustwording van doelen (activiteiten thuis) | – realiseren van doelen thuis<br>– lijst veiligheidsgedrag invullen |

In navolging van de literatuur blijkt de aanwezigheid van een ex-patiënt die over zijn eigen ervaringen praat, een waardevol onderdeel van de behandeling. Belangrijk hierbij is dat de ex-patiënt een herkenbaar rolmodel voor de groep is, bijvoorbeeld wat leeftijd en maatschappelijk functioneren betreft.

Overeenkomstig de literatuur (Newton-John en Geddes 2008) laat deze groepsbehandeling zien dat het groepsproces een belangrijke bijdrage levert aan het leerproces. Naarmate de behandeling vordert en een gevoel van veiligheid en vertrouwen in de groep groeit, zijn patiënten steeds meer in staat als co-therapeut voor elkaar te fungeren. Zij gaan vragen stellen over wat zij zien en horen van hun medepatiënten en zijn in staat elkaar te bekrachtigen, hierin gestimuleerd door de behandelaars.

### 14.3.7 Groepssessie 6

**Groepssessie 6**

| inhoud | doel | thuisopdracht |
|---|---|---|
| – evaluatie realisatie doelen thuis (met formulier) en waarom het eventueel niet gelukt is<br>– presentatie veiligheidsgedrag<br>– gedragsexperimenten<br>– deelnemers stimuleren elkaar veiligheidsgedrag te observeren | – bewust worden van gedachten/verwachtingen en ervaren angst<br>– verminderen van negatieve gedachten en angst: ervaren van succes<br>– stimuleren doelen thuis uit te voeren en bewustwording van eventuele 'conflicten' t.a.v. doelen, bijvoorbeeld negatieve reactie omgeving | – realiseren doelen thuis<br>– feedback vragen aan sociale omgeving; of zij veiligheidsgedrag herkennen |

Het is belangrijk gebleken niet alleen stil te staan bij welk veiligheidsgedrag deelnemers gebruiken, maar ook *welke motieven* hieraan ten grondslag liggen. Behandelaars moeten dus, als ze aangepast gedrag zien, doorvragen naar de motieven achter dit gedrag.

Er is bewust voor gekozen uitleg over veiligheidsgedrag pas later in de behandeling te geven. Voorwaarde om veiligheidsgedragingen te herkennen is namelijk een goed inzicht in eigen angst en/of bezorgdheid. Hiervoor is meestal eerst een aantal sessies nodig waarin de patiënt wordt blootgesteld aan het uitvoeren van bedreigende activiteiten/bewegingen.

### 14.3.8 Groepssessie 7



**Groepssessie 7**

| inhoud | doel | thuisopdracht |
|---|---|---|
| – evaluatie realisatie doelen thuis (met formulier) en waarom het eventueel niet gelukt is<br>– herscoren COPM<br>– gedragsexperimenten | – verminderen van negatieve gedachten en angst: ervaren van succes<br>– bewustwording van veiligheidsgedrag<br>– stimuleren om doelen thuis uit te voeren en leren omgaan met eventuele 'conflicten' t.a.v. doelen, bijvoorbeeld negatieve reactie omgeving | – realiseren doelen thuis |

Als een patiënt nog niet is vooruitgegaan op de COPM, is het belangrijk te benadrukken dat elke patiënt zijn eigen leercurve heeft. Het is belangrijk het geboekte inzicht in de rol van angst te bekrachtigen, en aan te geven dat dit inzicht kan helpen alsnog een gedragsverandering te bewerkstelligen. Ook kan het helpen een persoonlijk doel van de betreffende patiënt uit te voeren tijdens de sessie of in een individuele jokersessie.

### 14.3.9 Groepssessie 8

**Groepssessie 8**

| inhoud | doel | thuisopdracht |
|---|---|---|
| – evaluatie doelen thuis (met formulier)<br>– hoe is de patiënt omgegaan met conflicten t.a.v. bereiken doelen<br>– presentatie terugvalpreventie<br>– gedragsexperimenten | – verminderen van negatieve gedachten en angst: ervaren van succes<br>– stimuleren om doelen thuis uit te voeren en leren omgaan met eventuele 'conflicten' t.a.v. doelen, bijvoorbeeld negatieve reactie omgeving<br>– bewustwording van mogelijke valkuilen en sterkte kanten, om terugval te voorkomen | – activiteit realiseren die niet tijdens de sessies werd uitgevoerd of die patiënt nog niet heeft gedurfd<br>– nadenken over eigen valkuilen en eigen sterke punten<br>– nadenken over doelen/uitdagingen in de toekomst |

De ervaring leert dat feedback over valkuilen en sterke punten overtuigender is wanneer deze wordt gegeven door een medepatiënt; het is dus van belang dat de behandelaars dit proces stimuleren. Er wordt aangeraden gebruik te maken van de klapper waarin alle presentaties, thuisopdrachten en aantekeningen worden verzameld. Bij een dreigende terugval, bijvoorbeeld wanneer de patiënt na afloop weer angst ervaart, zoals nog wel eens gebeurt na een plotselinge pijntoename, kan tastbare informatie de patiënt helpen de behandelcontext terug te halen en terugval mogelijk voorkomen (Craske et al. 2008).

### 14.3.10 Groepssessie 9

**Groepssessie 9**

| inhoud | doel | thuisopdracht |
|---|---|---|
| – evaluatie opdracht: herkennen van elkaars valkuilen en sterke punten<br>– gezamenlijk een 'wat als ...'-plan maken (terugvalpreventieplan)<br>– evaluatie m.b.v. opnieuw scoren van vragenlijsten, COPM en drie schalen (functioneren/pijn/kwaliteit van leven)<br>– doelen stellen voor terugkomsessie | – leren omgaan met mogelijke valkuilen (bijv. ervaren van angst, pijn(toename), reacties omgeving) | – realiseren van doelen in de toekomst<br>– uitvoeren van terugvalpreventieplan |

Het opnieuw scoren van vragenlijsten (bijvoorbeeld Pain Disability Index, Tampa Scale for Kinesiophobia en Pain Catastrophizing Scale) biedt de patiënt een aanvullende manier van kijken naar de geboekte vooruitgang, naast zijn eigen ervaring. Patiënten zijn soms verrast over de uitkomsten, bijvoorbeeld een hogere score op kwaliteit van leven dan verwacht, wat de ervaren verandering in een ander perspectief kan zetten.

### 14.3.11 Terugkomsessie

**Terugkomsessie**

| inhoud | doel |
|---|---|
| – algemene evaluatie ten aanzien van doelen<br>– herscoren PHODA (40)<br>– herscoren 3 schalen (functioneren-pijn-kwaliteit van leven) en COPM | – herhalen rationale graded exposure indien nodig<br>– evaluatie doelen zoals gesteld in laatste sessie |

Heeft de patiënt in de afgelopen tijd een terugval ervaren, dan wordt samen met de groep bekeken op welke wijze de desbetreffende patiënt hiermee is omgegaan. Juiste stappen worden bekrachtigd, bij voorkeur door de groepsleden onderling. Er wordt nagedacht over wat een volgende keer beter kan; ook hierin geven de groepsleden bij voorkeur elkaar feedback en eventueel voegt de behandelaar adviezen toe.

## 14.4 Reflecties

De groepsbehandeling zoals hier beschreven is uitgevoerd bij vier groepen en geëvalueerd aan de hand van groepsinterviews (focusgroepen) met behandelaars en patiënten. De volgende reflecties zijn daaruit naar voren gekomen.



Uit de evaluatie van de eerste behandelgroepen blijkt dat de verwachting dat het observeren van een medepatiënt (observationeel leren) een sterkere leerervaring kan geven dan het observeren van de behandelaar, gedeeltelijk is uitgekomen. Zowel patiënten als behandelaars geven aan dat het zien bewegen van andere patiënten stimuleert tot zelf bewegen. Patiënten worden uitgelokt bewegingen uit te voeren die ze allang niet meer hebben gedaan of/en gedurfd, zoals touwtjespringen of voetballen. Ook stimuleert het zien bewegen van anderen om een activiteit langer vol te houden en over 'fysieke' grenzen te gaan ('als de ander het kan, kan ik het ook'). Patiënten geven vooral aan dat dit hun zelfvertrouwen heeft vergroot en behandelaars zien dat het patiënten helpt hun angst om te bewegen te overwinnen. Maar is het zien bewegen van anderen wel echt altijd een positieve ervaring? In de eerste vier groepsbehandelingen werd het zien bewegen van andere patiënten vrijwel altijd direct gevolgd door het zelf uitvoeren van de beweging/activiteit. Om deze reden is het moeilijk een uitspraak te doen over een mogelijk leereffect van het observeren van medepatiënten als geïsoleerde leervorm. Daarom werd in de vijfde behandelgroep in rij een klein experiment uitgevoerd. De activiteit werd geïntroduceerd door de behandelaars en de groepsleden scoorden vervolgens de mate van spanning die de gedachte opriep dat ze die activiteit nu zelf moesten gaan uitvoeren. Dit scoren van spanning werd herhaald na het voordoen door de therapeut en na het voordoen door een medepatiënt; daarna voerden ze de activiteit zelf uit.

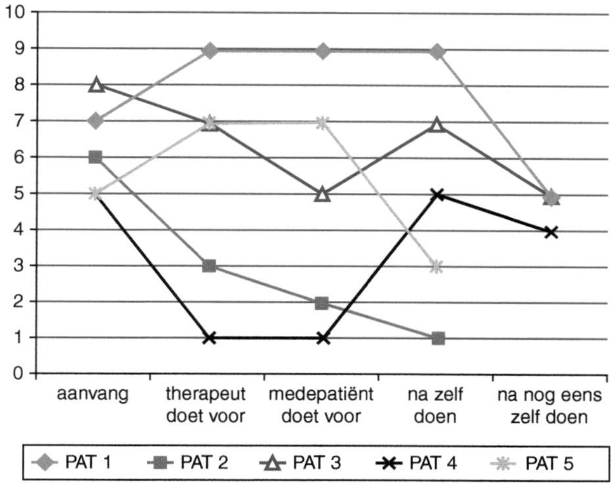


**Figuur 14.1** Mate van angst tijdens verschillende onderdelen van een sessie bij vijf patiënten in een groep

Uit fig. 14.1 blijkt dat het voordoen door de *behandelaar* de angst bij drie groepsleden doet afnemen, maar bij twee juist doet toenemen. Wanneer hierna een medepatiënt het voordoet, blijkt dit bij drie patiënten geen verandering te geven in de ervaren spanning, bij twee patiënten neemt de angst erdoor af, en bij een van hen is deze afname sterker door het zien bewegen van de medepatiënt dan voor het zien van de behandelaar. Of observationeel leren van een medepatiënt als geïsoleerde leervorm een bijdrage levert aan het verminderen van de irreële gedachten en/of angst, behoeft op basis van onze ervaring nader onderzoek.

- Elkaar zien bewegen kan naast de angst verminderen, de angst ook juist versterken. Patiënten met rugklachten en pijngerelateerde angst hebben niet alleen catastroferende gedachten ten aanzien van schade, maar ook ten aanzien van pijn en/of toekomstig verminderd functioneren. Idealiter leert de patiënt door observatie dat de catastroferende verwachting bij zijn medepatiënt niet uitkomt. Stel dat een medepatiënt de activiteit succesvol uitvoert (er treedt geen schade op), maar wel met veel pijnexpressie. Medepatiënten kunnen hieruit twee verschillende observaties doen: de voor de behandeling gewenste observatie dat de activiteit geen schade veroorzaakt (ontkracht de eigen verwachting), of de observatie 'zie je wel, het doet heel veel pijn' (bevestigt de eigen verwachting). Omdat informatie die overeenkomt met de eigen verwachtingen gemakkelijker wordt onthouden dan nieuwe informatie (geen schade opgetreden bij medepatiënt), kan deze extra observatie van de medepatiënt dus het effect van wat tijdens graded exposure zou moeten worden geleerd, overschaduwen. Dit nadeel heeft de individuele behandeling niet, omdat de behandelaar de activiteit uiteraard altijd voordoet zonder pijnexpressie.
- De verwachting, dat groepsleden elkaar kunnen helpen in het herkennen van irreële verwachtingen, wordt bevestigd door de behandelaars. Voorwaarde is dat er in de groep minimaal twee deelnemers zijn die duidelijke schadecognities hebben ('als ik een koprol maak, kan ik niet meer opstaan') én dat ze deze cognities willen delen met de groep. Zowel behandelaars als patiënten geven aan dat een veilig gevoel binnen de groep absolute voorwaarde is om van elkaar te leren. Daarnaast laat de groepsbehandeling ook andere voordelen zien. Patiënten geven aan dat adviezen gemakkelijker worden geaccepteerd van een medepatiënt dan van behandelaars (zonder rugklachten) en dat het samen in een groep functioneren motiveert om de therapie vol te houden. Een groep

is belangrijk in het versterken van successen doordat er meer succesmomenten plaatsvinden in vergelijking met de individuele behandeling. Een succesmoment kan door de deelnemer zelf worden ervaren, maar ook worden geobserveerd bij een andere deelnemer. Daarnaast worden succeservaringen niet alleen bekrachtigd door behandelaars, maar ook door medepatiënten, waardoor de bekrachtiging mogelijk geloofwaardiger is. Vooral voor de deelnemers die lang moeten wachten op een succes, kunnen andere deelnemers als positief voorbeeld dienen.

- De twijfel bij het behandelteam dat een groep minder ruimte en tijd biedt om individuele irreële verwachtingen te achterhalen, is enigszins bevestigd. Graded exposure is gericht op een cognitief-gedragsmatige verandering en vraagt om een voortdurende alertheid van de behandelaars op het achterhalen en toetsen van achterliggende gedachten. Het lijdt geen twijfel dat dit proces in de individuele behandeling meer aandacht krijgt dan in de groepsbehandeling. Het is de vraag of minder aandacht voor irreële gedachten het leerproces negatief beïnvloedt en of mogelijke eerdergenoemde voordelen van de groepsbehandeling dit nadeel kunnen compenseren. Denk bijvoorbeeld aan het herkennen van irreële verwachtingen door te luisteren naar medepatiënten, of gestimuleerd worden om over grenzen te durven gaan. Dit zijn interessante vragen voor verder onderzoek.
- Twijfels of de groepsbehandeling voldoende mogelijkheden biedt om persoonlijke doelen van de individuele patiënt te realiseren, bleken ongegrond. Weliswaar kunnen persoonlijke doelen zoals weer durven fietsen, strijken of een uitgebreide maaltijd koken niet tijdens de groepsbehandeling worden uitgedaagd (in tegenstelling tot de individuele behandeling), maar het samen praten over de ervaringen thuis en bespreken waarom doelen al dan niet werden gehaald draagt bij aan het bereiken van persoonlijke doelen. Patiënten ervaren een verantwoordelijkheid naar zichzelf én de groep om thuis met de afgesproken doelen aan de slag te gaan. Daarnaast blijken sport- en spelactiviteiten even leerzaam en uitdagend te zijn als op het individu afgestemde betekenisvolle activiteiten en geven sport- en spelactiviteiten voldoende mogelijkheden om dagelijkse activiteiten zoals bukken en tillen na te bootsen.
- Hoewel het doel van graded exposure het reduceren van angst en beperkingen is, en niet het reduceren van pijn, heeft onderzoek laten zien dat vaak wel degelijk pijnreductie plaatsvindt. Het is nog niet duidelijk voor wie en op welk moment pijnreductie te verwachten is, en het lijkt erop dat reductie van angst voorafgaat aan een eventuele reductie in pijn (Jong et al. 2005, 2008). In de individuele behandeling wordt specifiek *niet* benoemd dat er op termijn mogelijk pijnreductie zal optreden (zie ►H. 3). Het kan belemmerend werken wanneer een van de patiënten al vroeg in de behandeling minder pijn ervaart; andere patiënten willen dit ook. Zien dat pijnreductie mogelijk is, maakt het opnieuw tot een doel, waardoor de focus weer op pijn komt te liggen in plaats van op verbetering van het functioneren. Het is belangrijk hier oog voor te hebben en er, wanneer het aan de orde is, direct op in te spelen door opnieuw te discussiëren over de mechanismen die mogelijk verklaren waarom deze patiënt een pijnafname ervaart. Belangrijk hierbij is dat de focus op het reduceren van belemmeringen blijft liggen en niet verschuift naar vermindering van pijn.

14

## 14.5 Conclusie

Het blijkt mogelijk graded exposure aan te bieden als groepsbehandeling, zeker wanneer er sprake is van schadecognities. Ten minste twee deelnemers dienen schadecognities te hebben, want dit maakt het voor de overige deelnemers makkelijker bij zichzelf angst te herkennen, zeker wanneer het gaat om verwachtingen op de lange termijn. De groepsbehandeling wordt als positief ervaren: het stimuleert om ook thuis aan doelen te werken en om dingen te doen die patiënten eerder beschouwden als 'over hun fysieke grenzen'. Er zijn ook bedenkingen, vooral als het gaat om hoe grondig patiënten hebben geleerd hun verwachtingen bij te stellen. De gegeven groepsbehandelingen en de groepsinterviews leren ons dat graded exposure in een groepsbehandelvorm bruikbaar is. Het organiseren van de behandeling in een groep lijkt ook veelbelovend ten aanzien van de kosteneffectiviteit. Of de effectiviteit (verbetering in het functioneren en de kwaliteit van leven) vergelijkbaar is met die van individuele behandeling dient te worden bepaald met vergelijkend wetenschappelijk onderzoek.

## Literatuur

Ash LM, Modic MT, Obuchowski NA, Ross JS, Brant-Zawadzki MN, Grooff PN. Effects of diagnostic information, perse, on patient outcomes in acute radiculopathy and low back pain. Am J Neuroradiol. 2008;29(6):1098–103.

Bliokas VV, Cartmill TK, Nagy BJ. Does systematic graded expiosure in vivo enhance outcomes in multidisciplinary chronic pain management groups? Clin J Pain. 2007;23(4):361–74.

Borgeat F, Stankovic M, Khazaal Y, Rouget BW, Baumann MC, Riquier F, et al. Does the form or the amount of exposure make a difference in the cognitive-behavioral therapy treatment of social phobia? J Nerv Ment Dis. 2009;197(7):507–13.

Christiansen S, Oettingen G, Dahme B, Klinger R. A short goal-pursuit intervention to improve physical capacity: a randomized clinical trial in chronic back pain patients. Pain. 2010;149(3):444–52.

Craske M, Kircanski K, Zelikowsky M, Mystkowski J, Chowdhury N, Baker A. Optimizing inhibitory learning during exposure therapy. Behav Res Ther. 2008;46(1):5–27.

Craske MG, Treanor M, Conway CC, Zbozinek T, Vervliet B. Maximizing exposure therapy: an inhibitory learning approach. Behav Res Ther. 2014;58:10–23.

Geelen CC, Brouwer BA, Hoeijmakers JG, Faber CG, Merkies IS, Verbunt JA. Painful diabetic neuropathy Anxiety Rasch-Transformed Questionnaire (PART-Q30). J Peripher Nerv Syst. 2016.

Goubert L, Vlaeyen JWS, Crombez G, Craig KD. Learning about pain from others: an observational learning account. J Pain. 2011;12(2):167–74.

Helsen K, Goubert L, Peters ML, Vlaeyen JWS. Observational learning and pain-related fear: an experimental study with colored cold pressor tasks. J Pain. 2011;12(12):1230–9.

Helsen K, Goubert L, Vlaeyen JWS. Observational learning and pain-related fear: exploring contingency learning in an experimental study using colored warm water immersions. J Pain. 2013;14(7):676–88.

Jong JR de, Vangronsveld K, Peters ML, Goossens MEJB, Onghena P, Bulte I, et al. Reduction of pain-related fear and disability in post-traumatic neck pain: a replicated single-case experimental study of exposure in vivo. J Pain. 2008;9(12):1123–34.

Jong JR de, Vlaeyen JW, Onghena P, Goossens MEJB, Geilen M, Mulder H. Fear of movement/(re)injury in chronic low back pain: education or exposure in vivo as mediator to fear reduction? (Clinical Trial Randomized Controlled Trial). Clin J Pain. (discussion) 2005;21(1):9–17:69–72.

Keefe FJ, Beaupre PM, Gil KM, Rumble ME, Aspnes AK. Group therapy for patients with chronic p. In: Turk DC, Gatchel RJ, Editors. Psychological approaches to pain management. 2nd ed. New York: Guilford Press; 2002.

Mineka S, Sutton J. Contemporary learning theory perspectives on the etiology of fears and phobias. In: Craske M, Hermans D, Editors. Fear and learning: contemporary perspectives. Washington, DC: American Psychological Association; 2006.

Mystkowski JL, Craske MG, Echiverri AM, Labus JS. Mental reinstatement of context and return of fear in spider-fearful participants. Behav Ther. 2006;37(1):49–60.

Newton-John TR, Geddes J. The non-specific effects of group-based cognitive – behavioural treatment of chronic pain. Chronic Illn. 2008;4(3):199–208.

Olsson A, Phelps EA. Learned fear of 'unseen' faces after pavlovian, observational, and instructed fear. Psychol Sci. 2004;15(12):822–8.

Volders S, Meulders A, Peuter S de, Vervliet B, Vlaeyen JWS. Safety behavior can hamper the extinction of fear of movement-related pain: an experimental investigation in healthy participants. Behav Res Ther. 2012;50(11):735–46.

# Graded exposure in de eerste lijn

*R.M.A. van Erp, I.P.J. Huijnen en R.J.E.M. Smeets*




J.A. Verbunt, R.J.E.M. Smeets (Red.), *Graded Exposure*, DOI 10.1007/978-90-368-1106-4_15

## 15.1 Inleiding

Zoals in voorgaande hoofdstukken beschreven, blijken behandelprogramma's met een biopsychosociale benadering zoals graded exposure, waarbij het primaire doel niet het verklaren en reduceren van de pijn is, maar juist het identificeren en modificeren van invloedrijke factoren (gedachten, gevoelens, gedrag), effectief in het verhogen van het functionele activiteitenniveau en soms zelfs in het verminderen van pijn bij mensen met chronische pijn (Kamper et al. 2014; Monticone et al. 2014; Middelkoop et al. 2011). Biopsychosociale behandelprogramma's worden door nationale en internationale richtlijnen aanbevolen voor mensen met chronische pijn (Airaksinen et al. 2006; Staal et al. 2013). Wanneer echter wordt gekeken naar de huidige reguliere zorg in Nederland, blijken dergelijke biopsychosociale behandelprogramma's veelal multidisciplinair te worden aangeboden door bijvoorbeeld revalidatieteams in ziekenhuizen, revalidatiecentra en zelfstandige behandelcentra. Ondanks het feit dat multidisciplinaire revalidatieprogramma's een positief effect hebben op het verhogen van het individuele functionele activiteitenniveau, zorgen ze ook voor hoge zorgkosten en kampen instellingen die deze vorm van zorg aanbieden, nog vaak met relatief lange wachtlijsten. Voor sommige patiënten, vooral patiënten met slechts matige beperkingen door pijn, kan mogelijk een biopsychosociaal behandelprogramma dat wordt aangeboden in een eerstelijnspraktijk, een goedkopere, snellere en toegankelijkere oplossing zijn.

De literatuur over de effectiviteit van een biopsychosociaal behandelprogramma in de eerste lijn is op dit moment nog schaars, maar wel in opmars. Regelmatig wordt melding gemaakt van positieve resultaten (George 2003; Hill et al. 2008; Lamb et al. 2010a, 2010b). Lamb en anderen (2010a, b) ontwikkelden een eerstelijns biopsychosociaal behandelprogramma bestaande uit advies (15 minuten, gegeven door verpleegkundige of fysiotherapeut, en een informatieboek (*The Back Book*)) en zes sessies cognitieve gedragstherapie, gegeven door een eerstelijnstherapeut (1,5 uur per sessie). Het effect van dit biopsychosociale behandelprogramma werd vergeleken met het effect van alleen advies bij mensen met subacute en chronische lage rugpijn ($\geq$ 6 weken). Het biopsychosociale behandelprogramma bleek, ten opzichte van advies, na één jaar kosteneffectiever en zelfs na ruim tweeenhalf jaar nog steeds effectiever in het verhogen van het activiteitenniveau en zelfs in het verminderen van pijn (Lamb et al. 2012). Ook in een gerandomiseerde gecontroleerde trial (RCT) van George en anderen (2003) bleek een gedragsgeoriënteerde fysiotherapeutische behandeling gericht op pijngerelateerde angst (educatie over vreesvermijding plus graded-exercisebehandeling) effectiever in het verminderen van de ervaren beperkingen en pijngerelateerde vrees dan standaard fysiotherapie (standaard educatie, niet gericht op vreesvermijding, en lichaamsoefeningen) bij patiënten met acute lage rugklachten. Een studie van Jellema en anderen (2005) geeft echter de duidelijke boodschap dat een biopsychosociale interventie niet gemakkelijk en zomaar in te passen is in de eerste lijn. In deze studie bleek een minimale biopsychosociale interventie, gegeven door huisartsen, niet effectiever dan reguliere zorg op uitkomstmaten zoals het functionele beperkingenniveau en ervaren herstel. Een mogelijke oorzaak was dat huisartsen niet goed in staat waren psychosociale risicofactoren te detecteren (Jellema et al. 2005). Een biopsychosociaal behandelprogramma met gedragsgeoriënteerde behandelprincipes lijkt op het eerste gezicht dus veelbelovend, maar het adequaat toepassen van deze behandelprincipes moet niet worden onderschat. Er dient rekening te worden gehouden met factoren als het biopsychosociale profiel van de patiënt, de kennis en expertise van de behandelaar, en de faciliteiten en organisatie binnen een eerstelijnspraktijk. Deze factoren verschillen vaak met tweede- en derdelijnsinstellingen en kunnen van grote invloed zijn op het resultaat van een biopsychosociaal behandelprogramma. Dit hoofdstuk zal daarom ingaan op verschillende profielen en zal een beeld schetsen van hoe een biopsychosociale behandeling met elementen van graded exposure kan worden toegepast in de eerste lijn.

## 15.2 Het profiel van de patiënt

Psychosociale factoren zoals gedachten en gevoelens kunnen van invloed zijn op het beweeggedrag van de patiënt en de mate waarin hij beperkt raakt in het dagelijks leven (Vlaeyen en Linton 2000). De ernst en de complexiteit van psychosociale factoren verschillen echter per persoon. De ene patiënt is erg angstig, heeft catastroferende gedachten en vermijdt hierdoor de (voor hem) spannende activiteiten, terwijl een andere patiënt minder catastroferende gedachten heeft en de activiteiten eerder op een andere manier uitvoert (compensatoir gedrag) dan helemaal niet. Patiënten worden om deze reden op basis van hun biopsychosociale profiel vaak in subgroepen geclassificeerd en vervolgens verwezen naar een geschikt behandelprogramma in de eerste, tweede of derde lijn. Tegenwoordig worden steeds meer anderhalvelijnszorgprogramma's ontwikkeld. Dit is zorg geleverd in de eerste lijn, maar met nauwe betrokkenheid van een tweedelijnsspecialist. Deze zorg wordt voornamelijk aangeboden aan patiënten die op het grensvlak verkeren tussen eerstelijns- en tweedelijnszorg (zie ◘ fig. 15.1).

Eerstelijnspatiënten, verwezen vanuit het ziekenhuis, ervaren meestal weinig tot soms zelfs geen invloed van psychosociale factoren bij het in stand houden van de beperkingen. Dit zijn de patiënten met een zogenoemde WPN1- of WPN2-classificatie (zie ► H. 2 voor een uitgebreide beschrijving van deze classificatie). Deze patiënten zijn daarnaast vaak actiever en minder beperkt in het uitvoeren van dagelijkse activiteiten en werk, dan patiënten met WPN-niveau 3 of 4 die worden verwezen naar tweede- of derdelijnsbehandelprogramma's. Het profiel van een eerstelijnspatiënt kan echter ook anders zijn. Patiënten kunnen zich namelijk ook via een huisarts of zonder verwijzing (tegenwoordig mogelijk door Directe Toegankelijkheid Fysiotherapie (DTF) en Directe Toegankelijkheid Ergotherapie (DTE)) melden bij een eerstelijnspraktijk. Hierbij kan het voorkomen dat een patiënt in behandeling komt zonder enige aanwezige psychosociale factoren, óf juist met zeer complexe psychosociale factoren. Op beide uitersten zal een biopsychosociale behandeling in de eerste lijn niet goed aansluiten. Wanneer psychosociale factoren helemaal niet of minimaal aanwezig zijn, zal een biopsychosociale benadering logischerwijs weinig toegevoegde waarde hebben. Een onderzoek van George en anderen (2003) laat goed zien dat een eerstelijns fysiotherapeutische behandeling gericht op pijngerelateerde vrees niet effectief is bij patiënten met lagere scores op pijngerelateerde vrees, maar wel bij patiënten met hogere scores op pijngerelateerde vrees (score $\geq$ 15, gemeten met de Fear-Avoidance Beliefs Questionnaire (FABQ), subschaal fysieke activiteit 0–24)). Wanneer echter zeer complexe problematiek aanwezig is, zullen de kennis en kunde van een eerstelijnstherapeut niet toereikend zijn en kan de zorg beter worden overgedragen aan een multidisciplinair team met intensief geschoolde therapeuten (verwijzing via de huisarts naar een revalidatiearts is dan noodzakelijk). Idealiter wordt een eerstelijns biopsychosociale behandeling dus aangeboden bij patiënten mét aanwezige psychosociale factoren, die echter niet te complex zijn en geen belangrijke (of de belangrijkste) onderhoudende rol spelen.

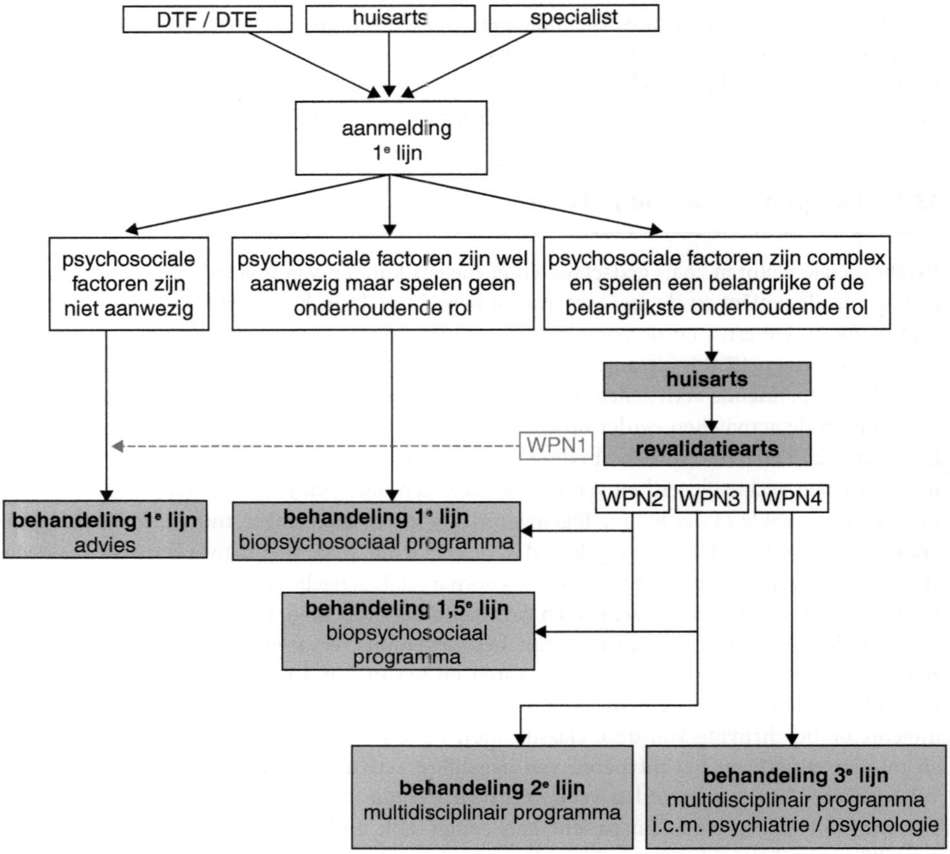


**Figuur 15.1** Verwijsroutes en behandelbeleid voor eerstelijnspatiënten met chronische pijn

### 15.2.1 Beoordeling van psychosociale problematiek



De indicatiestelling berust voornamelijk op het subjectieve, klinische oordeel van de zorgverlener. Objectieve afkappunten op vragenlijsten om het biopsychosociale profiel in kaart te brengen en een WPN-classificatie te faciliteren zijn helaas nog niet beschikbaar. Wel zijn in de afgelopen jaren korte screeningsinstrumenten ontwikkeld ter ondersteuning van de indicatiestelling. Voorbeelden zijn het STarT Back Screening Tool (Hill et al. 2008) en de Örebro Musculoskeletal Pain Screening Questionnaire (ÖMSPQ) (Linton et al. 2011) voor patiënten met (lage rug)pijn. Het STarT Back Screening Tool, ontwikkeld door de Keele-universiteit in Engeland, is een gevalideerde vragenlijst voor patiënten met acute of subacute lage rugpijn en bestaat uit negen items waarmee prognostische indicatoren worden geïdentificeerd. De bruikbaarheid bij patiënten met chronische pijn is echter nog niet onderzocht. Op basis van de aanwezigheid van de prognostische indicatoren kan de patiënt in een specifiek risicoprofiel worden ingedeeld (laag, gemiddeld, hoog) (fig. 15.2). Hoe hoger het risicoprofiel, hoe meer psychosociale prognostische factoren aanwezig zijn. Voorbeelden van

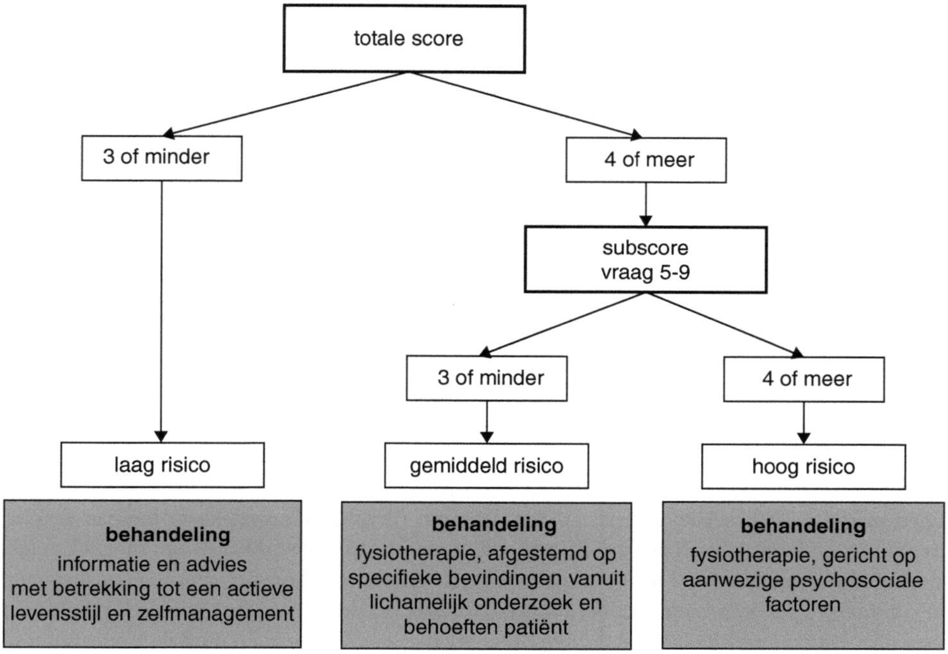


**Figuur 15.2** Scoringssysteem en behandelbeleid van het STarT Back Screening Tool

prognostische factoren zijn: mate van pijn en beperkingen, angst, vrees/bezorgdheid, pessimistische verwachtingen, slechte stemming, zich ergeren aan de pijn. Juist voor patiënten met een hoog risicoprofiel waarbij ongunstige psychosociale prognostische factoren aanwezig zijn, is een biopsychosociale behandeling in de eerste lijn geïndiceerd (Hill et al. 2008). Omdat het STarT Back Screening Tool geen behandelindicatie bevat voor een tweede- of derdelijnsbehandeling, dient de eerstelijnsbehandelaar bij hoogrisicopatiënten alsnog een inschatting te maken of de patiënt kan worden behandeld in de eerste lijn, of dat verwijzing naar bijvoorbeeld een revalidatiearts (via de huisarts) noodzakelijk is.

Naast de besproken prognostische psychosociale factoren zijn ook andere patiëntgerelateerde factoren zoals motivatie en verwachtingen van de patiënt belangrijk. Uit onderzoek blijkt namelijk dat deze van invloed kunnen zijn op het effect van een behandeling (Goossens 2005; Smeets et al. 2008). Wanneer bijvoorbeeld een patiënt voor aanvang van de therapie verwacht dat de therapie zal helpen beter te leren omgaan met de pijn, zal de patiënt tijdens een biopsychosociaal behandelprogramma ook significant betere resultaten boeken op het gebied van pijncoping, pijngedrag, catastroferen en kwaliteit van leven (Goossens et al. 2005). Uitdagend is echter dat over het algemeen eerstelijnspatiënten geen biopsychosociale benadering gericht op het leren omgaan met pijn verwachten. Ze verwachten eerder een hands-on-benadering of een trainings-/oefenprogramma gericht op het verbeteren van de kracht of stabiliteit waardoor de pijn zal afnemen (Synnott et al. 2015). Dit maakt het aanbieden van een biopsychosociale interventie in de eerste lijn uitdagender. De eerstelijnstherapeut moet erop voorbereid zijn dat de verwachtingen van de patiënt vaak nog niet overeenkomen met de biopsychosociale visie die men wil aanbieden.

## 15.3 Het profiel van de therapeut

Voor het aanbieden van een biopsychosociaal behandelprogramma is het van belang dat niet alleen de patiënt, maar ook de therapeut biopsychosociaal georiënteerd is. Behandelaars met een meer biopsychosociale oriëntatie blijken namelijk het uitvoeren van dagelijkse activiteiten en werk bij mensen met pijn als minder schadelijk te bestempelen dan behandelaars met een meer biomedische oriëntatie. Daarnaast blijken biopsychosociaal georiënteerde therapeuten meer geneigd te zijn patiënten te stimuleren dagelijkse activiteiten en werk op te bouwen, terwijl biomedisch georiënteerde therapeuten juist adviseren deze te beperken (Houben et al. 2005).

Een biopsychosociale visie ontwikkelt men niet zomaar. Extra scholing kan in eerste instantie van toegevoegde waarde zijn om kennis over pijn te verbeteren. Het is aangetoond dat korte scholingen van tweemaal 2,5 uur al kunnen bijdragen aan het verbeteren van kennis met betrekking tot pijnfysiologie en biopsychosociale modellen (Jellema et al. 2005b). Maar uiteindelijk leiden deze veranderingen in kennis en visie niet per definitie tot een daadwerkelijke biopsychosociale aanpak in de praktijk (Jellema et al. 2005a, b; Overmeer et al. 2009). Weten is dus niet altijd doen. Een biopsychosociaal georiënteerde behandelaar moet bekwaam worden in het identificeren van psychosociale factoren en deze factoren vervolgens bespreekbaar kunnen maken. In theorie klinkt dit logisch en vanzelfsprekend. In de praktijk blijkt dit toch een moeilijke taak. Vaak is er wel aandacht voor factoren zoals werk en familie, maar komt er onvoldoende diepgang in complexere factoren zoals emoties (angst, depressie), gedrag (passieve copingstijl) en ideeën over pijn. Uit onderzoek blijkt dat eerstelijnsparamedici zich vaak niet comfortabel, onervaren of onvoorbereid voelen in het diepgaand bespreken van deze aspecten (Synnott et al. 2015). Hieraan zou, zeker tot voor kort, de meer biomedisch gerichte vooropleiding ten grondslag kunnen liggen (Foster en Delitto 2011). Aan welke voorwaarden (omvang, intensiteit) een scholingsprogramma moet voldoen om daadwerkelijk het gedrag van de behandelaars te veranderen, is tot nu toe niet bekend. Waarschijnlijk is het noodzakelijk om naast kennis vergaren over de biopsychosociale visie, er ook voor open te staan en over de juiste attitude en vaardigheden te beschikken waardoor een biopsychosociale visie zowel verbaal als non-verbaal tot uiting komt.

## 15.4 Het profiel van de eerstelijnspraktijk

Voor het aanbieden van een eerstelijns biopsychosociaal behandelprogramma is het wenselijk om over een aantal praktische middelen te beschikken zoals een whiteboard/flipover (ter ondersteuning van de educatie), functionele middelen (zoals een fiets, kratje, bank of trap om dagelijkse activiteiten uit te voeren) en bij voorkeur ook faciliteiten voor sport- en spelactiviteiten. Hoewel behandelingen in de eerste lijn veelal individueel worden aangeboden, kunnen ook groepsbehandelingen van toegevoegde waarde zijn (zie ►H. 14). Ondanks dat het geven van groepsbehandelingen potentieel kosteneffectiever is (Turner-Stokes et al. 2003), vereist het logischerwijs extra faciliteiten en een goede organisatie. Nagedacht moet worden over het aantal patiënten binnen een groep en het aantal behandelaars dat de groep zal leiden. In de literatuur variëren effectieve cognitief-gedragsmatige groepsinterventies van vier à vijf tot maximaal twaalf patiënten (Lamb et al. 2010a, b; Monticone et al. 2014; Turner-Stokes et al. 2003). Ondanks dat een optimale groepsgrootte vooralsnog niet bekend is, is het in ieder geval belangrijk dat er voldoende patiënten aanwezig zijn om groepsdynamiek te creëren ($\geq$ 3 patiënten), maar ook weer niet te veel patiënten, om chaotische en minder persoonlijke groepsdiscussies te vermijden. Dit is uiteraard mede afhankelijk van de didactische en communicatieve vaardigheden van de behandelaar. Plantechnisch zal ook moeten worden nagedacht over het organiseren van behandelingen op een tijdstip/dag waarop alle patiënten en behandelaars kunnen. De studie van Lamb en anderen (2010a) rapporteerde bijvoorbeeld een hogere aanwezigheid van eerstelijnspatiënten tijdens behandelingen op vrijdagen dan op andere dagen (respectievelijk 70 % en 61 %) en een hogere aanwezigheid tijdens lunchtijd en na werktijd. Voordeel van een eerstelijnspraktijk is in ieder geval dat men vaak flexibeler met behandeltijden kan omgaan in vergelijking met tweede- of derdelijnsinstellingen.

## 15.5 Praktische toepassing in de eerste lijn

Het aanbieden van een biopsychosociale behandeling met elementen van graded exposure kan in de eerste lijn effectief zijn wanneer de patiënt negatieve gedachten heeft en hierdoor activiteiten anders of minder vaak uitvoert. Zoals bekend, zijn negatieve gedachten en gevoelens van patiënten die in de eerste lijn worden behandeld echter vaak minder sterk aanwezig dan bij patiënten die behandeld worden in de tweede of derde lijn. In plaats van een behandeling puur gericht op graded exposure, kan beter worden gekozen voor een combinatie van verschillende cognitief-gedragsmatige behandelprincipes (graded exposure, graded activity). Een breed eerstelijns biopsychosociaal behandelprogramma geeft de patiënt de gelegenheid te achterhalen welke factoren het pijnprobleem (deels) onderhouden en op welke mogelijke manieren hij hiermee kan omgaan. Hoe een breed eerstelijns biopsychosociaal behandelprogramma kan worden vormgegeven, staat in de volgende paragrafen beschreven.

### 15.5.1 Verwijzing en aanmelding

Een patiënt kan via de huisarts, een medisch specialist of via directe toegankelijkheid in behandeling komen in de eerste lijn. Wanneer is verwezen via een revalidatiearts, is de patiënt al uitvoerig gescreend op psychosociale factoren en is een WPN-niveau toegewezen (►H. 2). De patiënt heeft daarnaast vaak ook al een korte medische educatie gehad met informatie over het klachtenbeeld, al dan niet met ondersteuning van röntgenfoto's of scans, een introductie over chronische pijn (pijn betekent niet automatisch schade) en advies om algemene dagelijkse activiteiten op te pakken en uit te voeren ondanks de pijn (►H. 2 en 3). Een dergelijke medische educatie is wenselijk. Het zorgt namelijk voor een substantiële basis op het gebied van kennis over en inzicht in de betekenis van de ervaren pijnklachten, waardoor onzekerheden worden verminderd of weggenomen.

### 15.5.2 Anamnese en screening

Geadviseerd wordt om tijdens een eerste contact met de patiënt psychosociale factoren (gele vlaggen) te identificeren, eventueel met behulp van de eerder beschreven screeningtools. Om het pijnprobleem vervolgens gedetailleerd te bespreken, kan het pijn-gevolgenmodel als leidraad dienen (◘fig. 15.3). Bespreek eerst de biomedische aspecten aan de linkerkant van het model, zoals de oorzaak, het beloop, eerdere diagnostiek en status praesens. Door het gezamenlijk bespreken en uitwerken van deze aspecten verkrijgt zowel de behandelaar als de patiënt inzicht in de historie van het pijnprobleem en de (vaak teleurstellende) resultaten van eerdere diagnoses, adviezen en therapieën. Dit kan voor de patiënt een eerste stimulans zijn de noodzaak van een bredere biopsychosociale aanpak te verkiezen boven opnieuw een biomedisch gerichte aanpak. De rechterkant van het model (biopsychosociale aspecten) kan vervolgens op een later moment, tijdens de educatiesessie, worden besproken.

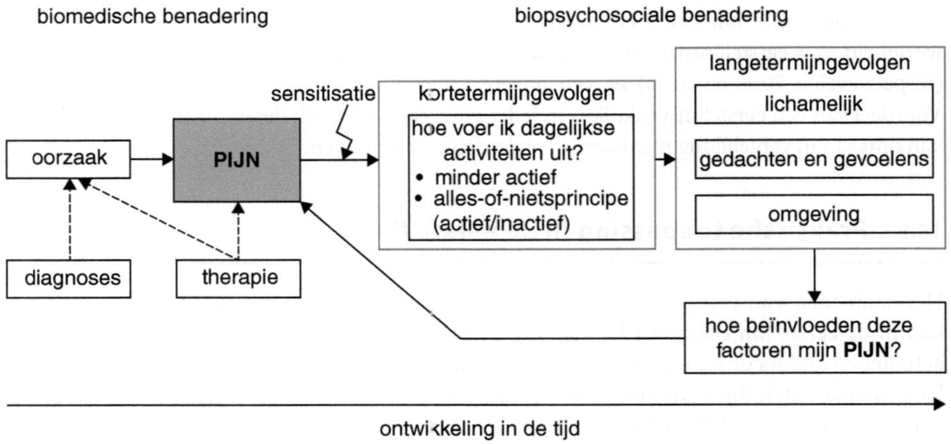


**Figuur 15.3** Het pijn-gevolgenmodel bespreekt relevante biomedische factoren (links) en biopsychosociale factoren (rechts) die mogelijk een rol spelen in de ontwikkeling van een chronisch pijnprobleem of het onderhouden hiervan

Tijdens het eerste contact dient er tevens aandacht te zijn voor rode vlaggen. Wanneer een patiënt via een medisch specialist of huisarts is verwezen, zal hij zijn gescreend op de aanwezigheid hiervan. Hiervoor is goede communicatie met de verwijzer vereist. Nadat rode vlaggen zijn uitgesloten, kan lichamelijk onderzoek primair worden gebruikt voor het observeren van beweeggedrag en de invloed van negatieve/catastroferende gedachten. Wanneer een patiënt bijvoorbeeld onzeker is tijdens functionele activiteiten zoals het tillen van een kratje, bukken, of traplopen, zal dit zichtbaar zijn wanneer men de patiënt vraagt dit uit te voeren. Aanwezige negatieve en invloedrijke cognities en gedrag kunnen dan direct een aanknopingspunt zijn voor de therapie. Ook kan het voorkomen dat de patiënt de behandelaar vraagt of die iets (opvallends of verklaarbaars) vindt. Het is dan belangrijk de eigen biomedische achtergrond niet te laten prevaleren en zich niet te laten verleiden tot uitspraken als: 'je hebt een bekkenscheefstand/instabiliteit/vermindering in spierkracht'. Omdat ernstige pathologie is uitgesloten, is het juist belangrijk te focussen op het activiteitenpatroon, dit uit te breiden en de boodschap van de verwijzer te bekrachtigen (pijn hoeft niet te betekenen dat er schade is). Worden er tijdens het lichamelijk onderzoek wel aanwijzingen gevonden voor rode vlaggen, dan dient uiteraard contact te worden opgenomen met de verwijzend medisch specialist of huisarts.

Na de screening wordt, afhankelijk van het profiel van de patiënt, bepaald of een eerstelijns biopsychosociale behandeling geschikt is. Wanneer aan het eind van de sessie blijkt dat de psychosociale factoren te complex zijn, de verwachtingen en voorkeuren van de patiënt niet beïnvloedbaar zijn en/of de expertise van de behandelaar niet toereikend is voor de desbetreffende casuïstiek, is terugverwijzing naar de huisarts met eventueel advies voor verwijzing naar een revalidatiearts voor een tweede of derdelijnsbehandeltraject noodzakelijk.

### 15.5.3 Educatie

Als gekozen wordt voor een biopsychosociaal behandelprogramma, zal de tweede sessie in het teken staan van pijneducatie. Pijneducatie vergroot de kennis en het inzicht bij de patiënt en heeft een positieve invloed op de mate van pijn, catastroferen en fysiek functioneren (Louw et al. 2011).

Pijneducatie kan voor de patiënt geheel nieuw zijn of een verlengstuk van de medische educatie gegeven door medisch specialist. De werkelijke inhoud en de uitvoering van de educatie door de revalidatiearts en paramedicus zijn uitvoerig beschreven in ►H. 2 en 3. Naast het geven van mondelinge educatie is uit onderzoek gebleken dat de combinatie van mondelinge en schriftelijke informatie over pijn en de rationale van de therapie door patiënten wordt gewaardeerd (Bano-Aledo et al. 2014; Nijs 2011). De combinatie zou zelfs effectief zijn in het bevorderen van kennis en van de gezondheidsstatus van de patiënt (Oosterwijck et al. 2013). In geval van een eerstelijns biopsychosociaal behandelprogramma is het dus zinvol een folder of huiswerkboek mee te geven met daarin pijnfysiologie en de rationale van de therapie, om het effect van de educatie/therapie te versterken. Na afloop van de pijneducatie kan de behandeling worden voortgezet met het bespreken van de rechterkant van het pijn-gevolgenmodel. Hierin worden de kortetermijneffecten van pijn besproken op dagelijkse activiteiten zoals zelfverzorging, huishouden, werk, hobby's en sport (■fig. 15.3). Gaat de patiënt meer of minder doen wanneer hij pijn ervaart? Waarom is dat? Liggen hier lichamelijke factoren aan ten grondslag (bijvoorbeeld conditie), cognitieve factoren (bijvoorbeeld angst, bezorgdheid) of omgevingsfactoren (bijvoorbeeld familie, vrienden, werk)?

### 15.5.4 Doelen stellen

Vervolgens is het belangrijk in kaart te brengen welke activiteiten voor de patiënt belangrijk zijn en die de patiënt graag ziet verbeteren. Hiervoor kan bijvoorbeeld de vragenlijst Patiënt Specifieke Klachten (PSK) worden gebruikt waarbij de patiënt de drie belangrijkste activiteiten selecteert en aangeeft in hoeverre hij moeite heeft met het uitvoeren van deze activiteiten (Beurskens et al. 1999). Voor de drie gekozen activiteiten kunnen vervolgens doelen worden gesteld. Een veelgebruikte methode voor het opstellen van doelen is de SMART-methode (Specifiek, Meetbaar, Acceptabel, Realistisch, Tijdgebonden). Deze methode maakt inzichtelijk wat het specifieke doel is, hoe vooruitgang wordt bepaald (bijvoorbeeld afstand), of het doel acceptabel en realistisch is en binnen welk tijdsbestek het moet worden bereikt. De opgestelde doelen kunnen vervolgens worden bereikt met behulp van verschillende cognitief-gedragsmatig georiënteerde behandelprincipes zoals graded exposure of graded activity.

### 15.5.5 Graded exposure

Principes van graded exposure sluiten vooral goed aan wanneer negatieve cognities ten grondslag liggen aan het niet of anders uitvoeren van een activiteit. Zoals beschreven in vorige hoofdstukken, wordt in tweede- en derdelijnsbehandelprogramma's het meetinstrument Photograph Series of Daily Activities (PHODA) afgenomen waarbij per activiteit inzichtelijk wordt gemaakt in hoeverre deze bedreigend of spannend is (op een schaal van 0 tot 100) en welke cognities hierbij een rol spelen. Normaal bevat dit instrument 98 foto's. Het kan echter voorkomen dat het afnemen van 98 foto's in de eerste lijn niet haalbaar is gezien de beschikbare tijd. Dan kan worden gekozen voor een verkorte versie van 40 foto's die geschikt is voor patiënten met rugklachten (Leeuw et al. 2007). De patiënt kan eventueel ook gevraagd worden eigen activiteiten te bedenken. Het is dan waardevol voor de patiënt zowel meer als minder uitdagende activiteiten te bespreken, zodat een contrast ontstaat tussen activiteiten waarbij cognities wel en geen rol spelen. Door dit contrast zal de patiënt de invloed van gedachten en gevoelens eerder inzien en de impact van deze cognities op zijn leven.

Bij een eerstelijnspatiënt is de kans groot dat hij laag scoort op de dreigwaarde van dagelijkse activiteiten (foto's). Het kan zijn dat de patiënt zich niet herkent in het ervaren van extreme cognities, maar bij zichzelf eerder een bepaalde mate van bezorgdheid en/of onzekerheid ziet die ervoor zorgt dat hij een activiteit op een andere manier of minder lang uitvoert. Bij een patiënt in de eerste lijn moeten activiteiten daarom ook genuanceerder worden besproken en kunnen woordkeuzes zoals 'uitdagend' en 'bezorgdheid' bijvoorbeeld de voorkeur hebben boven 'spannend' of 'angstig'. Tijdens het bespreken van de activiteiten kan de volgende set vragen worden gebruikt om te achterhalen welke gedachten en gevoelens ten aanzien van een activiteit aanwezig zijn.

- Welke gedachten en gevoelens krijg je bij het idee dat je deze activiteit moet gaan uitvoeren?
- Wat denk je dat er kan gebeuren?
- Hoe groot acht je de kans dat dit gaat gebeuren?
- Hoe groot acht je de kans dat het niet gaat gebeuren?

Na het bespreken van de cognities kan worden ingegaan op het blootstellen van de patiënt aan de uitdagende activiteiten (die hoog in de angst-/uitdagingshiërarchie staan) volgens de principes van graded exposure. Op dezelfde wijze als in de tweede of derde lijn zal de behandelaar eerst zelf de uitdagende activiteit voordoen alvorens de patiënt wordt gevraagd zichzelf eraan bloot te stellen. Tijdens blootstelling voert de patiënt de activiteit uit en observeert de behandelaar de verbale en non-verbale expressies van de patiënt. Na afloop wordt de activiteit geëvalueerd en wordt bepaald of herhaling moet plaatsvinden totdat disconfirmatie en extinctie van de niet-helpende gedachten en gevoelens optreedt. Tijdens deze evaluatie kunnen vragen aan bod komen zoals:

- Hoe vond je de activiteit gaan?
- Hoe geloofwaardig vind je de oorspronkelijke gedachten en gevoelens over de activiteit op dit moment nog?
- Hoe kijk je nu tegen de activiteit aan?
- Zijn er nog steeds niet-helpende gedachten en gevoelens aanwezig?

Een specifiek voordeel van graded exposure is dat wanneer negatieve cognities van tevoren aanwezig zijn, de patiënt tijdens het uitvoeren van de activiteit uit zijn comfortzone wordt gehaald en wordt geconfronteerd met zijn catastroferende gedachten. De ervaring dat de activiteit kan worden uitgevoerd zonder dat daadwerkelijk gebeurt wat de patiënt verwachtte, leert dat er niet altijd een relatie bestaat tussen het uitvoeren van de activiteit en pijn. Het aanleren van de nieuwe (positieve) relatie, kan het zelfvertrouwen vergroten en de patiënt stimuleren in het uitvoeren van dagelijkse activiteiten (►H. 1). Om terugval te voorkomen is het wel zinvol uitdagende activiteiten in verschillende contexten uit te voeren, zodat een goede basis wordt gevormd voor de periode na afloop van de therapie.



## 15.5.6 Graded activity

Als negatieve of catastroferende gedachten niet of slechts minimaal aanwezig zijn, kan het zinvol zijn andere gedragsgeoriënteerde principes te bespreken, zoals graded activity. Uit de literatuur blijkt dat graded activity en graded exposure vergelijkbaar effectief zijn in het verhogen van het activiteitenniveau bij patiënten met chronische pijn (George et al. 2010; Leeuw et al. 2008). Graded activity is gebaseerd op de instrumentele of operante leertheorie. De nadruk ligt hierbij op het actief en discriminatief leren, waarbij aspecten zoals bekrachtiging, bestraffen en extinctie van essentieel belang zijn (Fordyce 1976). Meer specifiek probeert graded activity het activiteitenniveau te verhogen door educatie over positieve gevolgen van actief beweeggedrag en het opstellen van een tijdcontingent stappenplan voor activiteiten die voor de patiënt waardevol zijn (Lindstrom et al. 1992). In tegenstelling tot graded exposure, waarbij een patiënt wordt uitgedaagd direct een activiteit uit te voeren en een overwinningsgevoel te creëren, wordt bij graded activity eerst het basisniveau bepaald van de waardevolle activiteit en vervolgens een schema ontwikkeld waarmee het activiteitenniveau stapsgewijs, op basis van tijd (tijdcontingent) wordt opgebouwd (Köke et al. 2007). Belangrijk bij deze vorm van therapie is ook dat de eerstelijnsbehandelaar in het bezit moet zijn van specifieke kennis en vaardigheden (Köke et al. 2007).

### 15.5.7 Omgeving

Naast individuele cognities, emoties en copingstijlen, kan het zinvol zijn sessies te wijden aan de invloed van de omgeving, zoals de partner, familie, vrienden of collega's, en hen waar nodig te betrekken bij het behandelprogramma. Het pijnprobleem treft namelijk niet alleen de patiënt maar ook diens omgeving. Huishoudelijke en werkgerelateerde taken worden bijvoorbeeld overgenomen door de partner, kinderen of collega's, en de relatie met vrienden verandert doordat niet (geheel) kan worden deelgenomen aan sociale activiteiten. De omgeving kan hier op een negatieve (negerende) dan wel positieve (ondersteunende) manier mee omgaan. Uit onderzoek is gebleken dat patiënten met meer ondersteuning vanuit de thuissituatie of het werk een kleinere kans hebben op het ontwikkelen van chroniciteit (Melloh et al. 2013). Aan de andere kant kan de behulpzaamheid ook doorslaan, bijvoorbeeld wanneer de patiënt te veel taken uit handen worden genomen en deze hierdoor inactief raakt. Ook kan de partner, een familielid of collega zelf negatieve/catastroferende verwachtingen hebben ten aanzien van de gevolgen van activiteiten en op basis hiervan de patiënt adviseren activiteiten niet of anders uit te voeren. Omdat het behandelprogramma gericht is op het bespreekbaar maken van negatieve cognities en het verhogen van het activiteitenniveau, is het bespreekbaar maken van de gedachtegang en copingstijl van de omgeving in ieder opzicht dus ook waardevol. De behandelaar kan vragen stellen zoals: 'Welke gedachten en gevoelens zijn bij hen aanwezig?', 'Hoe gaat de omgeving om met jou en met de pijn die je ervaart?' en 'Wat voor invloed heeft dit vervolgens op jou en jouw omgang met pijn?'.

### 15.5.8 Evaluatie

Een evaluerende sessie aan het eind van de behandeling is zinvol om te beoordelen in hoeverre de patiënt het behandelprogramma heeft begrepen, de negatieve cognities zijn uitgedoofd, het activiteitenniveau is verbeterd, opgestelde doelen zijn bereikt en hoe de patiënt het behandelprogramma heeft ervaren. Vraag de patiënt in hoeverre hij bekwaam is in het zelfstandig verder verhogen van het activiteitenniveau, ook in het geval dat de pijn weer een periode verergert. Het is van belang te achterhalen of de patiënt genoeg kennis heeft vergaard om principes die zijn aangeleerd tijdens de therapie, te generaliseren naar de thuissituatie. De patiënt moet ervan overtuigd zijn dat er geen schade of letsel is en dat hij in principe alle algemene dagelijkse activiteiten kan uitvoeren. Logischerwijs zullen patiënten met minder psychosociale problematiek sneller zelfstandig handelen dan patiënten met zwaardere en complexere problematiek. Wanneer tijdens de evaluatie blijkt dat psychosociale factoren nog steeds zodanig aanwezig zijn dat ze een onderhoudende rol spelen, is terugverwijzing naar de huisarts of revalidatiearts noodzakelijk. Zij kunnen het eerstelijnsbehandelprogramma versterken of de patiënt doorverwijzen naar een intensiever biopsychosociaal behandelprogramma in bijvoorbeeld een tweedelijnsinstelling.

## Literatuur


Airaksinen O, Brox JI, Cedraschi C, Hildebrandt J, Klaber-Moffett J, Kovacs F, et al. Chapter 4. European guidelines for the management of chronic nonspecific low back pain. Eur Spine J. 2006;15(Suppl 2):S192–300.

Bano-Aledo ME del, Medina-Mirapeix F, Escolar-Reina P, Montilla-Herrador J, Collins SM. Relevant patient perceptions and experiences for evaluating quality of interaction with physiotherapists during outpatient rehabilitation: a qualitative study. Physiotherapy. 2014;100(1):73–9.

Beurskens AJ, Vet HC de, Köke AJ, Lindeman E, Heijden GJ van der, Regtop W, et al. A patient-specific approach for measuring functional status in low back pain. J Manipulative Physiol Ther. 1999;22(3):144–8.

Fordyce WE. Behavioral methods for chronic pain and illness. St. Louis, MO: Mosby; 1976.

Foster NE, Delitto A. Embedding psychosocial perspectives within clinical management of low back pain: integration of psychosocially informed management principles into physical therapist practice – challenges and opportunities. Phys Ther. 2011;91(5):790–803.

George SZ, Fritz JM, Bialosky JE, Donald DA. The effect of a fear-avoidance-based physical therapy intervention for patients with acute low back pain: results of a randomized clinical trial. Spine (Phila Pa 1976). 2003;28(23):2551–60.

George SZ, Wittmer VT, Fillingim RB, Robinson ME. Comparison of graded exercise and graded exposure clinical outcomes for patients with chronic low back pain. J Orthop Sports Phys Ther. 2010;40(11):694–704.

Goossens ME, Vlaeyen JW, Hidding A, Kole-Snijders A, Evers SM. Treatment expectancy affects the outcome of cognitive-behavioral interventions in chronic pain. Clin J Pain. 2005;21(1):18–26; discussion 69–72.

Hill JC, Dunn KM, Lewis M, Mullis R, Main CJ, Foster NE, et al. A primary care back pain screening tool: identifying patient subgroups for initial treatment. Arthritis Rheum. 2008;59(5):632–41.

Houben RM, Ostelo RW, Vlaeyen JW, Wolters PM, Peters M. Stomp-van den Berg SG. Health care providers' orientations towards common low back pain predict perceived harmfulness of physical activities and recommendations regarding return to normal activity. Eur J Pain. 2005;9(2):173–83.

Jellema P, Windt DA van der, Horst HE van der, Blankenstein AH, Bouter LM, Stalman WA. Why is a treatment aimed at psychosocial factors not effective in patients with (sub)acute low back pain? Pain. 2005a;118(3):350–9.

Jellema P, Windt DA van der, Horst HE van der, Twisk JW, Stalman WA, Bouter LM. Should treatment of (sub) acute low back pain be aimed at psychosocial prognostic factors? Cluster randomised clinical trial in general practice. BMJ. 2005b;331(7508):84.

Kamper SJ, Apeldoorn AT, Chiarotto A, Smeets RJ, Ostelo RW, Guzman J, Tulder MW van. Multidisciplinary biopsychosocial rehabilitation for chronic low back pain. Cochrane Database Syst Rev. 2014;9:CD000963.

Köke A, Wilgen P, Engers A, Geilen M. Graded Activity. Houten: Bohn Stafleu van Loghum; 2007.

Lamb SE, Hansen Z, Lall R, Castelnuovo E, Withers EJ, Nichols V, et al. Back skills training trial, investigators. Group cognitive behavioural treatment for low-back pain in primary care: a randomised controlled trial and cost-effectiveness analysis. Lancet. 2010a;375(9718):916–23.

Lamb SE, Lall R, Hansen Z, Castelnuovo E, Withers EJ, Nichols V, et al. A multicentred randomised controlled trial of a primary care-based cognitive behavioural programme for low back pain. The Back Skills Training (BeST) trial. Health Technol Assess. 2010b;14(41):1–253, iii–iv.

Lamb SE, Mistry D, Lall R, Hansen Z, Evans D, Withers EJ, et al. Back skills training trial, Group. Group cognitive behavioural interventions for low back pain in primary care: extended follow-up of the Back Skills Training Trial (ISRCTN54717854). Pain. 2012;153(2):494–501.


15

Leeuw M, Goossens ME, Breukelen GJ van, Boersma K, Vlaeyen JW. Measuring perceived harmfulness of physical activities in patients with chronic low back pain: the photograph series of daily activities – short electronic version. J Pain. 2007;8(11):840–9.

Leeuw M, Goossens ME, Breukelen GJ van, Jong JR de, Heuts PH, Smeets RJ, et al. Exposure in vivo versus operant graded activity in chronic low back pain patients: results of a randomized controlled trial. Pain. 2008;138(1):192–207.

Lindstrom I, Ohlund C, Eek C, Wallin L, Peterson LE, Fordyce WE, et al. The effect of graded activity on patients with subacute low back pain: a randomized prospective clinical study with an operant-conditioning behavioral approach. Phys Ther. 1992;72(4):279–90; discussion 291–273.

Linton SJ, Nicholas M, MacDonald S. Development of a short form of the orebro musculoskeletal pain screening questionnaire. Spine (Phila Pa 1976). 2011;36(22):1891–5.

Louw A, Diener I, Butler DS, Puentedura EJ. The effect of neuroscience education on pain, disability, anxiety, and stress in chronic musculoskeletal pain. Arch Phys Med Rehabil. 2011;92(12):2041–56.

Melloh M, Salathe CR, Elfering A, Kaser A, Barz T, Aghayev E, et al. Occupational, personal and psychosocial resources for preventing persistent low back pain. Int J Occup Saf Ergon. 2013;19(1):29–40.

Middelkoop M van, Rubinstein SM, Kuijpers T, Verhagen AP, Ostelo R, Koes BW, et al. A systematic review on the effectiveness of physical and rehabilitation interventions for chronic non-specific low back pain. Eur Spine J. 2011;20(1):19–39.

Monticone M, Ambrosini E, Rocca B, Magni S, Brivio F, Ferrante S. A multidisciplinary rehabilitation programme improves disability, kinesiophobia and walking ability in subjects with chronic low back pain: results of a randomised controlled pilot study. Eur Spine J. 2014;23(10):2105–13.

Nijs J, Wilgen PC van, Oosterwijck J van, Ittersum M van, Meeus M. How to explain central sensitization to patients with 'unexplained' chronic musculoskeletal pain: practice guidelines. Man Ther. 2011;16(5):413–8.

Oosterwijck J van, Meeus M, Paul L, Schryver M de, Pascal A, Lambrecht L, et al. Pain physiology education improves health status and endogenous pain inhibition in fibromyalgia: a double-blind randomized controlled trial. Clin J Pain. 2013;29(10):873–82.

Overmeer T, Boersma K, Main CJ, Linton SJ. Do physical therapists change their beliefs, attitudes, knowledge, skills and behaviour after a biopsychosocially orientated university course? J Eval Clin Pract. 2009;15(4):724–32.

Smeets RJ, Beelen S, Goossens ME, Schouten EG, Knottnerus JA, Vlaeyen JW. Treatment expectancy and credibility are associated with the outcome of both physical and cognitive-behavioral treatment in chronic low back pain. Clin J Pain. 2008;24(4):305–15.

Staal JBM, Hendriks EJ, Heijmans M, Kiers H, Lutgers-Boomsma AM, Rutten G, et al. KNGF-richtlijn Lage-rugpijn. Amersfoort: Drukkerij De Gans; 2013.

Synnott A, O'Keeffe M, Bunzli S, Dankaerts W, O'Sullivan P, O'Sullivan K. Physiotherapists may stigmatise or feel unprepared to treat people with low back pain and psychosocial factors that influence recovery: a systematic review. J Physiother. 2015;61(2):68–76.

Turner-Stokes L, Erkeller-Yuksel F, Miles A, Pincus T, Shipley M, Pearce S. Outpatient cognitive behavioral pain management programs: a randomized comparison of a group-based multidisciplinary versus an individual therapy model. Arch Phys Med Rehabil. 2003;84(6):781–8.

Vlaeyen JW, Linton SJ. Fear-avoidance and its consequences in chronic musculoskeletal pain: a state of the art. Pain. 2000;85(3):317–32.

# Onderzoek naar graded exposure voor jongeren

*C. Dekker, M.E.J.B. Goossens, C.H.G. Bastiaenen en J.A. Verbunt*




J.A. Verbunt, R.J.E.M. Smeets (Red.), *Graded Exposure*, DOI 10.1007/978-90-368-1106-4_16

## 16.1 Inleiding

Nadat een nieuwe behandelmethode is ontwikkeld, is een van de belangrijkste vragen om te beantwoorden of deze nieuwe behandeling in de praktijk ook een goede, dan wel de beste behandelaanpak is voor een bepaalde groep van patiënten. Na een periode van ontwikkeling van een nieuw behandelprotocol is het goed om te onderzoeken of de nieuwe behandeling bij patiënten deze rol kan vervullen. Vaak is het doel te evalueren of de nieuwe behandeling een betere uitkomst geeft dan de bestaande behandelingen die al aan patiënten worden aangeboden. Het kan echter ook voorkomen dat een nieuwe behandeling wordt ontwikkeld als alternatief voor een standaardmethode, zodat er keuze ontstaat voor patiënten en artsen. Wetenschappelijk onderzoek is bij uitstek de manier om op systematische wijze de effectiviteit van een nieuwe behandelmethode te vergelijken met die van andere behandelmethoden. Wetenschappelijk onderzoek start met het formuleren van een onderzoeksvraag op basis van reeds bestaande kennis en nieuwe ontwikkelingen, het kiezen van het geschiktste onderzoekdesign en het ontwikkelen van een onderzoeksprotocol.

De keuze voor een onderzoeksdesign is sterk afhankelijk van de specifieke onderzoeksvraag. Is het de bedoeling om uit verschillende behandelmogelijkheden de beste optie te kiezen, of is het belangrijk een causaal verband aan te tonen? Daarnaast spelen de praktische en financiële mogelijkheden die er zijn om het onderzoek uit te voeren een belangrijke rol. Een gerandomiseerde gecontroleerde trial (*randomized controlled trial;* RCT) wordt gezien als het ideale onderzoeksdesign voor het vergelijken van de effectiviteit van nieuwe en bestaande behandelmethoden (Gordis 2009). Een kwalitatief goed ontworpen en uitgevoerde RCT levert kennis op over het effect van de nieuwe behandeling op de uitkomst (verbetering van de patiënt), vergeleken met een bestaande behandeling. Het grote voordeel van een gerandomiseerde studie is dat iedere deelnemer een gelijke kans heeft om in elk van de verschillende behandelgroepen terecht te komen. Daardoor is de invloed van mogelijke factoren op de behandeluitkomst, anders dan de invloed van de te ontvangen behandeling, tot het minimum beperkt. Het risico op vertekening van het resultaat ('bias') wordt hiermee dus zo klein mogelijk gehouden.

Naast de vele voordelen die de RCT als onderzoeksdesign eigen is, heeft deze opzet ook een aantal nadelen. Een nadeel is dat het een relatief dure vorm van onderzoek is. Er zijn namelijk vaak grote aantallen patiënten nodig om een significant verschil tussen beide groepen ook daadwerkelijk te kunnen vinden als dat aanwezig is. De behoefte om verschillende typen behandelstrategieën (symptomatische behandeling of een daadwerkelijke verandering/resultaat) en verschillende aandoeningen (zeldzaam of niet) te onderzoeken, heeft geleid tot verschillende typen onderzoeksdesign binnen de groep van RCT's. Voorbeelden hiervan zijn het 'parallel group design', waarbij twee behandelgroepen met ieder een verschillende behandeling met elkaar worden vergeleken, het 'cross-overdesign', waarbij twee behandelopties in wisselende volgorde worden aangeboden aan elke deelnemende groep, en de gerandomiseerde N = 1 studie, waarbinnen een serie van een beperkt aantal deelnemers verschillende behandelopties in een gerandomiseerde volgorde ontvangt.

Onderzoek in de revalidatiesetting wordt gezien als uitdagend, omdat het hier vaak gaat om het onderzoeken van complexe interventies (Wade et al. 2010) in een multidisciplinaire setting. Kenmerkend voor onderzoek in de revalidatiesetting is dat patiënten niet worden gekozen aan de hand van een specifieke diagnose van een ziekte, maar dat er juist wordt gekeken naar het 'probleem' waar deze patiënten mee te maken hebben (Wade et al. 2010). Denk bijvoorbeeld aan jongeren die functionele beperkingen ervaren door pijnklachten. In de meeste RCT's wordt gestreefd naar deelname van een groep patiënten die op de te behandelen kenmerken veel overeenkomsten heeft. Dit is bij revalidatiebehandeling maar gedeeltelijk mogelijk of wenselijk. Om te bestuderen of een bepaalde interventie bij jongeren met chronische pijnklachten functionele beperkingen kan verminderen, is het van belang de patiëntengroep te selecteren op basis van hun mogelijkheden en beperkingen en niet op basis van een specifiek type chronische pijn. Deze uitdagingen en specifieke kenmerken betekenen echter niet dat RCT's in de revalidatiesetting niet kunnen worden uitgevoerd. Om een idee te geven van hoe een RCT naar een nieuwe behandelmethode voor jongeren met chronische pijn eruit kan zien, wordt als voorbeeld de 2B Active-studie beschreven.

## 16.2 De 2B Active-studie

Ter illustratie van hoe een onderzoek eruit kan zien en wat voor consequenties een dergelijk onderzoek heeft voor de praktijk, wordt hier de 2B Active-studie beschreven. Deze studie is opgezet om een nieuwe behandeling voor jongeren met musculoskeletale chronische pijn in de praktijk te onderzoeken door deze nieuwe behandeling te vergelijken met de bestaande revalidatiebehandeling. Het gekozen onderzoeksdesign is een multicenter RCT uitgevoerd door Maastricht Universitair Medisch Centrum (MUMC+) en Adelante Zorggroep in samenwerking met Rijndam Revalidatie in Rotterdam, revalidatiecentrum Revant in Breda en het Laurentius Ziekenhuis in Roermond.

De nieuwe behandeling die binnen 2B Active wordt onderzocht, is een multimodaal graded-exposurebehandelprogramma voor jongeren. Hoewel er voor de effectiviteit van graded-exposurebehandeling bij volwassenen met chronische pijn intussen voldoende bewijs is (►H. 5, 6 en 7), betekent dit niet meteen dat deze aanpak ook geschikt is voor jongeren met chronische pijn. Vergeleken met onderzoek bij volwassenen is er nog relatief weinig onderzoek gedaan naar behandelingen voor jongeren met musculoskeletale chronische pijn. Jongeren, die vaak nog thuis wonen, naar school gaan en midden in het proces van volwassenwording zitten, kunnen wel eens andere behoeften en daarmee andere behandeldoelstellingen hebben dan volwassenen. Daarnaast verschillen de situaties en activiteiten die bijdragen aan het ontwikkelen en in stand houden van chronische pijnklachten bij jongeren soms van die van volwassenen (Verbunt et al. 2015). In het bijzonder de rol van de ouders is een aspect waar tijdens de behandeling rekening mee moet worden gehouden (Goubert en Simons 2012; Guite et al. 2011; Logan et al. 2006; Simons et al. 2008; Simons en Kaczynski 2012). Het is dus zaak de werkzaamheid van nieuwe behandelmethoden ook bij de groep jongeren zelf te onderzoeken en deze vervolgens aan te passen aan de specifieke behoeften van deze doelgroep.

### 16.2.1 Wat wisten we al over de behandeling van jongeren met chronische pijn?

In een systematische review over interdisciplinaire revalidatiebehandelingen voor jongeren met chronische pijn wordt geconcludeerd dat er positieve effecten lijken te zijn van klinische interdisciplinaire behandelingen voor deze doelgroep (Hechler et al. 2015). Vanwege de methodologische zwakke punten van de verschillende studies wordt echter meer onderzoek op dit gebied aanbevolen. Een andere studie (Palermo et al. 2014) benadrukt het belang van onderzoek naar interventies gericht op ouders en hoe deze het best kunnen worden geïntegreerd in behandelingen voor jongeren met chronische pijn. Verder zijn er ook nog maar weinig RCT's uitgevoerd die verschillende behandelingen voor jongeren met chronische pijn met elkaar vergelijken (Hechler et al. 2014; Wicksell et al. 2009; Wicksell et al. 2007).

Om deze reden is het 2B Active-onderzoek gestart, in een samenwerkingsverband tussen het MUMC+ en Adelante Zorggroep. Binnen 2B Active wordt onderzocht wat het effect is van een multimodaal revalidatieprogramma voor jongeren met chronische pijn, in vergelijking met het huidige behandelbeleid (Dekker et al. submitted). Het multimodale programma is gebaseerd op de principes van graded-exposurebehandeling, maar dan specifiek gericht op jongeren, en aangevuld met een specifieke behandelmodule voor ouders. Daarnaast is er nog een derde trainingsmodule ontwikkeld, voor jongeren die naast de diagnose chronische pijn ook nog gediagnosticeerd zijn met het hypermobiliteitssyndroom. Voor een uitgebreide beschrijving van het multimodale programma wordt verwezen naar deel II van dit boek. De behandeling heeft als doel jongeren beter te leren functioneren ondanks hun pijnklachten en beter om te gaan met hun pijn. Het doel van 2B Active is te onderzoeken of jongeren na het volgen van de graded-exposurebehandeling inderdaad beter zijn gaan functioneren in vergelijking met jongeren die de gebruikelijke zorg kregen aangeboden. Daarnaast wordt ook onderzocht of de angst voor pijn/bewegen vermindert, de kwaliteit van leven verbetert en de lichamelijke conditie toeneemt.

### 16.2.2 Uitvoering van het onderzoek

De onderzoeksopzet is een multicenter gerandomiseerde gecontroleerde studie (RCT) met twee groepen. Binnen de ene groep wordt de 'nieuwe' behandeling gegeven en binnen de andere groep wordt iedereen behandeld volgens de huidige richtlijnen, ofwel de 'gebruikelijke zorg'. 'Gerandomiseerd' en 'gecontroleerd' betekent dat de deelnemers aan het onderzoek op basis van loting ofwel aan de te onderzoeken 'nieuwe' behandeling (het multimodale revalidatieprogramma), ofwel aan de andere behandeling (gebruikelijke zorg) worden toegewezen. Het 2B Active-onderzoek wordt in vier verschillende behandelcentra uitgevoerd (multicenter): de afdeling Revalidatiegeneeskunde van Adelante Zorggroep, locatie MUMC+; de afdeling Revalidatiegeneeskunde van Laurentius Ziekenhuis Roermond; revalidatiecentrum Revant in Breda; en Rijndam Revalidatie in Rotterdam. Het onderzoek wordt aangestuurd vanuit de vakgroep Revalidatiegeneeskunde aan de Universiteit Maastricht. Hier vindt ook de dataverzameling- en verwerking plaats. Door het effect van het multimodale revalidatieprogramma te vergelijken met de gebruikelijke zorg wordt onderzocht of de nieuwe behandeling een zinvolle toevoeging is aan de behandelmogelijkheden die er op dit moment zijn voor deze doelgroep. Van alle deelnemers aan het onderzoek zal de helft het multimodale revalidatieprogramma krijgen en de andere helft de gebruikelijke zorg. Om beide behandelingen met elkaar te vergelijken, worden de resultaten van de jongeren uit beide behandelgroepen met elkaar vergeleken.

### 16.2.3 Deelname aan 2B Active

Jongeren tussen de 12 en 21 jaar oud met chronische pijn gerelateerd aan beweging en activiteiten en een indicatie voor poliklinische multidisciplinaire revalidatiebehandeling komen in aanmerking voor deelname aan 2B Active. Niet alleen de jongere zelf maar ook beide ouders wordt gevraagd mee te doen aan het onderzoek. Vanaf het moment dat een jongere start met behandeling binnen 2B Active zal hij door de onderzoekers een jaar lang worden gevolgd. In dit jaar worden verschillende metingen (vragenlijsten en fysieke metingen) uitgevoerd, met verschillende meetinstrumenten.

Er is een set gecombineerde meetinstrumenten speciaal voor jongeren met pijn ontwikkeld, die voor aanvang van de behandeling zowel diagnostisch als evaluatief wordt ingezet. De set dient ter ondersteuning van de indicatiestelling en om een beeld te krijgen hoe het op dat moment met de jongere gaat op het gebied van fysiek functioneren, angst voor pijn/bewegen, catastroferend denken, depressieve symptomen, kwaliteit van leven en pijnintensiteit. Na de behandeling wordt de set meetinstrumenten opnieuw gebruikt ter evaluatie, om na te gaan of er verandering is opgetreden. Jongeren die deelnemen aan 2B Active, vullen hierna deze set nog driemaal in, zodat een beeld ontstaat van hoe het in het jaar na hun behandeling met de jongeren gaat. Het onderzoeksteam verwacht dat deze termijn lang genoeg is om daadwerkelijk een verandering te kunnen zien in het functioneren van een jongere ten aanzien van activiteiten, angst, catastroferen, depressieve symptomen en pijn. Daarnaast hoopt het onderzoeksteam inzicht te krijgen in welke mate jongeren na de revalidatiebehandeling nog behoefte hebben aan andere zorg en deze ook gebruiken.

**Coördinator voor 2B Active: ogen, oren en handen op de goede plek**

2B Active wordt aangestuurd vanuit Universiteit Maastricht, waar de onderzoekers werken. Veel van de werkzaamheden vinden echter plaats in de behandelcentra. 2B Active-coördinatoren, werkzaam in de deelnemende revalidatiecentra, zorgen dat het onderzoek in het eigen centrum in goede banen wordt geleid. Deze coördinatoren zijn hier speciaal voor aangesteld en opgeleid; zij zijn vaste medewerkers van het behandelcentrum, hebben contact met de revalidatieartsen, planners en behandelaars ter plekke en kennen de organisatie goed.

De coördinatoren zijn de ogen, oren en handen van het onderzoek in het behandelcentrum. De meeste communicatie over het onderzoek loopt via deze personen. Ook voeren zij een aantal belangrijke handelingen voor het onderzoek uit.

In de voorbereidingsfase heeft de coördinator een grote rol gespeeld in de implementatie van het multimodale revalidatieprogramma in de dagelijkse praktijk. De afstemming met andere behandelprogramma's, planning en personele bezetting zijn hierbij heel belangrijk. De coördinatoren zijn in de voorbereidingsfase ook geschoold in het uitvoeren van verschillende handelingen die nodig zijn tijdens het onderzoek. Zij kunnen onder meer de noodzakelijke informatie naar het centrale randomisatieprogramma sturen (voor de loting welke behandeling de jongere gaat volgen), ze verzenden vragenlijsten naar de jongeren en houden de administratie van het onderzoek bij.

Tijdens het onderzoek zijn de coördinatoren ook onmisbaar voor de communicatie tussen de deelnemende behandelcentra en de onderzoekers. Voor de onderzoekers werkt het ook erg prettig om in ieder behandelcentrum een vast aanspreekpunt te hebben.

## 16.3 Meedoen aan wetenschappelijk onderzoek

Het doen van wetenschappelijk onderzoek met mensen is aan strenge regels gebonden en voor onderzoek met jongeren onder de 18 jaar gelden zelfs nog extra voorwaarden. Een medisch-ethische toetsingscommissie (METC) toetst altijd voorafgaand aan de start van een onderzoek of het mag worden uitgevoerd. De onderzoekers moeten daarvoor een compleet onderzoeksdossier aanleveren waarin alle procedures, handelingen en plannen voor het onderzoek staan beschreven.

Het is voor de jongeren en ouders altijd een vrijwillige keuze om mee te doen aan wetenschappelijk onderzoek. Wanneer zij in aanmerking komen voor deelname, krijgen zij een uitnodiging en uitgebreide uitleg over wat het onderzoek allemaal inhoudt. Het is daarna aan henzelf om te besluiten of ze willen deelnemen.

Het is voor potentiële deelnemers belangrijk goed na te denken over deelname aan wetenschappelijk onderzoek. Er kan namelijk een aantal belangrijke verschillen zijn ten opzichte van de reguliere behandeling. Het kan bijvoorbeeld zijn dat het nieuwe multimodale revalidatieprogramma buiten het onderzoek niet wordt aangeboden. Jongeren krijgen dan gewoon de gebruikelijke zorg. Alleen deelnemers aan 2B Active hebben tijdens de fase van het onderzoek de kans dat ze de nieuwe behandeling krijgen. Bij daadwerkelijke deelname aan 2B Active kunnen jongeren echter niet zelf kiezen welke van de twee behandelopties zij gaan volgen. Of zij het multimodale behandeltraject of de gebruikelijke zorg krijgen wordt namelijk via loting bepaald. Deze loting is heel belangrijk voor het onderzoek. Hiermee wordt gegarandeerd dat iedere jongere een gelijke kans heeft om in de ene of in de andere groep terecht te komen; pas dan kan een uitspraak worden gedaan over het effect van de nieuwe behandeling in vergelijking met de gebruikelijke zorg. Ook al kunnen de deelnemende jongeren zelf niet kiezen welke behandeling zij volgen, door de loting hebben ze wel gelijke kansen om in het multimodale revalidatieprogramma of de gebruikelijke zorg terecht te komen. Bij aanvang van het onderzoek is niet bekend welke behandeling beter is.

Een tweede belangrijk punt is dat deelnemers aan wetenschappelijk onderzoek vaak wordt gevraagd of zij extra handelingen willen uitvoeren ten behoeve van het onderzoek. Bij 2B Active vragen wij de jongeren en hun ouders bijvoorbeeld vragenlijsten in te vullen. Naast de twee gebruikelijke vragenlijsten die alle jongeren voor de reguliere revalidatiebehandeling invullen, wordt binnen 2B Active gevraagd deze vragenlijsten nog eens drie keer extra in te vullen. Dit wordt gedaan om naar de resultaten op de lange termijn te kunnen kijken.

Bij het onderzoek zijn wij geïnteresseerd in de resultaten van beide behandelingen. Wanneer de onderzoekers aan de slag gaan met het analyseren van de onderzoeksdata, werken zij met de resultaten van de jongeren. Die resultaten worden uiteindelijk uitgedrukt in de gemiddelde verandering op alle uitkomstmaten op groepsniveau, dat wil zeggen dat de gemiddelde verandering per behandeling wordt bepaald. Uitspraken over de effectiviteit van de ene behandeling ten opzichte van de andere, helemaal aan het eind van het onderzoek, worden dus voor de hele groep gedaan. De revalidatiearts of therapeut moet daarna bij nieuwe patiënten de afweging maken of de conclusies van het onderzoek ook voor deze individuele patiënt kunnen gelden; daar hangt dan ook het besluit tot het wel of niet aanbieden van de behandeling mee samen.

**Een nieuwe behandeling: wat kost dat eigenlijk en wat levert het op?**
Een ander doel van het 2B Active-onderzoek is om te onderzoeken of het nieuwe multimodale revalidatieprogramma kosteneffectiever is dan de gebruikelijke behandeling. Voor een aantal partijen is het namelijk ook zeer nuttig te weten hoe duur het is om het nieuwe behandelprogramma aan te bieden in plaats van het huidige behandelbeleid. Denk daarbij aan de revalidatiecentra zelf, maar ook aan de verzekeraars en de patiënt. Daarbij zijn niet alleen de kosten interessant, maar ook eventuele opbrengsten c.q. besparingen. Tijdens 2B Active wordt onderzocht wat de kosten zijn van zowel het multimodale revalidatieprogramma zelf als van het gezondheidszorggebruik van de jongeren en ouders tot een jaar na het einde van de behandeling. De kosten van het multimodale revalidatieprogramma worden berekend op basis van de gemaakte kosten voor de inzet van de revalidatiearts en andere behandelaars gedurende het behandeltraject (duur en frequentie).
Het gezondheidszorggebruik na einde behandeling wordt gemeten met behulp van een vragenlijst die jongeren en ouders invullen. In deze vragenlijst wordt jongeren en ouders gevraagd het gezondheidszorggebruik dat verband houdt met de (resterende pijn)klachten van de jongere gedurende tien maanden na het einde van de revalidatiebehandeling bij te houden. Dit alles wordt dus zowel bij jongeren als ouders nagevraagd, omdat ouders vaak samen met hun kind naar de dokter gaan. Ook worden school- en werkverzuim gemeten. De ouders en de jongeren wordt gevraagd elke maand via een korte vragenlijst het gezondheidszorggebruik en het verzuim van de jongere aan het onderzoeksteam door te geven. Kosten worden dan berekend met behulp van standaard kostprijzen voor economische evaluaties in de gezondheidszorg.

## 16.4 Hoe weten we na het onderzoek welke behandeling beter is?

Zowel voor de diagnostiek en de behandelevaluatie in de zorg als voor het onderzoek worden meetinstrumenten ingezet om te indiceren welke behandeling nodig is, of om te evalueren wat het effect is van de gevolgde behandeling. Het selecteren van deze meetinstrumenten is een belangrijke taak en dient zorgvuldig te gebeuren. Voor het maken van een goede keuze is een theoretisch raamwerk nodig. Binnen een dergelijk theoretisch raamwerk moet ruimte zijn om de hulpvraag, de doelstellingen en de inhoud van de behandeling te kunnen overzien. Wanneer hier een helder beeld van is, is bekend wat er moet worden gemeten. Een veel gebruikt theoretisch raamwerk is de International Classification of Functioning, Disability and Health (ICF) (WHO 2001). Binnen dit raamwerk worden de hulpvraag en de doelstellingen geformuleerd in het kader van de drie domeinen van de ICF: stoornissen, activiteiten en participatie. Op deze domeinen hebben persoonlijke factoren van de jongere en externe factoren invloed. Om te weten of er op deze domeinen ook verandering optreedt, is het belangrijk de keuze van een of meer meetinstrumenten hierop af te stemmen (zie ◘ fig. 16.1). Bij 2B Active wordt onder meer onderzocht of er verbeteringen optreden in het fysieke functioneren van jongeren met chronische pijn. Om veranderingen in het fysieke functioneren te kunnen meten, is gekozen voor het meetinstrument Functional Disability Inventory

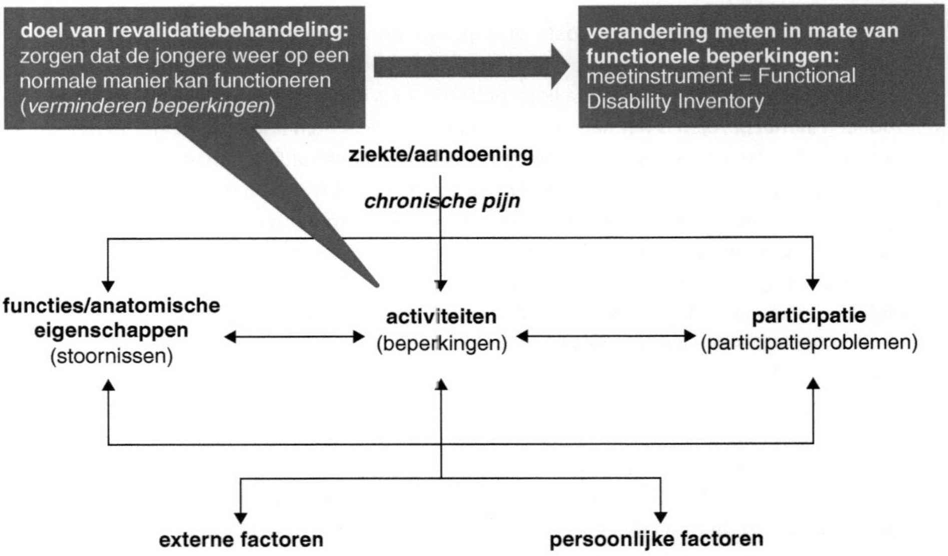


**Figuur 16.1** Voorbeeld van ICF-component en keuze meetinstrument in het 2B Active-onderzoek

(FDI). Dit is een vragenlijst die voornamelijk meet binnen het domein 'activiteiten'. De FDI is een vragenlijst die de jongere zelf invult en die beperkingen meet die de jongere ervaart ten gevolge van zijn pijnklachten. De jongere vult deze vragenlijst in aan het begin en aan het eind van de behandeling en tijdens de langetermijnmetingen. Wanneer de score op deze vragenlijst lager wordt, betekent dit dat de jongere minder beperkingen ervaart in zijn fysiek functioneren. Dan kan dus worden geconcludeerd dat hij beter is gaan functioneren.

Om goed te kunnen meten, moeten de meetinstrumenten van een minimaal voldoende kwaliteit zijn. Deze kwaliteit wordt uitgedrukt in de betrouwbaarheid, validiteit en responsiviteit van een meetinstrument (Terwee et al. 2007). Betrouwbaarheid zegt iets over hoe goed onderscheid kan worden gemaakt tussen de uitkomsten van verschillende deelnemers. Wanneer iemand kort na elkaar twee keer dezelfde vragenlijst invult (de jongere is zelf niet veranderd in de tussentijd), kan de tweede uitkomst van een en dezelfde persoon worden herkend aan de hand van de eerste uitkomst. Deze zijn als het goed is namelijk (bijna) hetzelfde. Validiteit gaat over de vraag of het meetinstrument ook daadwerkelijk meet wat men er graag mee wilt meten. Bijvoorbeeld: zegt de uitkomst van de FDI ook inderdaad iets over ervaren beperkingen van die persoon, of niet? Ten slotte wil je heel graag weten of bepaalde meetinstrumenten in staat zijn een verandering in de tijd bij een bepaalde persoon te herkennen in de uitkomst (responsiviteit) als die verandering ook daadwerkelijk heeft plaatsgevonden. Bijvoorbeeld: een jongere is veel actiever geworden na het doorlopen van een revalidatieprogramma. Dat moet te zien zijn in een verandering van de uitkomst in positieve zin. Naar deze aspecten van meten wordt ook wetenschappelijk onderzoek gedaan en dit heeft ertoe geleid dat resultaten van behandelingen steeds beter kunnen worden gemeten.

16

## 16.5 Conclusie

Onderzoek doen naar nieuwe behandelingen is erg belangrijk, omdat alleen met wetenschappelijk onderzoek van goede kwaliteit uitspraken kunnen worden gedaan over de vraag of de nieuwe behandelingen bij patiënten tot betere resultaten leidt. De RCT is een van de betere onderzoeksdesigns die gekozen kan worden om vragen over effectiviteit van behandelingen te beantwoorden. Het is hierbij belangrijk dat verschillende behandelingen met elkaar worden vergeleken. Als patiënten kiezen voor deelname aan een wetenschappelijk onderzoek, is dit altijd een vrijwillige keuze. Het is de verantwoordelijkheid van de onderzoekers om de patiënt juist en volledig te informeren over het onderzoek. Alleen dan kan een patiënt een weloverwogen keuze maken tot deelname. Ten slotte is het van groot belang dat voor het meten van het behandeleffect de juiste meetinstrumenten worden gekozen. Ook de kwaliteit van deze meetinstrumenten is belangrijk. Een goed design, goede scholing in de nieuwe behandelvorm en samenwerking in de praktische uitvoering van het onderzoek, een voldoende aantal patiënten en de juiste meetinstrumenten zijn cruciaal om van een wetenschappelijk onderzoek een succes te maken.

## Literatuur

Dekker C, Goossens MEJB, Bastiaenen CHG, Verbunt JA. (submitted). Effectiveness of an outpatient multimodal rehabilitation program for adolescents with chronic musculoskeletal pain: a multicentre randomized controlled trial (2B Active). BMC Musculoskelet Disord. 2016;17:317.

Gordis L. Epidemiology. Philadelphia: Saunders/ Elsevier; 2009.

Goubert L, Simons LE. Cognitive styles and processes in paediatric pain. In: McGrath PA, Stevens BJ, Walker SM, Zempsky WT, Editors. Oxford Textbook of Paediatric Pain. Oxford: Oxford University Press; 2012.

Guite JW, McCue RL, Sherker JL, Sherry DD, Rose JB. Relationships among pain, protective parental responses, and disability for adolescents with chronic musculoskeletal pain: the mediating role of pain catastrophizing. Clin J Pain. 2011;27(9):775–81.

Hechler T, Kanstrup M, Holley AL, Simons LE, Wicksell R, Hirschfeld G, et al. Systematic review on intensive interdisciplinary pain treatment of children with chronic pain. Pediatrics. 2015;136(1):115–27.

Hechler T, Ruhe AK, Schmidt P, Hirsch J, Wager J, Dobe M, et al. Inpatient-based intensive interdisciplinary pain treatment for highly impaired children with severe chronic pain: randomized controlled trial of efficacy and economic effects. Pain. 2014;155(1):118–28.

Logan DE, Guite JW, Sherry DD, Rose JB. Adolescent-parent relationships in the context of adolescent chronic pain conditions. Clin J Pain. 2006;22(6):576–83.

Palermo TM, Valrie CR, Karlson CW. Family and parent influences on pediatric chronic pain: a developmental perspective. Am Psychol. 2014;69(2):142–52.

Simons LE, Claar RL, Logan D. Chronic pain in adolescence: parental responses, adolescent coping, and their impact on adolescent's pain behaviors. J Pediatr Psychol. 2008;33(8):894–904.

Simons LE, Kaczynski KJ. The fear avoidance model of chronic pain: examination for pediatric application. J Pain. 2012;13(9):827–35.

Terwee CB, Bot SD, Boer MR de, Windt DA van der, Knol DL, Dekker J, et al. Quality criteria were proposed for measurement properties of health status questionnaires. J Clin Epidemiol. 2007;60(1):34–42.

Verbunt JA, Nijhuis A, Vikström M, Stevens A, Haga N, Jong J de, et al. The psychometric characteristics of an assessment instrument for perceived harmfulness in adolescents with musculoskeletal pain (PHODA-Youth). Eur J Pain. (London, England), 2015;19(5):695–705.

Wade DT, Smeets RJ, Verbunt JA. Research in rehabilitation medicine: methodological challenges. J Clin Epidemiol. 2010;63(7):699–704.

WHO. International classification of functioning, disability and health. Geneva: World Health Organization; 2001.

Wicksell RK, Melin L, Lekander M, Olsson GL. Evaluating the effectiveness of exposure and acceptance strategies to improve functioning and quality of life in longstanding pediatric pain – a randomized controlled trial. Pain. 2009;141(3):248–57.

Wicksell RK, Melin L, Olsson GL. Exposure and acceptance in the rehabilitation of adolescents with idiopathic chronic pain – a pilot study. Eur J Pain. (London, England) 2007;11(3):267–74.

# Deel IV Nawoord

# Toepassen van graded exposure vergt training en oefening, ook voor de behandelaar

*J.R. de Jong en J.A. Verbunt*




J.A. Verbunt, R.J.E.M. Smeets (Red.), *Graded Exposure*, DOI 10.1007/978-90-368-1106-4_17

## 17.1 Extinctie betekent niet uitgedoofd!

Hoewel er nog veel onbekend is over de oorzaak van chronische pijn en de daarmee gepaard gaande beperkingen, heeft dit boek laten zien dat pijngerelateerde angst een belangrijke factor is bij de instandhouding van de pijnklachten en beperkingen. Een graded-exposurebehandeling is ontwikkeld om (chronische) pijnpatiënten te helpen hun pijnklachten als minder catastrofaal en bedreigend te interpreteren, met als uiteindelijke doel het verminderen van de invloed van pijn op het dagelijks functioneren. Dit boek heeft ook laten zien dat er een uitstekende balans is gevonden tussen theorie en praktijk. Uiteindelijk is dit zowel het uitgangspunt als de voortdurende opdracht van de auteurs, de vakgroep Revalidatiegeneeskunde van de Universiteit Maastricht en Expertisecentrum Pijn en revalidatie Adelante/MUMC+, die zorg hebben gedragen voor de totstandkoming van dit boek.

Er zijn echter ook kanttekeningen te plaatsen bij de huidige stand van zaken van de toepassing van deze behandeling. Extinctie is niet zomaar te verkrijgen door het starten van graded exposure. Het lezen van dit boek alleen biedt dan ook geen garantie dat de graded-exposurebehandeling zomaar succesvol is toe te passen in de praktijk. Extinctie is namelijk nooit volledig. De behandeling vergt naast kennis ook veel ervaring om, met de huidige kennis op dit domein, in ieder traject in de klinische praktijk weer de optimale insteek te kiezen. Dit boek is dan ook geen kookboekrecept dat je hierin de weg wijst. Daarnaast is op basis van onze jarenlange ervaring gebleken dat oude gewoonten van behandelaars zeker niet meteen zijn uit te doven.

Exposure is een term die binnen de gedragstherapie en langzaamaan ook binnen de revalidatiegeneeskunde en andersoortige paramedische behandelingen is ingeburgerd. Vanuit de leertheorie en vanuit de klinische praktijk wordt soms gepleit voor het verlaten van het conditioneringsmodel (zie o.a. ►H. 1), omdat dit minder goed toepasbaar zou zijn voor de klinische praktijk. Toch hebben wij ervoor gekozen termen als (on)geconditioneerde stimulus (US/CS), en (on)geconditioneerde respons (UR/CR) en ook extinctie te gebruiken (zie ►par. 1.3.2). Wij pleiten er wel voor om in klinische situaties deze termen te vervangen door het neutrale exposure aan bewegingen, activiteiten en/of situaties die angst uitlokken. De term exposure blijft echter descriptief. Het verwijst naar blootstelling aan situaties die angst uitlokken, met de suggestie dat hierdoor meestal de angst afneemt. Het gevaar is dat hierdoor een conceptuele begripsverwarring kan ontstaan, namelijk dat de effecten van exposure in verband worden gebracht met habituatie, het geleidelijk wennen aan herhaaldelijk terugkerende pijngerelateerde prikkels. Dit is een typisch voorbeeld van hoe procedures, effecten van procedures en theoretische processen door elkaar worden gebruikt. Zo worden onder cognitief-gedragsmatige therapieën (CBT) ook vaak meerdere handelingen beschreven, terwijl sommige onderzoekers al enige tijd pleiten voor studies met als doel op maat gesneden CBT, gericht op de specifieke karakteristieken van de patiënt (Turk 1999; Vlaeyen en Morley 2005).



### 17.1.1 Extinctie is geen afleren

Het grote voordeel van het gebruik van de term extinctie is dat men zich kan laten inspireren door wetenschappelijk onderzoek vanuit het domein psychologie dat werd en wordt verricht rond conditionering in relatie tot pijn. Het toepassen van graded exposure bij mensen met een chronisch pijnprobleem komt voort uit laboratoriumstudies. Bovendien wordt meer en meer de rol onderschreven van de context waarin betekenissen van pijngerelateerde prikkels ontstaan. Tevens groeit het besef dat er een onderscheid dient te worden gemaakt tussen evaluatief leren en verwachtingsleren. Dit onderscheid is van belang voor de prikkels waaraan een patiënt wordt blootgesteld. Bij evaluatief leren staat niet de verwachting van de pijn centraal maar het als onaangenaam ervaren van een bepaalde beweging en/of activiteit. De beweging en/of activiteit kan dan bijvoorbeeld doen denken aan de pijnscheut als teken van schade, of het beeld oproepen van een afgescheurde spier. Het bepaalt de algemene richting van gedrag, bijvoorbeeld vermijden of ontvluchten. Bij verwachtingsleren leert iemand op basis van bepaalde bewegingen het optreden van pijngerelateerde prikkels te voorspellen. Bij een verwachte negatieve/schadelijke/bedreigende prikkel zullen defensieve en voorbereidende responsen optreden, waardoor de impact van de prikkel wordt geminimaliseerd.

Ten slotte lijkt er ook een nauwe band te bestaan tussen de zogenoemde geheugenliteratuur en de conditioneringsliteratuur, en lijkt het niet zinvol om bij geheugen alleen te spreken over cognitie en bij conditionering alleen over gedrag (Eelen 1999). In de geheugenliteratuur wordt algemeen aanvaard dat er zoiets bestaat als een permanent geheugen. Wanneer iets wordt vergeten, moet dit worden toegeschreven aan tekorten in het oproepen van informatie. Zodra er associaties worden geleerd, blijven deze sluimerend in ons geheugen aanwezig. Belangrijk is dat de patiënt hiervan bewust wordt gemaakt. Wanneer een patiënt bijvoorbeeld in het dagelijks leven wordt geconfronteerd met een nieuwe situatie waarin hij dient te tillen en daarbij een pijnscheut ervaart die hij in het verleden ook heeft gevoeld bij het ontstaan van zijn pijnklachten, is de kans groot dat dit gepaard zal gaan met een angsttoename.

## 17.2 Er blijven vragen

Hoewel in de bijdragen aan dit boek veel informatie is verstrekt over graded-exposurebehandeling zoals we die nu geven, blijft een kritische blik van belang. Zoals al eerder in dit hoofdstuk werd vermeld, is exposure nog steeds geen volledige extinctie. Daarom willen we afsluiten met het presenteren van enkele dilemma's en overwegingen.

1. Doordat de generieke term exposure wordt gebruikt, is vaak niet precies duidelijk waaruit de inhoud van een exposuresessie dient te bestaan. Een voorbeeld ter illustratie. Een patiënt rapporteert angst voor alle bewegingen in het dagelijks leven die gepaard gaan met een 'scherpe' pijnscheut, omdat hij het idee heeft dat hierdoor zijn rug kan breken. Dient de exposuresessie nu dus te bestaan uit een confrontatie met allerlei bewegingen die een dergelijke pijnscheut oproepen, of uit het uitdagen van de gedachte dat de rug gaat breken tijdens zo'n pijnscheut? De descriptieve term 'exposure' leidt in het beantwoorden van deze vraag niet tot een duidelijk antwoord. Vanuit het principe van de conditionering kan men de bewegingen die gepaard gaan met een 'scherpe' pijnscheut zien als de geconditioneerde stimulus, en het denkbeeldig breken van de rug als een ongeconditioneerde stimulus. Extinctie houdt nu in dat de exposure zich richt op de bewegingen die gepaard gaan met een 'scherpe' pijn, rekening houdend met de context waarin de catastroferende gedachten opkomen. Wellicht is het echter een betere strategie om meer te weten te komen over de betekenis van de denkbeeldige ongeconditioneerde stimulus en richt de exposuresessie zich, bij voorkeur imaginair, op een confrontatie van deze ongeconditioneerde stimulus.
2. Door het paradigma van conditionering als uitgangspunt te nemen, wordt vaak vergeten dat een ongeconditioneerde stimulus in essentie emotioneel beladen kan zijn. Aangenomen wordt dat angstklachten ontstaan vanuit een associatief leerproces, waarvan de oorsprong vaak niet te achterhalen valt. Zelfs als uitstekende diagnostiek voorhanden is, dienen we ons ervan bewust te zijn dat conditionering een zuiver theoretische term is die

is ingevoerd om te begrijpen hoe eerder neutrale bewegingen/activiteiten onder bepaalde voorwaarden een andere, catastrofale betekenis krijgen. De uitdaging is om voortdurend uit te maken in hoeverre dit perspectief helpt iets van de klinische presentatie van de pijnproblematiek te begrijpen.

3. Een ander punt van aandacht betreft veiligheidsgedrag en de tegenstrijdige manieren waarop hiermee binnen de exposureliteratuur wordt omgegaan. Soms wordt veiligheidsgedrag aangeleerd, dan weer juist zo veel mogelijk uitgebannen. In leertermen gaat het over het creëren van inhibitorische stimuli of gedragingen; gedragingen die contingent zijn met het uitblijven van een negatief gebeuren. Deze tegenstrijdige aanbevelingen kunnen wellicht genuanceerd worden door de aard van het zogenoemde veiligheidsgedrag duidelijker te omlijnen. Als het veiligheidsgedrag intern wordt gegenereerd, lijkt er geen probleem. Externe veiligheidsgedragingen, zoals een pijnstiller nemen, een hulpmiddel gebruiken, naar de dokter gaan of naar therapeut, partner enzovoort, lijken echter wel een probleem, omdat deze op een bepaald moment kunnen verdwijnen, met als gevolg dat hierdoor de inhibitie wordt opgeheven.

## 17.3 Toepassen van exposure vergt training en oefening, ook van de behandelaar

Elke behandelaar met een beetje ervaring op het gebied van pijn(revalidatie) weet dat bij de praktische uitvoering van cognitief-gedragstherapeutische procedures dikwijls meer komt kijken dan in de handboeken staat beschreven. In dit verband mogen we zelfs concluderen dat de exposureliteratuur zelden beschrijft wat er feitelijk in de therapiepraktijk gebeurt. Dit boek geeft dan ook een indruk van de behandeling, maar is zeker geen recept voor de uitvoering van exposure in de klinische praktijk. Het werk van een behandelaar kan het best worden gezien als een 'ambacht'. Hiermee wordt enerzijds bedoeld dat de behandelaar een natuurlijk affiniteit met graded exposure dient te hebben, anderzijds dat het belangrijk is praktische kennis te verwerven door in de leer te gaan bij meer ervaren behandelaars. Dit laatste kan worden beschreven in termen van het verwerven van theoretische, praktische en informele kennis over het toepassen van graded exposure, die ontstaat door het opdoen van persoonlijke ervaring daarin en die toeneemt naarmate men langer bezig is. Zoals in ►H. 13 beschreven, zijn scholing en continue aandacht voor het optimaal toepassen van exposure in de dagelijkse praktijk volgens de laatste inzichten essentieel. Dat geldt zelfs in ons team, met jarenlange ervaring in het geven van de graded-exposurebehandeling, en dus voor alle behandelaars die graded exposure geven. Dit is van groot belang om de kwaliteit van onze graded-exposurebehandeling te garanderen. Scholing (voor nieuwe medewerkers) en reguliere intervisie (voor alle behandelaars die graded exposure geven) zijn dan ook een essentieel onderdeel van onze organisatie.

Bent u na het lezen van dit boek geïnteresseerd geraakt in graded-exposurebehandeling en wilt u dit gaan toepassen in uw eigen praktijk? De scholing in graded exposure die wordt gegeven vanuit het Expertisecentrum Pijn en Revalidatie is er ook voor u.

## 17.4 Cursus graded exposure voor teams

De cursus graded exposure is ontwikkeld voor teams (revalidatiearts, psycholoog/psychotherapeut/gedragstherapeut, fysiotherapeut en ergotherapeut) die werken in de pijnrevalidatie. Doelstelling is het inleiden van interdisciplinaire teams in de graded-exposurebehandeling, zodat deze kan worden toegepast binnen de chronische pijnrevalidatie. De cursisten worden onderwezen in de theoretische achtergrond van graded exposure, het uitvoeren van een intake, het opstellen van een angsthiërarchie, het geven van medische educatie en het uitleggen van de behandelrationale. Ook worden ze getraind in het uitvoeren van de graded-exposurebehandeling bij (chronische) pijnpatiënten. Daarbij wordt stilgestaan bij generalisatie van de graded exposure, complicerende factoren die tijdens de behandeling kunnen optreden en terugvalpreventie. Tot slot brengen de cursisten tijdens zogenoemde feedbackbijeenkomsten eigen casuïstiek in door middel van presentaties, video's en rollenspellen.

Zie voor meer informatie over de cursus graded exposure: ►www.adelante-zorggroep.nl/nl/expertisecentrum-pijn-en-revalidatie/kennisoverdracht/.

## Literatuur

Eelen P. Gedragstherapie is gedragstherapie: punt ander lijn! Gedragstherapie. 1999;32:231–7.

Turk DC. Customizing treatment for chronic pain patients: who, what and why. Clin J Pain. 1990;6:255–70.

Vlaeyen JW, Morley S. Active despite pain: the putative role of stop-rules and current mood. Pain. 2004;110:512–6.

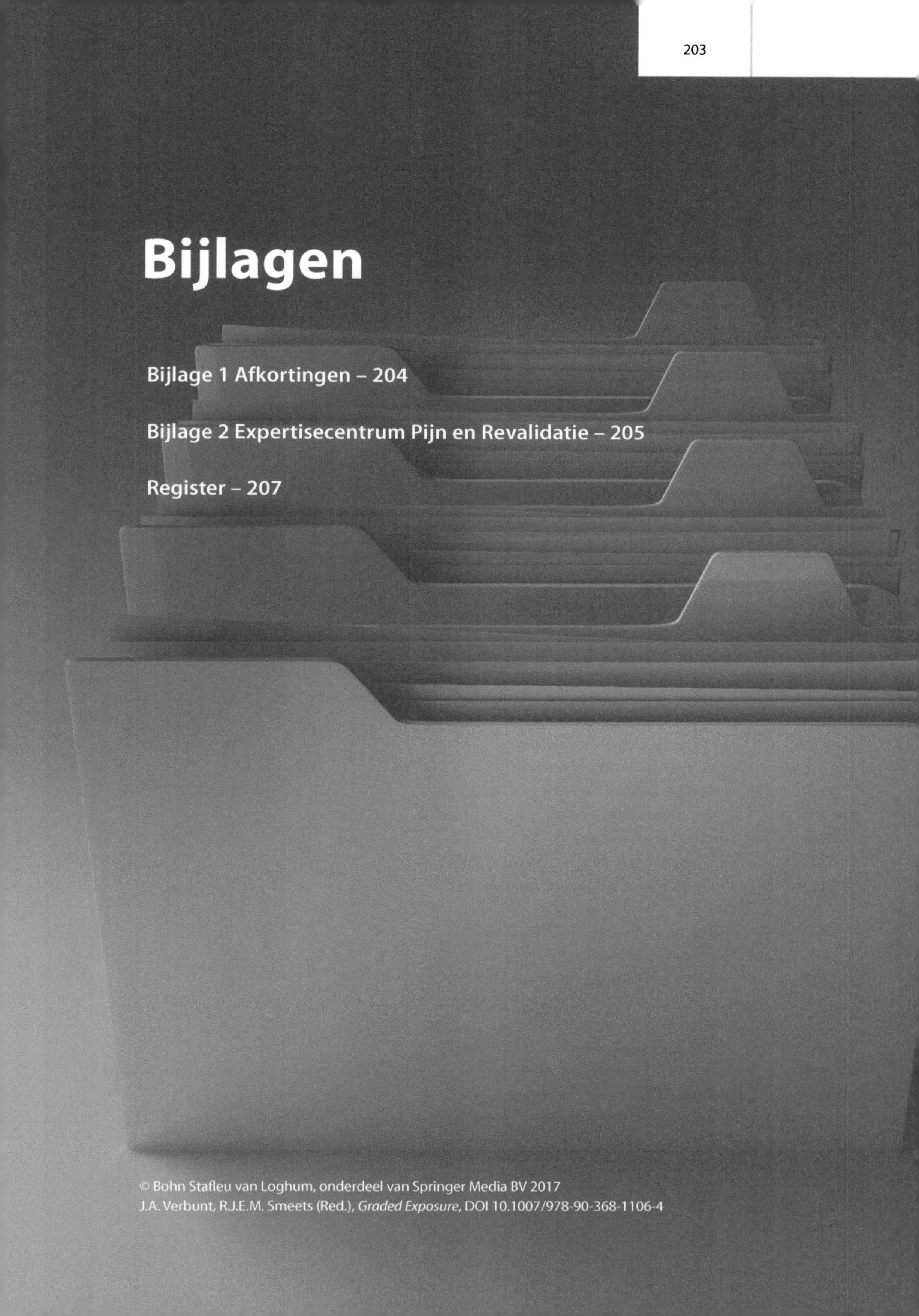

# Bijlagen




J.A. Verbunt, R.J.E.M. Smeets (Red.), *Graded Exposure*, DOI 10.1007/978-90-368-1106-4

# Bijlage 1 Afkortingen

| | |
|---|---|
| **ACT** | Acceptance and Commitment Therapy |
| **CBT** | cognitief-gedragsmatige behandeling |
| **COPM** | Canadian Occupational Performance Measure |
| **CRPS-I** | Complex Regionaal Pijnsyndroom type 1 |
| **CR** | geconditioneerde respons |
| **CS** | geconditioneerde stimulus |
| **CTS** | carpaletunnelsyndroom |
| **FPQ** | Fear of Pain Questionnaire |
| **FDI** | Functional Disability Inventory |
| **GA** | graded activity |
| **GEXP** | graded exposure |
| **HNP** | hernia nucleus pulposus |
| **IASP** | International Association for the Study of Pain |
| **ICF** | International Classification of Functioning, Disability and Health |
| **JIA** | juveniele idiopathische artritis |
| **KANS** | klachten van arm, nek en/of schouder |
| **MRI** | magnetic resonance imaging |
| **MUMC+** | Maastricht Universitair Medisch Centrum |
| **NDI** | Neck Disability Inventory |
| **NPS** | Numeric Pain Scale |
| **PASS** | Pain Anxiety Symptoms Scale |
| **PedIMMPACT** | Pediatric Initiative on Methods, Measurement and Pain Assessment in Clinical Trials |
| **PCS-C** | Pain Catastrophizing Scale – Children |
| **PCS-P** | Pain Catastrophizing Scale – Parents |
| **PHODA** | Photograph Series of Daily Activities |
| **PHODA-Youth** | Photograph Series of Daily Activities – jongeren |
| **PSK** | PatiëntSpecifieke Klachtenlijst |
| **PTNP** | posttraumatische nekpijn |
| **RASQ** | Radboud Skills Questionnaire |
| **TOP** | Tips voor Omgaan met Pijn (ouderprogramma) |
| **TSK** | Tampa Scale for Kinesiophobia |
| **SF-36-MCS** | Short Form 36-Mental Component Score |
| **SF-36-PCS** | Short Form 36-Physical Component Score |
| **SOLK** | somatisch onvoldoende verklaarde lichamelijke klachten |
| **UR** | ongeconditioneerde respons |
| **US** | ongeconditioneerde stimulus |
| **WAQ** | Walking Ability Questionnaire |
| **WRUED** | Work-Related Upper Extremity Disorder (werkgerelateerde pijnklachten aan de bovenste extremiteiten) |
| **WPN** | Werkgroep Pijnrevalidatie Nederland |
| **5G-model** | gebeurtenis, gedachten, gevoelens, gedragingen en gevolgen |

# Bijlage 2 Expertisecentrum Pijn en Revalidatie

Dit boek is een uitgave van het Expertisecentrum Pijn en Revalidatie. In het Expertisecentrum Pijn en Revalidatie bundelen Adelante en MUMC+ hun expertise. In het centrum verbinden ze wetenschappelijk onderzoek, innovatie en zorg om de beste revalidatiezorg te kunnen bieden voor patiënten met chronische pijnklachten.

## ■ Doelgroep

Het centrum is er voor patiënten (volwassenen en jongeren) die zich beperkt voelen in hun functioneren door chronische pijn aan het houdings- en bewegingsapparaat. Hun klachten hebben een negatieve invloed op de mogelijkheid tot het uitvoeren van dagelijkse bezigheden, leiden tot slecht slapen en kunnen daardoor de kwaliteit van leven en de mogelijkheid om maatschappelijk actief te zijn ernstig beperken. Voor deze patiënten is vaak niet duidelijk waar ze het beste terecht kunnen voor een effectieve behandeling.

## ■ Behandeling

Uit onderzoek blijkt dat multidisciplinaire revalidatiebehandeling in veel gevallen effectief is bij chronische pijnklachten. Adelante heeft in samenwerking met MUMC+ in de afgelopen jaren gewerkt aan de ontwikkeling van evidence-based revalidatiebehandelingen voor volwassenen en jongeren met chronische pijnklachten. Bij die programma's zijn verschillende disciplines betrokken zoals revalidatiearts, fysiotherapeut, ergotherapeut en psycholoog. De behandelingen vinden plaats in het MUMC+ in Maastricht, bij Adelante in Hoensbroek en Valkenburg, bij de revalidatieafdeling in Zuyderland locatie Heerlen en de revalidatieafdeling VieCuri in Noord-Limburg.

## ■ Samenwerking met andere disciplines

Bij complexe problematiek werken revalidatieartsen van het expertisecentrum intensief samen met andere specialisten, zoals orthopeden, anesthesiologen, reumatologen en psychiaters, om ook in deze situatie tot optimale behandeling te kunnen komen. Inmiddels maken jaarlijks meer dan duizend patiënten gebruik van de diensten van het centrum.

## ■ Samenwerking met de eerste lijn: het Netwerk Pijnrevalidatie

Expertisecentrum Adelante streeft naar toegankelijke revalidatiezorg bij chronische pijn in de volle breedte. In samenwerking met behandelaars uit de eerste lijn en zelfstandige behandelcentra werkt Adelante in het Netwerk Pijnrevalidatie Limburg. De patiënt neemt in dit Netwerk een centrale positie in. Patienten worden waar mogelijk in de eerste lijn en dicht bij huis behandeld. Ze worden alleen doorgestuurd naar multidisciplinaire revalidatiebehandeling als dat nodig is. Huisartsen worden ondersteund bij de selectie van deze groepen patiënten. Patiënten komen hierdoor sneller op de juiste plek terecht en krijgen eerder passende hulp. Tegelijkertijd met het opzetten van het netwerk wordt onderzocht of deze samenwerking leidt tot betere en goedkopere zorg. Dit initiatief wordt ondersteund door CZ, VGZ en Achmea.

## ■ Wetenschappelijk onderzoek

Het revalidatieonderzoek van de vakgroep Revalidatiegeneeskunde en Adelante wordt (inter)nationaal erkend. Door in het expertisecentrum zorg, innovatie en wetenschappelijk onderzoek nog sterker met elkaar te verbinden, zullen nieuwe programma's nog sneller en beter kunnen worden ontwikkeld voor patiënten met chronische pijn.

- **Overdragen van kennis**

Ook wordt vanuit het expertisecentrum kennis verspreid over de effectiefste behandeling bij chronische pijnklachten. Zo biedt het expertisecentrum bij- en nascholing aan artsen en paramedici. Daarnaast wordt onderwijs gegeven aan studenten geneeskunde en psychologie en studenten van paramedische opleidingen, en voorlichting aan patiënten en patiëntenorganisaties. Bij het expertisecentrum zijn behandelprotocollen en meetinstrumenten verkrijgbaar die zijn ontwikkeld op basis van wetenschappelijk onderzoek. Deze zijn te vinden op de website.

Zie voor meer informatie: ▶www.adelante-zorggroep.nl/nl/expertisecentrum-pijn-en-revalidatie/

# Register

MIX
Papier aus verantwortungsvollen Quellen
Paper from responsible sources
FSC® C105338
FSC
www.fsc.org

If you have any concerns about our products,
you can contact us on
**ProductSafety@springernature.com**

In case Publisher is established outside the EU,
the EU authorized representative is:
**Springer Nature Customer Service Center GmbH**
**Europaplatz 3, 69115 Heidelberg, Germany**

Printed by Libri Plureos GmbH
in Hamburg, Germany